国家社科基金后期资助项目
出版说明

后期资助项目是国家社科基金设立的一类重要项目,旨在鼓励广大社科研究者潜心治学,支持基础研究多出优秀成果。它是经过严格评审,从接近完成的科研成果中遴选立项的。为扩大后期资助项目的影响,更好地推动学术发展,促进成果转化,全国哲学社会科学工作办公室按照"统一设计、统一标识、统一版式、形成系列"的总体要求,组织出版国家社科基金后期资助项目成果。

全国哲学社会科学工作办公室

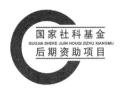

国家社科基金
GUOJIA SHEKE JIJIN HOUQI ZIZHU XIANGMU
后期资助项目

关爱的代价

专业助人者的共情疲劳研究

The Cost of Caring:

Research on Compassion Fatigue of Professional Helpers

张敏 著

上海三联书店

目　　录

内容摘要

专业助人者的职业心理健康逐渐成为心理危机干预与职业健康心理学的研究焦点,共情疲劳作为一种独属于助人行业的特殊职业倦怠,不仅会影响助人者的个体心理健康,还会削弱助人者的助人能力,影响助人服务的有效传递,并进而可能危害到其服务对象的相关利益,导致助人行为变成害人行为。本研究以实习护士、心理咨询师和社会工作者三种典型的专业助人者为研究对象,以专业生活品质量表(ProQOL)为主要测量工具,对共情疲劳的概念结构、影响因素及其发生机制进行系统考察。

本书分为八章内容:第一章主要是问题提出与研究设计部分;第二章是文献综述;第三章到第七章为五个实证研究,从不同角度探讨专业助人者的共情疲劳研究,其中第三章主要是对专业生活品质量表进行翻译修订,检验其在我国样本中的信效度问题,并利用该测量工具评估我国助人群体的共情疲劳现状,以及相关人口学变量对其的影响作用;第四章在个人层面探讨共情能力与共情疲劳的关系,考察共情能力的四个不同成分对共情疲劳与共情满意的预测作用;第五章利用工作要求—资源模型为理论框架,在工作环境层面探寻引发共情疲劳产生的危险因素与保护因素;第六章构建了专业助人者的职业健康双过程模型,并探讨了作为个人资源的共情满意在健康损毁与动机激发两个过程中的作用;第七章探讨自我怜悯作为一种自我调控能力在共情疲劳与心理健康问题之间所发挥的调节作用,从而探寻减缓共情疲劳危害的可能路径;第八章则是在相关文献以及五个实证研究的基础上,构建了一个适用于专业助人者的共情疲劳干预体系,并对共情疲劳研究的未来趋势进行展望和建议。整本书紧紧围绕专业助人者共情疲劳这一主题,从寻找引发共情疲劳的风险因素出发,到探讨相关保护因素的积极作用,并分析了调节变量在缓解共情疲劳在损毁助人者职业心理健康过程中的补救作用,最终构建一个既重视防患未然、有备无患,又强调亡羊补牢、为时不晚的专业助人者共情疲劳干预体系，以期能够解决共情疲劳这种由"关爱的代价"给助人者带来的职业心理健康问题，从而让我们在享受专业助人者所提供的关爱的同时，也能做到关爱助人者。

第一章 绪 论

一、问题的提出

"予人玫瑰,手有余香",助人是快乐之本,有研究表明助人行为可以在一定程度上帮助人们缓解压力,从而让我们的心理更加健康,并体验到更多的幸福感(Meier, 2008)[①]。同时,助人行为与情感反应是紧密连接的,实施助人行为的过程中必然伴随着不同程度的情感付出,从而让助人者不仅会"劳力"也会"劳心"。很多研究都证实了共情是引发助人行为的主要动机,共情不仅是体验他人情绪情感的一种能力,也是一种替代性的情绪情感反应,同时还是一个人设身处地为他人着想、识别并体验他人情绪和情感的心理过程[②]。尤其当助人成为一种职业行为时,为了达到良好的助人效果,专业助人者必须站在服务对象的角度去看问题,甚至要走入对方的内心世界,才能更好地体验和理解对方的情绪情感,进而提供更具有针对性的助人服务。由于助人工作的特殊性质,专业助人者往往会面对一些身处困境或正在经历痛苦体验的服务对象:作为医护人员,可能要去面对一个与病魔作斗争的癌症患者;作为心理咨询师,可能要去安抚一位刚刚失去亲人的哀痛者;作为社会工作者,可能要去帮助一名刚遭遇重大灾难的幸存者……此类服务对象从内心中会期望助人者能够毫无抱怨地耐心倾听他们的遭遇,并向他们提供一个宽阔的肩膀去依靠。想要满足这种迫切的心理情感需求,助人者就需要在工作的过程中付出特定的心理代价:如主动付出共情、提供生理援助或情感支持以及化解对方的情绪困扰等。这些主动付出的工作

---

① Meier, S. & Stutzer, A. Is volunteering rewarding in Itself? *Economica* (2008). 75(297), 39 - 59.
② 付慧欣. 助人行为研究综述. 前沿(2008). ,(7),156—158.

行为会使助人者面临一定的压力并出现心理不适。Figley(1995,2002)①②将这种"关爱的代价"(cost of caring)所带来的心理健康问题称之为共情疲劳(Compassion Fatigue, CF)，这也是助人行业的一种独特的职业风险。

(一) 助人者与助人行为

"在适当的情况下，必有某些人有能力帮助另一些人来对付生活中所发生的问题"(伊根，1999)③，助人和解决问题是一种普遍的人生经历，因此这个世界上充满了助人行为以及助人者，Okun(2009)④将助人者定义为任何帮助他人理解、克服或者处理他们所面临的各种内部和外部问题的人。然而在助人活动中，既有非正式助人者的存在，如朋友间的互帮互助，父母帮助孩子成长和发展等；还有正式助人者的存在，如医生、护士利用专业的知识和技能为病人解除病痛、恢复健康；心理医生的职责是打开来访者心门，帮助其重新寻找快乐；社会工作者的专业理念则是为困难群体提供帮助，从而达到促进社会公正和社会进步的目的。因此 Okun 把助人者分为专业助人者、人类服务工作者和非专业助人者三大类。他认为三种助人者的主要区别在于：专业助人者受过有关人类行为研究的专业训练，系统学习过相关策略，从而可以为个人、家庭以及团体提供专业的咨询和治疗服务，如精神病学家、心理学家；一般人类服务工作者则在人际关系方面接受过一定的专业训练，一般可以通过参与到专业助人者为主体的团体中，从而独立或辅助性地发挥助人作用；非专业助人者则没有接受过专门的训练，在助人过程中会以不同形式发挥协助作用。三类助人者在社会生活的各种场景中分别进行着各种各样的助人活动，而他们所实施的助人行为可以简单分为两大类：一种是日常生活中出于道德规范或个人良心，对他人施以关心和帮助的行为；另一种则是经过专业训练，建立在相关专业知识和技能的基础之上，在一定的职业伦理要求下所实施的专业助人行为。因此，我们认为Okun 所提到的专业助人者与人类服务工作者在其相应的工作场景中所开

---

① Figley, C. R. Compassion fatigue as secondary traumatic stress disorder: An overview. In Figley, C. R. (Ed.), *Compassion Fatigue*: *Coping with Secondary Traumatic Stress Disorder in Tthose Who Treat the Traumatized* (1995)(pp. 1 - 20). New York: Brunner-Rutledge.

② Figley, C. R. Compassion fatigue: Psychotherapists' chronic lack of self care. *Journal of Clinical Psychology*(2002), 58(11), 1433 - 1441.

③ [美]吉拉德·伊根著，郑维廉译. 高明的心理助人者(1999). 上海：上海教育出版社.

④ Babara F. Okun 著. 高申春，魏连娣，冯晓杭译. 如何有效地助人：会谈与咨询的技术 (2009). 北京：高等教育出版社.

展的各种助人服务工作大多都应该属于第二种,而这两类人应该都可以归属于广义上的专业助人者。

助人行为是关心他人并提供帮助的行为,是一种典型的亲社会行为,其行为动机既可能是为了获取某种个人利益,也可能是出于利他主义,而后者才是动机最高的助人行为(付慧欣,2008)①。大量研究表明共情是促使人们产生利他性助人行为的重要动机之一,共情作为一种能够体验到别人的情绪状态,并受到他人情绪影响的能力,既包括了对于他人情绪的认知能力,也包含了因情绪传染所带来的个人情绪情感反应能力。能否知觉到他人需要帮助是决定助人行为是否发生的首要条件(邓林园等,2018)②,而具备一定共情能力的人在认知层面上能够清晰辨别和区分他人的感受和需要,从有利于他人的角度对事情进行归因,这种认知共情为产生利他的情绪共情提供了充分的基础。共情-利他假说认为,面对处于困境中的他人时,个体会产生一种指向于他人的情绪,如同情、可怜等,这种共鸣性的情绪越强烈,则解救他人的利他主义动机就越强,那么助人行为就越容易出现(丁凤琴,陆朝晖,2016)③。因此,具有高水平共情能力的个体具有一种内隐的助人倾向,从而可以从不带任何功利目的的"恻隐之心"出发,去帮助他人解除困境、提升他人福祉(程德华,杨治良,2009)④。由此可见,共情与助人之间的关系密不可分。

(二) 不同种类专业助人行业在我国的兴起与发展

助人者指的是任何帮助他人理解、克服或处理他们所面临的各种内部和外部问题的人,而专业助人者则是专门以助人为本职工作、并且具有专业训练背景的工作人员,如从事社会慈善福利事业的社会工作者,从事公共服务及医疗保健等工作的心理学家、医生、护士等专业技术人员(赵旭东,2004)⑤。而从广义上来讲,不同类型的人类服务工作者所从事的职业都应该属于助人行业,如教师、人力资源师、司法工作者、辅助性卫生保健工作者等。伴随着经济发展和社会文化变革,不断增长的社会心理压力加剧了人

---

① 付慧欣.助人行为研究综述.前沿(2008),(7),156—158.

② 邓林园,李蓓蕾,武永新,许睿,靳佩佩.家庭环境对初中生助人行为的影响——自我效能感和共情的中介作用.北京师范大学学报(社会科学版)(2018),(05),83—91.

③ 丁凤琴,陆朝晖.共情与亲社会行为关系的元分析.心理科学进展(2016),24(08),1159—1174.

④ 程德华,杨治良.移情能力与内隐助人倾向的相关研究.心理科学(2009),32(06),1314—1317.

⑤ 赵旭东.助人者自身的心理健康问题.中国医刊(2004),39(11),55—58.

们对于助人服务的需求,催生了各种助人行业的产生,并不断推进着各种助人服务工作的职业化与专业化。在我国,除了医护工作这种分化最早、历史最悠久的从事疗病(healing)行为的专业助人行业之外,又涌现出更多的新型专业助人行业且不断走向专业化和职业化。

我国的心理咨询业是从 20 世纪 80 年代中期开始起步的,作为一种新兴服务行业,经历了队伍由小到大、力量由弱到强,行业管理从无序到有序的变化,正在不断走上专业化、职业化和规范化的道路。处于社会转型期的中国,经济、社会飞速发展,激烈的竞争与快速的生活节奏使得人们的心理压力越来越大,心理问题也越来越多,寻求心理援助和情感慰藉的人越来越多,再加上我国社会主要矛盾已经转化为人民日益增长的美好生活需要和不平衡不充分的发展之间的矛盾,人们的物质生活水平已经达到相对富裕的程度,从而更加关注精神追求、重视心理健康,对于心理健康咨询服务的实际购买力也已初步形成,这些因素都成为促进我国心理咨询行业发展的巨大动力。2001 年 8 月,国家劳动和社会保障部劳社厅颁发了《心理咨询师国家职业标准(试行)》,标志着心理咨询在我国获得了合法的职业地位。2005 年原劳动和社会保障部委托中国心理卫生协会组织有关专家,制定了《心理咨询师国家职业标准》,标志着我国心理咨询职业正式走进了标准化的新时代(何玉羊,2019)[1]。尽管在 2017 年人社部发布的《关于公布国家职业资格目录的通知》(【2017】68 号)取消了心理咨询师这一职业资格,但持续了 16 年的认证考试工作在心理学知识普及、提高广大民众对于心理学的了解和对自身心理健康的关注等方面都取得了不俗的成绩,并在那个社会心理服务需求日益增长而专业服务人员极度匮乏的年代发挥了极大的作用。取消职业资格考试认证,并不是取消岗位和职业标准,只是职业的监管和规范工作过渡到了行业自我服务、自我约束、自我评价和自我管理的阶段。按照世界卫生组织推荐的"每千人拥有一名心理咨询师"的比例推算,我国还存在巨大缺口,只要市场需求和社会需求还在,这个行业就依然需要发展。在我国的"十三五"规划中,明确提出"加强心理健康服务"的目标,并首次提出了"社会心理服务体系"这一概念。作为一项复杂的系统工程,构建社会心理服务体系需要多学科、多行业的共同努力,而心理咨询是一个不可缺少的力量(黄亮,等,2020)[2]。因此,可以预期,在社会心理服务体系的

---

[1] 何玉羊.关注心理咨询师的能力提升——中国心理卫生协会心理咨询师能力提升工程.心理与健康(2019),(12),16—18.

[2] 黄亮,齐巍,孙时进.社会心理服务体系的多视角反思与整合构建策略.心理科学(2020),43(06),1483—1489.

建设过程中,心理咨询行业不仅会出现更为专业的内涵型发展,如从业者专业能力水平的提升、相关专业机构的规范化管理等;同时还可能为该行业提供更多发展机会,比如打破专业壁垒,与更多的社会组织团体进行合作,优势互补协同发展(姜文海,2021)[①]。

社会工作作为"舶来品"进入中国已有一百余年的历史,它是一种以利他主义为助人理念,以科学知识为专业基础,用科学的方法帮助人的专业服务活动。作为一种助人的专业,社会工作是在一般性的助人活动中发展起来的。虽然我国有着悠久的救贫济困的历史,但专业意义上的社会工作在我国只有短暂的发展历史,尤其是作为一种专业助人的现代职业活动,社会工作对很多人来说还是一个新兴事物(王思斌,2007)[②]。2006年10月,十六届六中全会作出了《中共中央关于构建社会主义和谐社会若干重大问题的决定》,提出了要"建设宏大的社会工作人才队伍",从而促进社会主义和谐社会的建设,这标志着社会工作者这一在西方发达国家已发展上百年、被称为"社会医生"的助人职业,在我国也开始从制度层面上予以扶持和发展。2006年我国人事部、民政部颁布了《社会工作者职业水平评价暂行规定》和《助理社会工作师、社会工作师职业水平考试实施办法》,正式建立了我国社会工作人才评价制度,将社会工作者在国家制度层面上纳入专业技术人员范畴,并于2008年举行了首次全国性的考试。作为"专业技术人员"的社会工作者,采用科学的助人方法,坚持"助人自助"的价值观,帮助困难群体和弱势群体解决困难,向有需要的人群提供多样化服务;在公平正义的价值取向下解决社会问题、化解社会冲突、改善个体的社会功能、促进个体与社会的联结,在我国构建和谐社会的过程中发挥着越来越重要的作用(李迎生,2007;张昱,2007)[③④]。

(三)专业助人者的职业风险与工作压力

从事任何一种职业都有遭遇某种损失或危险的可能性,由于职业性质和工作内容的不同,有一些风险是这个行业固有的或者特有的,因此我们将这种在从业过程中由职业特征所决定的、具有一定发生频率的、并由该职业者承受的风险称之为职业风险,比如因职业暴露所产生的生理或心理层面的职业损伤、工作过失所导致的法律责任、因工作环境导致的死亡或伤残等

---

① 姜文海.有的放矢建好社会心理服务体系.健康报(2021),006.
② 王思斌.和谐社会建设迫切需要社会工作的参与.河北学刊(2007),(03),64—67+73.
③ 李迎生.加快与和谐社会建设相配套的社会政策建设.河北学刊(2007),(03),69—71+73.
④ 张昱.社会工作:由个体自身和谐通向社会和谐的桥梁.河北学刊(2007),(03),71—73.

（李侨明，2017）[①]。专业助人者以助人为工作内容和工作目标，面对着独特的工作环境和服务对象，因此也面临着特定的风险和压力。

不论是非正式的日常助人行为还是职业性的专业助人行为，其有效性的关键在于助人者与求助者之间的信任程度与情感联系，在专业助人工作过程中，专业助人者与服务对象之间的这种态度与情感的动态交互关系被称为专业关系，它被认为是有效服务得以开展的基石（Trevithick，2003）[②]。正式的专业关系与日常生活中的熟人关系都需要发生适当的情感卷入（潘绥铭，等，2012）[③]，但正式的专业关系还具有平等、互动和时空限定等特性，其结构化程度更高，助人者对助人过程的时间卷入程度更高，求助者对于助人者解决问题的期望值也会更高（Okun，2009）[④]。比如信任作为服务对象对于专业助人者助人意图和专业能力的一种正面预期，是良好有效的专业关系的一个重要成分，而这种信任则需要在共情的背景下通过特定的沟通技巧和一定频率的沟通行为建立起来，因此从事专业助人行业的工作者需要长期处于人际互动之中。这些工作特点决定了专业助人者会面临巨大的工作压力，并由此可能出现一些负面的心理和行为表现。倦怠研究之父临床心理学家Freudenberger最早关注到的就是健康照顾机构中的职业倦怠现象，如情感耗竭、身体疲劳、工作卷入程度降低、对待服务对象的不人道态度、降低的工作成就感等。与此同时，倦怠研究的另一位代表人物Maslach也在人类服务行业中发现了情感耗竭、犬儒主义和承诺丧失的倦怠现象。他们不约而同地认为高度的情感卷入和过度紧张是倦怠产生的重要原因（李永鑫，2005）[⑤]。

更为重要的是，专业助人者还会更经常面对一些创伤性事件和受创伤人群，并向他们提供各种援助。作为专业助人者而言，他们的工作内容大多涉及对于一些危机事件的处理，常常需要向受到创伤或危机事件影响的人提供帮助，比如健康照顾领域工作者、社会服务工作者、心理咨询师、消防员、警察等等。在与这些受创者进行互动的过程中，其实就是将专业助人者直接或间接地暴露于一定的创伤事件情境之中：他们需要反复询问和倾听

---

① 李侨明. 社会工作者职业伦理困境与风险：基于实践场域的多主体分析. 社会工作（2017），（03），48—65＋110.

② Trevithick, P., Effective relationship-based practice: A theoretical exploration. *Journal of Social Work Practice*（2003）. 17(2),163–176.

③ 潘绥铭，侯荣庭，高培英. 社会工作伦理准则的本土化探讨. 中州学刊（2012），（01），98—102.

④ Babara F. Okun 著. 高申春，魏连娣，冯晓杭译. 如何有效地助人：会谈与咨询的技术（2009）. 北京：高等教育出版社.

⑤ 李永鑫. 工作倦怠的心理学研究（2008）. 北京：中国社会科学出版社.

服务对象到底发生了怎样的创伤性事件,并要体验和理解他们由此所经受的心理痛苦,甚至还需要通过想象代入才能与之产生情感共鸣,就像是让助人者也同样地经历了求助者的创伤事件一样。这样的工作过程具有明显的情感劳动特征,需要专业助人者投入足够的情感付出,也就是说,助人者在向他人提供关爱的过程中,会付出一定的代价,这种"关爱的代价"会对助人者造成一系列的负面心理影响,从而影响其心理健康。

(四) 专业助人者共情疲劳的研究起源与研究概况

当专业助人者对求助者提供帮助的时候,虽然会因为能够帮助他人渡过难关从而获得很多积极、快乐的心理体验和工作成就感,但同时也会因为需要从受助者的角度去看世界,体会与受助者相似的痛苦体验,从而产生一定的心理健康问题。在当前社会生活中,不同行业的专业助人者需要帮助个体或社会解决很多问题,尤其是在面对一些突发性的灾难事件时,专业助人者往往冲到第一线扶危解困,甘于奉献。如 2008 年汶川 5·12 大地震,各方救援人员为救助地震灾区人民作出了巨大贡献,各种类型的专业助人者发挥了不可替代的专业助人作用。但是在我们享用专业助人者为我们带来帮助的同时,还要反过来思考一下有没有对于这个群体给予足够的关爱。

在心理危机干预工作中,除了受创人员是需要关注的对象之外,助人者本身的心理健康也逐渐成为国际心理危机干预的一个新焦点。汶川地震之后,我国助人者的心理健康引起了心理学家的普遍重视,《心理科学进展》杂志社在 2009 年"5·12"汶川地震周年祭日之际,编辑出版了"灾难心理学与心理危机干预"专辑,其中收录的文章内容涉及到了震后心理援助的方方面面,不仅注重灾区民众的心理研究,更特别提出要关注参与援助人员的心理状况,以及在助人过程中助人者要如何进行自我保护。如《替代性创伤:危机干预中救援者的自我保护问题》(许思安,杨晓峰,2009)[①]一文详细介绍了危机干预中助人者的一种常见心理现象即替代性创伤;《灾后心理援助的组织与实施》(陈雪峰,等,2009)[②]一文认为灾区所建立的心理援助工作站必须具有督导机制,而督导工作的一个重要目的就是要保护心理救援人员的身心健康。由此开始,人们越来越意识到,参与到危机事件干预与救援之中的各类助人者在帮助他人的过程中,也可能成为受伤者,他们自身的心理健康

---

① 许思安,杨晓峰.替代性创伤:危机干预中救援者的自我保护问题.心理科学进展(2009),17(3),507—573.

② 陈雪峰,王日出,刘正奎.灾后心理援助的组织与实施.心理科学进展(2009),17(3),499—504.

更应该受到关注和保护。

2019年底2020年初爆发一直持续至今还未结束的新冠肺炎疫情是百年来全球发生的最严重的传染病大流行，各方力量投入战疫之中。作为一种突发公共卫生事件，不仅公众、患者及其家属的日常生活会遭受干扰和破坏，参与疫情防控的各类人群也会面临巨大的心理危机，因此我国卫健委在颁布的《新型冠状病毒感染的肺炎疫情紧急心理危机干预指导原则》中根据危机程度不同，将心理干预对象分为四级人群："第一级人群：新型冠状病毒感染的肺炎确诊患者（住院治疗的重症及以上患者）、疫情防控一线医护人员、疾控人员和管理人员等。第二级人群：居家隔离的轻症患者（密切接触者、疑似患者），到医院就诊的发热患者。第三级人群：与第一级、第二级人群有关的人员，如家属、同事、朋友，参加疫情应对的后方救援者，如现场指挥、组织管理人员、志愿者等。第四级人群：受疫情防控措施影响的疫区相关人群、易感人群、普通公众"（应对新型冠状病毒感染的肺炎疫情联防联控工作机制，2020）[1]。我们可以发现这里的工作人员明确地将那些从事抗疫工作的助人者也包含在内，如医护人员、指挥管理人员、志愿者等，尤其是医护人员、从事各种疫情管理与服务的疾控人员、民政工作者、社会工作者，以及担任心理危机干预工作任务本身的各类工作者，都是非常典型的专业助人者，他们都应该成为心理干预的重点对象。如抗疫工作中冲在第一线的医护人员工作负荷重，频繁暴露于病毒感染、患者死亡等创伤性事件之中，这些因素都会增加其共情疲劳发生的可能性，调查研究表明抗疫一线护理人员的共情疲劳水平远高于非疫情时期（任敏敏，等，2021；庄琳丽，等，2020）[2][3]。还有一些专业助人者也会被波及其中，如 Pérez-Chacón 等（2021）[4]对新冠疫情下从事健康照顾和教育行业的西班牙被试进行调查，结果发现在这两个与社会服务密切相关的职业群体中都发现了共情疲劳现象，而且教育行业被试的共情疲劳比健康照顾行业的被试更为严重。他认

① 应对新型冠状病毒感染的肺炎疫情联防联控工作机制. 关于印发新型冠状病毒感染的肺炎疫情紧急心理危机干预指导原则的通知. 中华人民共和国国家卫生健康委员会公报(2020),(01),11—15.

② 任敏敏,王广梅,张丽,杨瑶瑶,封丹珺. 335名抗疫一线护理人员心理弹性对共情疲劳的影响. 山东大学学报(医学版)(2021),59(02),88—94.

③ 庄琳丽,王佳琳,贺惠娟,李军文. 新型冠状病毒肺炎疫情下护理人员共情疲劳现状及其相关因素. 医学与社会(2020),33(05),115—119.

④ Pérez-Chacón, M., Chacón, A., Borda-Mas, M., & Avargues-Navarro, M. L. Sensory Processing Sensitivity and Compassion Satisfaction as Risk/Protective Factors from Burnout and Compassion Fatigue in Healthcare and Education Professionals. *International Journal of Environmental Research and Public Health* (2021), 18(2), 611 - 630.

为这是由两方面原因造成的：一方面新冠疫情造成教师们紧急使用各种网上教学工具，所以他们不仅需要快速适应远程工作这种新模式，而且居家工作中对于学生和家庭的照顾任务也增加了，这些都会加重共情疲劳；另一方面，医疗照顾从业者在疫情暴发的前几个月里，由于为社会作出了巨大贡献，往往被人们看作英雄，因此得到了大量的重视和认可，更容易获得情感支持，而对于教师而言，他们不仅需要直接处理和应对学生面临的心理压力，而且学生及其家人在疫情下所感受到的沉重压力和负担还会转移到教师身上，因此教师更容易受到批评和指责，从而减少了其共情满意的体验。

尽管以上事件都说明助人者的心理健康开始受到关注，但是关于这方面的研究在我国却还只是处于起步阶段。在关注灾难救援人员的心理健康问题时，多采用"替代性创伤"这一说法，而这一术语却是国外早期研究者对于该现象的命名，随后又出现了很多与之相关的命名，如间接创伤（Secondary Victimization）、二次创伤压力（Secondary Trauma Stress），替代性创伤（Vicarious Traumatization），指的都是由于间接接触创伤性事件对个体所造成的负面影响。后来，以 Figley 为代表的创伤学家认为可以用共情疲劳（Compassion Fatigue, CF）（Figley, 1995；2002）[1][2]这样一个更容易理解和更友好（user-friendly）的术语来称呼助人群体由于付出"关爱"所引发的各种心理健康问题。而目前我国相关学科领域的研究大多聚焦于医护人员，对于其他专业助人群体的研究比较少，对于"共情疲劳"这一术语也还比较陌生，翻译也不太一致，如一些与护士群体相关的研究文献中，将"Compassion Fatigue"翻译为"同情疲劳"（陈华英，王卫红，2012）[3]或"同情心疲乏"（沈洁，姜安丽，2011）[4]。另外，目前的研究多停留在现象描述和概念引入的层次上，相关的实证研究比较缺乏。这都说明我们对于助人群体的职业心理健康，尤其是共情疲劳这种特殊的职业风险现象的研究还需要进一步的深入与推进。

对于共情疲劳的研究，除了上面所说的创伤学这个研究起源之外，与职业倦怠也有着密不可分的关系。在某种程度上，共情疲劳可以看作专业助人行业中一种特殊的倦怠现象，它对从业者的身心健康具有重要的影响作

① Figley, C. R. Compassion fatigue as secondary traumatic stress disorder: An overview. In Figley, C. R. (Ed.), *Compassion Fatigue: Coping with Secondary Traumatic Stress Disorder in Those Who Treat the Traumatized* (1995)(pp. 1 - 20). New York: Brunner-Rutledge.

② Figley, C. R. *Treating Compassion Fatigue*. (2002). New York: Brunner-Routledge.

③ 陈华英，王卫红. 护士同情疲劳的研究现状. 解放军护理杂志(2012), 29(13), 39—43.

④ 沈洁，姜安丽. 医护人员同情心疲乏研究现状. 中华护理杂志(2011), 46(9), 939—941.

用,是职业健康心理学的研究主题之一。职业健康心理学是运用心理学的理论基础、研究思路和研究方法,跨越心理学的相关分支领域,结合公共卫生、职业医学、社会学、人类学、伦理学、经济学、管理学、法律、人体工程学等众多学科的研究成果而在心理学的研究与实践中逐渐形成的一个新的学科领域,为促进工作者和组织两方面的健康成长作出了积极的贡献(赵国祥,许波,2009)①。在职业健康心理学的领域中,专业助人者一直都是备受关注的群体,如早期对于职业倦怠的系统研究就是以社会工作者这一助人群体为研究对象的,而且选用 Burnout 这一词汇来表达职业倦怠也是很形象的。Burnout 的本意是"燃烧耗尽",牛津高阶英汉双解词典对其的解释是:因劳累过度而筋疲力尽或损害自己的健康。美国纽约临床心理学家 Freuden-berger 首次使用该词来表达职业倦怠,特指助人工作者由于工作需要持续的情感付出而导致身心耗竭的状态,是在工作情境中表现出来的一种情绪耗竭的症状。Burnout 这一词汇得到助人行业从业者的认同之后,才逐渐成为一个专业名词流行起来,用来表达所有行业的职业倦怠(白玉苓,2010)②。

就像是在日常生活中,我们常用"春蚕到死丝方尽,蜡炬成灰泪始干"这样的诗句来赞扬爱岗敬业、乐于奉献的精神,专业助人者所从事的职业对于从业者来说不仅仅是一种谋生手段,更是一种精神的召唤,是基于某些崇高价值观的道德实践(赵环,2009)③。助人者就像是蜡烛一样燃烧自己,照亮别人,而想要给他人带来光明就意味着他们需要承受巨大的付出和牺牲。Frankl(1963)④在《追寻人生的意义》中也提醒过:"想要发光,就要忍受燃烧"。因此任何人的付出都是有一定限度的,一旦达到 James Baldwin(1963)所说的情况:"如果一个人到了除了奉献自己以外什么都不能给予的时候,说明他已经在拿自己冒险了",那么冒险的结果就是会出现很多危害自己、危害组织甚至危害服务对象的情况(Sprang et al.,2007)⑤。在个体身心表现上,共情疲劳会引发与 PTSD 相类似的一些应激反应,如睡眠障碍、高度警觉、焦虑、易怒;在组织行为层面上,共情疲劳会让工作者失去工

---

① 赵国祥,许波.职业健康心理学研究的新成果——评李永鑫的《工作倦怠的心理学研究》.心理科学(2009),32(1):254.

② 白玉苓.工作压力、组织支持与工作倦怠关系研究(博士论文)(2010).首都经济贸易大学.

③ 赵环.督导手记——直面黑暗的力量.社会工作(实务版)(2009)(5),45—46.

④ Frankl, V. E. *Man's Search for Meaning*. New York: Washington Square Press, Simon and Schuster(1963).

⑤ Sprang, G., Clark, J. J., & Whitt-Woosley, A. Compassion fatigue, compassion satisfaction, and burnout: Factors impacting a professional's quality of life. *Journal of Loss and Trauma*(2007), 12(3),259 – 280.

作的希望和热情,从助人者变成了一个无助的旁观者,从而危害其工作绩效。早在 20 世纪 40 年代,美国的相关研究中就发现社会工作职业存在着高于其他行业的离职率(Munson,2002)[①],也就是说,当专业助人群体在其职业生涯中遭受到各种有害职业因素的侵蚀和损害时,便可能会选择离开这个行业。因此 Gentry 等人(2002)[②]曾发出呼吁:"当这些专业助人者因为助人而倒下了,谁又来帮助他们呢?",Rothschild(2006)[③]关于共情疲劳的一本书的大标题便是"Help for the helper",因此,对于助人者来说也同样需要他人的帮助和关爱,而且只有维护好助人群体的身心健康,才能确保其提供更为有效的助人服务。因此,"Help for the helper"这个书名所表达的基本含义,也成为本书的最根本出发点。正如前面所说,如果助人者就像是蜡烛在点燃自己照亮别人的话,那么希望本书的相关内容能够帮助助人者在燃烧自己给予他人光明的同时,也可以找到方法不断地给自己补充更多的能量。只有当助人者能够得到足够的保护,并不断地能够得到补给,才能抵消或减少由于关爱他人而付出的代价,从而在助人过程中燃烧得更加明亮,而且永不枯竭。

二、研究目的与意义

(一) 研究目的

本研究拟在已有相关研究结论的基础上,对有关研究假设进行验证、拓展和完善,从而对共情疲劳的概念结构、相关影响因素与发生机制进行系统考察,主要的研究目的有:

第一,在我国助人群体中对中文版专业生活品质量表(The Professional Quality of Life Scale,ProQOL)的信效度进行检验与修订,形成一个科学有效的可以用来研究和测量共情疲劳的专业工具,并利用该工具对我国三种典型助人群体的共情疲劳水平进行评估,分析相关人口学变量对其

① Munson, C. *Handbook of Clinical Social Work Supervision* (2002). Binghamton, N. Y. : Haworth Social Work Practice Press.

② Gentry J. E. , Baranowsky AB, Dunning K. ARP: The accelerated recovery program (ARP) for compassion fatigue. In Figley, C. R. (Ed.). *Treating Compassion Fatigue*. (2002). New York: Brunner-Routledge.

③ Rothschild, B. *Help for the Helper*: *The Psychophysiology of Compassion Fatigue and Vicarious Trauma* (2006). New York: Norton.

的影响作用；

第二，以共情压力与疲劳模型为基础，在个人心理层面上分析共情能力在共情疲劳产生过程中的作用，揭示共情疲劳的内部发生机制；

第三，以工作要求-资源模型为理论框架，在工作环境层面上探究影响共情疲劳产生和发展的要求性因素与资源性因素，寻找关于共情疲劳的积极预防因素以及消极风险因素；

第四，将共情满意作为一项重要的个人资源，在工作要求-资源模型与资源保存理论的基础上，深入分析其在工作要求-资源模型双过程假设中的不同作用；

第五，以减轻共情疲劳的负面影响为目的，探讨自我怜悯对于共情疲劳与心理健康之间关系的缓冲作用。

（二）研究意义

1. 理论意义

（1）有利于进一步深化和完善我国的心理危机干预体系

心理危机干预是有效处理人类心理危机的最佳方式，因此，建立和完善心理危机干预机制成为现代社会的迫切需要。危机事件的影响对象应该分为不同级别，除了第一级的灾难直接受害者之外，参与救援工作的助人群体也是心理危机干预的重点。因此对于助人群体的共情疲劳进行研究，有利于丰富心理危机干预的内容体系，是对我国传统心理危机干预体系的深化与完善。

（2）有利于充实和扩展我国职业健康心理学的研究内容

职业健康心理学对于职业风险和工作安全问题展开研究，目的是创造一个安全的工作环境，以及提升从业者的工作生活品质。共情疲劳作为助人行业的固有职业风险之一，应该受到职业健康心理学的关注。但是鉴于我国的某些助人行业还处于刚刚起步阶段，对其职业健康心理研究十分欠缺，因此本研究对三种典型的助人行业工作者的共情疲劳开展研究，有利于充实和扩展我国职业健康心理学的研究内容与研究对象。

2. 实践意义

（1）有助于维护专业助人者的职业心理健康

专业助人工作以人际服务为主要特征，从业者要投以更多的情绪性劳动，对他人生活事件产生更多的情感卷入，从而会经历更多的负性情绪体验，因此专业助人者将面临更大风险的职业倦怠和情感耗竭。对专业助人者的共情疲劳进行研究，有助于助人者本人与相关组织机构及早发现相关的职业心理健康问题,从而建构更为科学有效的职业心理健康防护体系,丰富职业健康心理学的理论与实践。

（2）有助于提高专业助人者的助人效益

领会服务对象的内部情感和表达服务对象的特定情绪,是专业助人者的主要工作内容,而这样的工作内容要求专业助人者具有高度的共情能力,从而能更好地体会他人情绪、表达关注与共情。共情疲劳则会损坏专业助人者的共情能力,从而影响其在工作中所提供的专业服务质量。因此对共情疲劳的研究,有助于提升专业助人者的工作绩效和助人效益,使专业服务得以有效的传递。

（3）有助于相关组织更好地吸引和保留优秀人才

组织中最宝贵的财富就是战斗在第一线的工作者,对于专业助人的工作机构来说,更是如此。如果没有这些专业的工作者,就无法实现工作计划的实施与有效服务的传递。如果专业助人者行业出现大量人员流失,相关组织需要投入更多的资源来招募和训练工作者。而且共情疲劳可能导致助人服务质量低下,机构就无法实现对困难群体提供有效帮助这一组织目标。组织对于员工福利的关心和承担不仅仅是一种道义上的要求,而且也是有先见之明的管理策略,因为,在员工身上进行投资其实就是最大化地利用人力资本。因此相关组织应该注意共情疲劳所引发的一些职业危险,以及人员流动给助人行业带来的成本提高,通过对共情疲劳进行干预,不仅可以促进专业助人者自身福祉的提高,而且也能促进其服务质量的提高。而对共情疲劳的研究结果可以用来指导政府及社会机构对于助人行业相关政策制度的制定和修改,促进专业教育机构开发和设置规范性的训练课程和培训项目,从而最终改善助人者工作绩效、提高工作者专业素质、提升从业者的工作生活质量,从而最终保障助人工作者的福祉。

三、研究设计

本书以专业助人者的共情疲劳问题为核心,在掌握研究样本共情疲劳现状的基础上,对其影响因素、发生机制及结果变量展开研究。

（一）研究方法

本研究采取理论研究与实证研究相结合的方法对共情疲劳的概念内涵、影响因素、发生机制以及结果变量展开研究,探讨我国专业助人群体的职业心理健康现状，以及如何预防和干预共情疲劳现象。首先通过文献分析，系统深入地对与本研究相关的研究领域的已有研究成果进行梳理和总结，并在前人研究基础上以及相关理论模型假设的指导下，建构本研究的假设模型，然后采用相关方法对假设进行验证，揭示共情疲劳的概念内涵以及发生发展机制，最终构建一个基于实证研究结果以及相关理论框架的共情疲劳干预体系。主要研究方法如下：

1. 文献研究

文献研究是科学研究的先导环节，只有系统深入地对某个研究领域的已有文献进行分析和总结，才能发现该领域存在的局限和问题，从而站在该领域的前沿开展具有开拓性的进一步研究。本研究通过 CNKI 中国知网、EBSCO、Google 学术搜索、Sciencedirect 数据库、ProQuest 教育学心理学期刊全文数据库等，对共情疲劳、共情满意、工作要求-资源模型、资源保存理论、自我怜悯等关键词进行文献搜索、整理与阅读。在文献阅读的基础上对相关变量的定义内涵、结构维度、测量工具、变量关系等内容进行梳理和归纳，在前人研究的基础上，确定本研究的主要内容和初步的理论构思，并结合已有的实证研究成果，通过理论演绎和推导提出要解决的问题以及相关的研究假设。

另外，通过文献阅读和比较，挑选有关于共情疲劳、工作要求、工作资源、自我怜悯的经典或成熟量表作为本研究的测量工具。选择标准主要有两个：第一，在已有实证研究中信度效度较高的量表；第二，在我国样本中进行过广泛应用或通过信效度检验的量表。所有测量工具尽量满足以上两条标准，或至少满足第一条。

2. 问卷调查法

问卷调查法是运用统一设计的问卷向被选取的调查对象收集数据与资料的一种研究方法。本研究的问卷调查主要包括两个步骤。第一步，由于专业生活品质量表在我国助人群体中并未进行过较为广泛的检验，因此先以民政系统内从事与社会工作相关的工作人员为研究对象，抽取 250 人的样本采用自行翻译的中文版专业生活品质量表进行调查，根据调查数据对量表的内容、项目、信度和效度进行分析和修订，从而形成正式调查所用的专业生活品质量表。第二步，采用判断抽样法，选择实习护士、心理咨询师和社会工作者三种典型助人群体作为研究对象，通过网络平台调查和现场调查两种方式发放问卷进行调查，收集相关研究变量的数据，共回收有效问卷 418 份。主要目的在于通过对所收集到的数据，选择恰当的统计方法进行分析，对本研究所提出的研究假设进行检验。

主要运用的统计分析方法有：首先通过因素分析与项目分析，对相关量表的信度、效度进行检验；第二，采取单因素方差分析，对相关变量进行差异性检验；第三，采取相关分析、回归分析以及结构方程模型等方法对变量之间的关系进行研究。主要使用的统计分析软件包括 SPSS 23.0 和 AMOS 23.0。

（二）主要研究问题

第一，对 ProQOL 量表中文版进行信效度检验，形成一个适用于中国文化背景的共情疲劳测量工具，并利用该工具对三类助人群体样本的共情疲劳进行评估，掌握该群体的职业心理健康状况以及人口学变量对其的影响作用。

第二，在个人心理层面上，以共情压力模型为理论基础，分析作为个体心理特质的共情能力对共情疲劳的影响作用，探讨共情能力的不同成分对于共情疲劳的作用机制。

第三，在工作环境层面上，以工作要求-资源模型为理论基础，将工作要求分解为技能要求、定量要求和情绪要求三个方面，将来自上级和同事的两种组织支持作为工作资源，考察不同工作特征对于共情疲劳的影响作用。

第四，基于预防共情疲劳产生的目的，探讨资源性要素对于个体的保护机制。主要通过构建假设模型，检验作为个人资源的共情满意变量在工作资源与共情疲劳关系中的调节作用和中介作用，从而掌握资源性要素在预防共情疲劳产生中的具体作用机制。

第五，在分析共情疲劳对于个体心理健康危害作用的基础上，检验一种可以通过训练得以改善的个人心理特质即自我怜悯在其中的调节作用，从而有利于寻找正确的方法和途径去减少或避免已经发生的共情疲劳现象对于个体的进一步伤害，为助人群体的自我照顾等相关技巧训练和培训课程提供理论支持。

（三）研究对象的选择

任何一个人在其生命的历程中都离不开他人的帮助，而每个人同时又在帮助着他人，所以我们每个人既是助人者也是受助者。由于划分标准不同或目的不同，对于助人者的类型划分结果便会有所差异。美国芝加哥大学教授伊根（1999）[①]把助人者划分为四个等级：亲友、同事、陌生人为四级

---

① ［美］吉拉德·伊根著，郑维廉译. 高明的心理助人者（1999）. 上海：上海教育出版社.

助人者；医生、教师、上司等为三级助人者；牧师、神父等为二级助人者；心理医生、心理学家和社会工作者（简称社工）为一级助人者。并且认为前三级助人是非正式助人者，他们充满爱心但绝大多数没有接受过助人的专门训练，而一级助人者则是接受了专门的知识学习和技能训练从而专门处理人的社会、心理等问题。可以看出他对于助人等级的划分是偏向于以助人者有无专业的助人知识和技巧为标准，并且还要根据是否提供偏向于心理层面的帮助进行判断的。而Okun(2002)[①]则将助人者定义为"任何帮助他人理解、克服或处理他们所面临的各种内部和外部问题的人"，并把助人者分为非专业助人者、一般的人类服务工作者和专业助人者。其中精神病学家、心理学家、社会工作者、精神科护士、心理咨询师等这些受过专业训练且偏重于通过人际关系发挥助人作用的助人者属于传统意义上的专业助人者；而当前时代所涌现出来的不同类型的人类服务工作者则会出现与专业助人者之间的交叉，也就是说一部分的人类服务工作者也属于专业助人者，如任职于一定机构、直接或间接地向范围广大的求助者群体提供案例管理服务和心理咨询服务的工作者；另外还有一些人类服务工作者是独立于专业助人者或对专业助人者起辅助作用的，比如教师、政府部门相关工作人员、企业的人力资源管理师、司法工作者、辅助性卫生保健工作者等；而朋友、志愿者、亲戚、邻居等自然就属于非专业助人者。这三类助人者的划分并不是泾渭分明的，根据他们所掌握的沟通技能、发展心理学知识以及评估技能这三个标准来判断的话，三种类型彼此之间是会存在一定的交叉情况，具体情况见表1.1。

表1.1 三类助人者所需要的知识和技能

	非专业助人者	一般的人类服务工作者	专业助人者
沟通技能	√	√	√
发展心理学知识	√	√	√
评估技能		√	√

注：此表引自于《如何有效地助人：会谈与咨询的技术》一书

在综合考量以上对于助人者的定义和类型划分的基础上，本研究将专业助人者定义为：接受过某种程度的专业训练并拥有一定的专业知识，通过与服务对象建立良好的人际关系来达到助人目的的工作者。因此宽泛地

---

① Babara F. Okun 著. 高申春，魏连娣，冯晓杭译. 如何有效地助人：会谈与咨询的技术 (2009). 北京：高等教育出版社.

来讲,除了非正式助人者之外的,上表中的一般人类服务工作者与专业助人者都是利用一定的专业知识和技能,通过与服务对象建立一定的人际关系来达到助人服务效果的,因此都可以定性为专业助人行业。

本研究认为助人行为对人的影响作用可以发生在人的生理、心理和社会机能等不同的层面上,因此在具体研究对象上,本研究选择护士、心理咨询师和社会工作者三个专业助人群体作为我们的研究样本。护士作为发展最古老的助人行业即医疗行业中的工作人员,是从事护理活动、履行保护生命、减轻病痛、增进健康职责的卫生技术人员。心理咨询师属于典型的心理助人职业,它是通过与来访者之间的人际互动,帮助对方摆脱心理困扰、解决难题从而使其更幸福更有效率地生活。社会工作者是一种需要遵循一定的专业价值理念,运用专业的工作方法,帮助机构或他人发挥自身潜能,从而协调社会关系、解决和预防社会问题、最终促进社会公正的专业工作者,其主要职责是帮助那些在社会生活中遇到各种困难和问题的人。因此这三种职业都属于典型的助人群体,且其工作目标分别对应于生理、心理与社会机能三个层面。

其次,这三个职业群体具有一个共同的工作特征,即工作过程中对于共情关系的强调。共情是任何形式的治疗性关系的必要组成部分,护士、心理咨询师和社会工作者作为专业助人者分别发挥着生理治疗、心理治疗和社会治疗的功能(如心理咨询师被俗称为心理医生,社会工作者在某些语境下被冠以"社会的医生"的称号),因此想要提升助人工作效果,共情是一个不可忽略的工作过程和工作特征。而且专业助人者从事的是偏重于人际互动类的工作,共情可以很好地促进关系的建立。日常社会交往中,共情中的情感交换往往是互惠的,但是在专业助人工作中则不尽然,工作者和服务对象之间往往存在不平衡的情感交换,共情的负担往往会更多地落在助人行为的提供者身上。Vaccaro 等人(2021)[①]提出:"共情"意味着一种交换关系,而"疲劳"意味着这种交换的平衡被打破,由此便出现"关爱的代价"即共情疲劳,因此这三个职业群体都有面临共情疲劳的风险。

另外,本研究对共情疲劳的研究所采用的工具是美国爱达荷州大学 Stamm 教授所编制的专业生活品质量表(Professional Quality of Life Scale,ProQOL)。该量表的操作手册里对于目标人群进行了限定:"本量表

---

① Vaccaro, C., Swauger, M., Morrison, S., & Heckert, A. Sociological conceptualizations of compassion fatigue: Expanding our understanding. *Sociology Compass*(2021),15(2),e12844.

最初是以心理治疗从业人员为目标人群，但后来逐渐扩展到更为广泛的人群中，只要是其从事的工作或付出的劳动有可能使其暴露于他人的潜在创伤事件之中，那么这个量表就是适合使用的"(Stamm，2005)[1]。本研究所选取的护士、心理咨询师和社会工作者都需要与处在困难、痛苦之中的服务对象打交道，且都有接触到各种创伤性事件的可能性，因此都属于该工具的适用范围。

(四) 关键研究变量的界定

1. 共情疲劳

本研究从积极和消极两个方面来考察共情疲劳，采用共情疲劳概念的三因素模型，即共情满意、二次创伤压力与倦怠。助人行为既可以带来积极的心理产物也可以带来消极的心理结果，首先，共情疲劳是助人过程中的消极结果，指的是助人群体因向服务对象提供助人服务而导致自身出现的各种不良身心反应的消极后果，它包含了两个重要成分：倦怠(Burnout)与二次创伤压力(Secondary Traumatic Stress)。倦怠指的是在工作情境中，由于无法有效完成工作所感受到的耗竭、挫败、生气和抑郁等典型症状，而二次创伤压力指的是因为工作中接触到的创伤性事件而出现的负面感觉。其次，本研究将共情满意看作助人行为所带来的积极产物，指的是由助人工作所带来的成功感与满意感。由于共情疲劳产生的前提是助人者对服务对象产生共情反应，因此当助人行为没有达到预期效果时会出现对于自身的不满感从而导致共情满意水平降低，最终表现出各种共情疲劳症状，因此共情满意(Compassion Satisfaction)作为共情疲劳的反向表现也应该是共情疲劳的一个成分。

2. 共情能力

共情能力指的是个体对他人心理状态的辨认和区分，在理解他人感受和需要的基础上，从而产生与他人一致的情绪体验及行为反应的能力。本研究采取大多数研究者所认同的共情多维结构来研究专业助人者的共情能力：即共情由认知与情感两种成分组成，因此选择 Davis(1980)[2]所编制的共情能力测量工具——人际反应指数(C-IRI)，从认知和情感两个方面考察

[1] Stamm, B. H. *The ProQOL Manual: The Professional Quality of Life Scale: Compassion Satisfaction, Burnout & Compassion Fatigue/Secondary Trauma Scales* (2005). Baltimore, MD: Sidran Press.

[2] Davis, M. H. *A Multidimensional Approach to Individual Differences in Empathy.* (1980). The University of Texas at Austin.

被试的共情能力。量表分为四个维度：观点采择(Perspective Taking，PT)是个体自发采纳他人观点的程度和倾向；想象力(Fantasy，FS)测量以想象的方式对虚构人物情感的感同身受的反应；共情关注(Empathy Concern，EC)测量的是个体对于处在不幸中的人投以同情和关注的倾向；个人痛苦(Personal Distress，PD)测量的是个体对于他人遭遇不幸而产生的焦虑与不适感。前两个维度属于认知成分，后两个维度属于情感成分。

3. 工作要求

工作要求指的是在工作过程中个体持续不断地进行身体或心理努力，从而应对来自于物质的、社会的和组织等各个方面的要求，因此涉及到各种特定的生理和心理付出。尽管工作要求并不一定是负性的，但是当员工需要付出极大努力才能满足这些要求时，工作要求就可能变成工作应激源。常见的操作指标有：工作量、情绪要求、时间压力、人际要求、工作职责、角色冲突、工作家庭冲突、工作物理环境等，本文在第五章中将工作要求操作化为定量要求、技能要求和情绪要求，在第六章中将角色压力作为工作情境中影响共情疲劳产生的一种工作要求，具体分为角色超载和角色模糊两个维度。

4. 工作资源

工作资源指的是个体在工作中可以获得的物质、心理、社会或组织等各方面的资源，主要具有以下三种作用：(1)促进工作目标的达成；(2)降低工作要求及相关的身心消耗；(3)激励个人的成长、学习和发展。常见的操作指标有社会支持、有效反馈、工作报酬、职业发展机会、任务的重要性、监督与指导、组织公正等。本研究将组织支持作为助人行业的一种工作资源要素来看待，并将其操作化为上级支持和同事支持两个维度。

5. 个人资源

个人资源指的是与心理弹性有关的积极自我评价，以及能够成功控制和影响环境的能力感，它也具有与工作资源类似的三种积极作用。Hobfoll (1989)[①]将个人资源分为：①物体；②条件；③个人特征；④能量。个人资源与工作健康(如工作满意度)的各个方面存在积极相关，一般来说，个人资源越多，则个体的自我感觉越积极；反过来，个体自我体验越积极，则个体也会对于自己的目标和能力具有高度的自信，从而产生更多的个人资源。共情满意作为助人行为所带来的积极产物，会让个体感受到工作所带来的快乐

---

① Hobfoll，S. E. Conservation of resources：a new attempt at conceptualizing stress. *American Psychologist*(1989)，44(3)，513-524.

与满足，对自己的同事产生积极评价，并对自己有能力去改变工作环境而感到有信心，甚至认为自己能够为推动社会良性发展作出一定贡献从而体验到职业的社会价值感。正因为共情满意可以让个体对于助人工作更具有控制感和成就感，并能产生积极的自我评价，所以本研究将共情满意作为一种重要的个人资源来进行研究。

6. 自我怜悯

不论是东方文化中孟子将"恻隐之心"看作人的四善端之一，还是西方文化中的亚当斯密将怜悯看作道德的基础，都说明怜悯是人类的一种优秀品质。自我怜悯是在东西方心理学研究的相互交流与融会贯通的基础上提出来的一个重要心理学概念。作为一种积极的自我观，自我怜悯指的是对于自己的关心和关切，并同时将自我聚焦最小化。简单来说，自我怜悯指的就是指向自我的怜悯，它主要包含三个成分（彭彦琴，沈建丹，2012）[①]：（1）自我友善（self-kindness），即关心和理解自己的倾向，而不是严厉地批评和指责；（2）普通人性感（the sense of common humanity），即把自己的体验（尤其是痛苦经验）看作是人类整体经验的一部分，而不会用分裂或孤立的方式看待自己的痛苦；（3）正念（mindfulness），即平衡自己内心的痛苦和感受，而不是过分地认同它们。基于以往研究在自我怜悯的缓冲器作用方面得到了一致性和普遍性的研究结果（张耀华等，2010）[②]，本研究将自我怜悯作为一个可以缓冲共情疲劳消极影响的重要变量，认为自我怜悯有助于个体化解和消除共情疲劳对于个体的消极影响。本研究采用 Neff 所编制的自我怜悯量表，从自我友善、自我评判、普遍人性感、孤立感、正念、过度沉迷六个分量表得分来反映个体的自我怜悯状况。

（五）创新之处

第一，以往关于共情疲劳的研究多集中于消极表现方面，而本研究采用共情疲劳的三维结构模型，全面考察共情疲劳概念的积极和消极两个方面，除了关注倦怠和二次创伤压力这些由助人行为所带来的消极影响之外，还关注助人者在助人工作中的积极体验即共情满意，全面地掌握助人群体的职业心理健康状况。这非常符合当前职业健康心理学从疾病研究模式向健康研究模型转变的研究趋势，不仅关注到了助人群体心理健康的消极方面，

---

① 彭彦琴，沈建丹. 自悯与佛教慈悲观的自我构念差异. 心理科学进展（2012），20(9)，1479—1486.

② 张耀华，刘聪慧，董研. 自我观的新形式：有关自悯的研究论述. 心理科学进展（2010），18(12)，1872—1881.

同时还将工作中积极情绪、投入、自我满足等健康成分也包含在内,从根本上促进助人工作者的幸福和健康。

第二,以往关于共情疲劳的研究对于个人因素及结果关注较多,对于组织层面的因素研究较为缺乏,更少有将两个层面结合在一起的。本研究力图从个人和组织两个层面展开研究,全面分析影响共情疲劳发生的个人因素和组织因素,以及共情疲劳在个人身心健康与组织行为两个层面上所带来的结果变量。尤其是在资源要素的研究上,根据资源保存理论假设,进一步将工作资源与个人资源的互动关系纳入研究之中,从而试图将个人与组织两个层面结合起来,共同应对共情疲劳的产生。

第三,本研究尝试兼顾"防患未然"和"亡羊补牢"两个层面的实践指导意义。一方面,通过对共情能力、工作资源、工作要求与共情疲劳的关系进行研究,寻找影响共情疲劳产生的积极保护因素和消极危险因素,从而帮助预防共情疲劳产生的实践工作能够达到防患未然、有备无患的效果;另一方面,通过自我怜悯的缓冲调节模型验证,寻找减少共情疲劳负面影响的自我调节方法,从而为应对共情疲劳危害作用的实践工作提供切实可行的心理危机干预技巧和方法,尽量做到亡羊补牢,为时不晚。

四、本书的基本思路与研究框架

(一) 基本思路

首先,对共情疲劳的相关研究进行系统回顾,结合相关的理论模型,在理论推演与现有研究回顾的基础上,提出一系列的研究假设。其次,基于文献整理的结果,选择各变量相对成熟的量表作为本研究的测量工具,根据相关专家的指导和建议与小范围的预测试情况进行修订,从而确定正式问卷。然后,针对本研究的目标群体进行目的抽样,通过现场填答与网络平台两种方式发放和回收问卷,对数据进行检查核对,剔除无效问卷,再对问卷的信效度进行分析。并根据研究假设对数据进行分析整理,考察数据对于研究假设的支持程度得出研究结论,结合实际情况和已有研究结果展开讨论,深化对于研究结论的认识。最后,对全文进行总结,在梳理目前针对共情疲劳预防和干预方法的基础上,结合相关研究结论与相关理论框架,构建专业助人者共情疲劳干预体系,从而为解决专业助人行业的职业心理健康问题提供一个有实践指导价值的工作框架。并分析本研究的不足与局限,对未来的研究方向进行展望和建议。

(二) 研究框架与内容

本书共分为八章。第一章为绪论，从问题意识出发，提出本选题研究的必要性。在分析助人者实施助人行为的心理过程和专业助人者的职业特征的基础上，提出共情对于助人行为的必要性以及共情要求对于从业者所带来的职业风险与工作压力，因此共情疲劳作为一种关爱的代价，成为专业助人行业中一种特殊的倦怠现象。伴随着社会的进步与发展，我国的助人行业不断兴起，越来越多的人投入到专业助人工作中，为建设美好生活贡献着自己的专业力量，我们在享受其提供的专业服务的同时，也应该关注从业者的职业心理健康状况，因此共情疲劳是一个值得关注的研究问题。

第二章为共情疲劳的文献综述。首先通过辨析共情疲劳与心理咨询领域中的反移情、职业压力研究中的职业倦怠、创伤学中的替代性创伤、二次创伤等一系列相关概念的区别和联系，阐释共情疲劳概念的发展变化过程及其内涵本质，并综述共情疲劳的各种临床症状表现，从而让读者对共情疲劳所引起的一系列异常变化有一定的具体感性认识；其次，全面梳理有关于共情疲劳的相关理论模型，如建构主义的自我发展理论、多种创伤的交互作用模型、共情压力与疲劳模型和共情疲劳与共情满意的双过程模型等，从学理的角度理解和掌握共情疲劳的具体发生机制，以期为下一步实证研究所提出的相关研究假设提供理论基础；最后梳理以往有关于共情疲劳的实证研究，总结与共情疲劳相关的前因变量和结果变量，在前人已有的实证研究基础上，提出后续实证研究中应该要关注到的与共情疲劳相关的核心变量。

第三章主要对专业生活品质量表进行信效度检验，确认其是一个适合于中国专业助人者的共情疲劳评估工具，并利用该量表对研究样本的共情疲劳现状进行评估和分析。本书主要以护士、心理咨询师和社会工作者作为研究对象，这三类专业助人者分别对应于生理、心理和社会三个层面的助人工作，对其共情疲劳进行研究可以较好地反映我国专业助人者群体的职业心理健康状况。通过检验发现本研究翻译和修订的专业生活品质量表的项目分析、验证性因素分析、内部一致性信度、分半信度、分量表间相关系数等心理测量学指标均达到了较为理想的水平，可以作为我国专业助人者共情疲劳的研究工具。该量表可以从倦怠、二次创伤压力和共情满意三个方面对助人者共情疲劳进行测量：倦怠和二次创伤压力作为共情疲劳的主要表现，是助人工作所带来的消极影响，其中倦怠是助人工作所引起的枯竭、挫败、愤怒和抑郁等典型的职业倦怠症状，与其他行业的职业倦怠症状既有重叠又有差异;而二次创伤是由恐惧和与工作有关的创伤所引发的消极感受,这是助人工作本身特征所决定的一种特殊的职业伤害;共情满意则是助人工作所带来的积极影响,是助人者从助人工作中所获取的满意感与成就感,高水平的共情满意说明个体因为工作中能够有效帮助他人而感到十分满意,相反当个人共情满意水平过低时,则会对自身产生不满,从而容易表现出各种共情疲劳症状,因此共情满意低下是共情疲劳的重要症状之一。采用该量表对本研究抽取的被试进行测量评估,结果发现与量表常模标准相比较,我国专业助人者能体验到高共情满意水平的人员较少,而高水平倦怠的个体较多,二次创伤的分数分布与常模接近,29.43%的被试表现为共情疲劳阳性,其中实习护士的比率最高,其次是社会工作者,最低的是心理咨询师。另外,人口学变量中的婚姻状况、学历对共情疲劳具有影响作用。已婚者比未婚者的共情满意更高,而倦怠和二次创伤压力更低,即与拥有更加丰富健全的社会支持网络的已婚者相比,未婚者更容易遭遇共情疲劳问题。学历水平越低,其倦怠和二次创伤的水平越高,而职业资格的取得会增加共情满意水平,即学历教育和职业资格培训会对专业助人者的工作技巧和能力产生直接的积极影响作用,从而促进共情满意的提升,并且相关的教育培训可以向专业助人者提供知识、经验等保护性资源来抵御助人工作中不可避免的职业伤害,如创伤性事件的负面影响等。

　　第四章在个人心理层面上分析共情疲劳的影响因素,主要以共情压力模型为理论基础,探讨共情能力与共情疲劳的关系。共情对于专业助人者的助人效能具有重要作用,它既是助人者理解和帮助受助者的前提和条件,也是助人者的压力来源,成为共情疲劳产生的前提条件。本章以共情的多维理论建构为基础,从认知和情感两个方面考察个体的共情能力,采用中文版人际反应指数量表对个体的观点采择、想象力、共情关怀和个人痛苦四个方面的共情能力进行测量,并分别分析这四个成分对于共情疲劳的影响作用。结果发现,共情能力对于共情疲劳来说更像是一把双刃剑,其四个成分的作用大小和方向是不一致的。从整体上来看,共情能力能正向预测共情满意,负向预测共情疲劳,其中认知性共情能力基本上都在发挥着积极有效的作用,而情感性共情的作用则比较复杂。作为共情的认知成分,观点采择和想象力可以促进助人者掌握和理解受助者的困境进而产生良好的助人效果,因此有利于共情满意的提升,并能缓解倦怠的产生。而作为情感成分的共情关注是一种温暖的同情能力,更多地指向他人利益,因此可以增强利他性助人动机,从而减缓倦怠和二次创伤压力等共情疲劳症状的产生;而作为共情的另一种情感成分,个体忧伤的作用则恰好相反,虽然它代表着对于他人痛苦感同身受的能力有利于个体产生更高的共情水平，但是这种共情能力会强化助人者对于受助者不幸遭遇的负面感受，从而会降低共情满意水平。同时它还会将助人者拖入痛苦的深渊，把别人的痛苦看作自己的痛苦，此时助人动机更倾向于指向自我痛苦的减缓，因此助人者很容易受到服务对象和工作内容的伤害，从而遭遇共情疲劳。这提示我们不能宽泛地强调提升专业助人者的共情能力来提升其助人效能，而要区分一般人类行为的普通共情与专业助人者的专业共情。因此应该通过专业系统的培训和教育，让专业助人者学习更为有效、专业和积极的共情技巧和共情方式，这样才既能帮助工作者通过恰当的共情反应促进助人效果和提升助人成就感从而获得更高的共情满意，又能避免共情反应中出现的一些消极情感体验对个体造成的负面影响，从而防止共情疲劳的产生。

第五章从工作环境的层面寻找共情疲劳的影响因素，主要以工作要求-资源模型为理论基础，将影响共情疲劳的工作特征分为工作要求和工作资源两大类型。研究结果表明，工作要求中的情绪要求对于共情疲劳具有显著的预测作用，而定量要求、技能要求这些对于一般职业倦怠具有明显作用的工作要求对于共情疲劳并不存在显著影响作用。这说明共情疲劳虽然也可以看作一种职业倦怠，但同时也有其独特性，其产生的源头主要还是共情反应，助人者在情感层面上投入和消耗更容易引发共情疲劳。作为一种典型的由"关爱的代价"引发的倦怠现象，情绪要求更容易引发共情疲劳的产生。工作资源作为一种保护性的因素，可以降低工作要求，激励个人成长，因此组织支持作为一种资源性的因素，可以负向预测共情疲劳。并且研究结果还进一步表明：与领导支持相比，同事支持的作用更为突出。因此在助人行业的组织管理中应该注重团队建设、支持和加强员工的交往与互动、维护好组织内人际关系网络，为助人者提供一个良好的沟通氛围，从而获得更多的心理支持和专业支持来舒缓工作压力，避免共情疲劳的产生。

第六章主要分析共情满意在专业助人者职业心理健康双过程模型中的作用。作为共情疲劳的对立面，共情满意指的是助人工作中的积极体验，它不仅可以减少共情疲劳等消极工作结果的产生，而且还可以带来积极的工作状态，因此是影响助人工作的一个重要因素。本章首先通过结构方程模型的方法，证实了专业助人者职业健康存在着积极和消极的双过程模型。在健康受损过程中，角色压力等工作要求会作为工作压力的主要来源，让助人者不断消耗情绪与体力，从而出现共情疲劳现象，进而可能导致抑郁、焦虑等心理健康问题；而在动机激发过程中，专业助人者会主动调用和挖掘组织支持等工作资源激发个体的工作动机，促进助人目标的达成，感受助人的快乐与满足,获得充分的成就感,从而维持良好的工作投入状态,避免出现离职倾向。研究进一步发现,共情满意作为一种个人资源,在健康受损的过程中,可以负向预测共情疲劳水平,尤其是共情满意水平越高,共情疲劳中的倦怠感水平就越低,但遗憾的是本研究并未证实共情疲劳作为个人资源在健康受损过程中的调节作用;而在动机激发过程中,共情满意不仅可以正向预测工作投入,而且还在工作资源与工作投入之中发挥着部分中介作用,这说明共情满意作为一种对于助人工作的胜任感和成就感,不仅可以直接促进个体更积极地投入到助人工作过程中,而且还可以在工作资源的激发下得以提升,进而促进助人者更有自信更加投入地完成助人工作。因此,在实践工作中,激发共情满意并不仅仅是工作者自己的事情,更应该从组织层面为专业助人者提供良好的工作环境,储备丰富的工作资源,让共情满意的产生具有坚实的外在支持和组织支持。这样才能够真正帮助专业助人者保持积极的助人状态和饱满的助人动机,带着一种使命感投入到助人工作中,避免其因为受到共情疲劳的威胁与伤害而产生离开该行业的想法,从而为专业助人行业从根本上留住人才。

第七章主要关注如何减缓共情疲劳的危害作用,通过分析自我怜悯在共情疲劳危害个体心理健康过程中的调节作用,寻找保护个体抵御共情疲劳伤害的积极因素。自我怜悯作为一种个体自我观,指的是个体对于自己的关心和关切的态度和能力,与健康的心理机制存在密切关系。本章的研究结果表明,共情疲劳对于心理健康问题具有正向预测作用,也就是说倦怠和二次创伤压力水平越高,则心理健康问题越明显。而自我怜悯在共情疲劳与心理健康问题之间存在调节作用,自我怜悯水平高的被试,由于其具有健康的自我观念,可以有效地进行情绪调节,因此可以很好地应对共情疲劳所带来的无能感和挫败感,从而减少共情疲劳的累积效应,避免问题恶化,缓解了共情疲劳对于个体心理健康的危害作用。尤其是正念作为自我怜悯中的一个重要成分,是调节作用的关键因素,当共情疲劳不可避免地产生时,具有高正念水平的个体也不容易因此而发展出更为严重的心理健康问题。而且正念还是一种可以通过培训予以改善和提高的能力,因此在实践工作中,可以通过对专业助人者进行干预训练,提高其正念能力,让助人者在帮助别人的同时也学会照顾自己,从而更好地抵御共情疲劳的危害,维护自身的职业心理健康水平。

最后一章在以往的共情疲劳干预研究与职业健康干预工作的基础上,结合上述几章的实证研究结果,将共情疲劳作为一种专业助人行业的职业风险,构建了维护专业助人者职业心理健康的共情疲劳干预体系。该体系一共分为四个层级：第一个层级从教育培训入手，通过普及共情疲劳相关知识，提升整个行业对于共情疲劳的防范意识；第二个层级从风险预防入手，主张要在组织和个人两个层面上筛查引发共情疲劳的风险因素，主要可以通过工作重塑、工作环境建设和共情技巧训练等途径达到调整工作要求、补充工作资源和达成有效共情等目的，做到防患未然、有备无患；第三个层级则要从个人资源角度入手，提升共情满意水平，使其与无法完全消除和避免的共情疲劳相抗衡，用更高比例的积极共情结果来平衡消极的共情结果，从而保证个体在共情压力之下依然维持良好的心理健康状况；第四个层级主要关注个体出现共情疲劳症状之后的应对措施，学习正确地应对和解决方法。通过自我照顾、自我怜悯、正念等技能培训让个体拥有更为强大的问题应对与解决能力，从而尽量减少共情疲劳对于个体和组织的危害，最终达到亡羊补牢、为时不晚。最后，本章还在分析本书研究局限的基础上，就共情疲劳未来的研究重点与发展趋势进行了展望和建议。

第二章　文献综述

一、共情疲劳的概念溯源与内涵辨析

共情疲劳的概念起源非常复杂和多元化,它与创伤学、心理咨询、职业伤害等多个研究领域都存在一定的关系,但从根本上来看,它与"关爱的代价"的关系是最为本质的特征。想象一下:当你坐在一个身患重病的病人床前,亲眼看着他备受病痛折磨的样子,你会有什么感受? 当你面对一个刚刚失去自己深爱的人,听她叙述自己备受思念哀痛折磨的时候,你会有什么感受? 当你看到一场大地震后的灾民们流离失所,目睹他们为生存而挣扎急需帮助的时候,你又会有什么感受? 常言道"恻隐之心,人皆有之",当面对他人的痛苦与哀伤时,我们也会从一定程度上体验到对方的痛苦与哀伤,从而产生一定的同情与怜悯之心。但是,当面对他人的痛苦与哀伤变成一个人所从事的工作时,他/她接触到不同种类的痛苦与哀伤的机会就会增多,甚至变成家常便饭,那么人之常情的怜悯之心可能就会因此而发生一些变化。比如,专门处理强奸案件受害者的治疗者因为经常面对强奸给受害女性所带来的痛苦,所以可能会对强奸犯产生极端的厌恶感,甚至将这种厌恶泛化到所有男性身上;经常需要面对各种类型的罪犯尤其是经常处理极端案件的司法工作者可能对于自身及家人的日常安全出现一些比较偏执的想法,从而可能需要去寻求更大程度的安全感(Figley, 1995)①……也就是说,当个体频繁接触一些负面的事件,尤其是创伤性的事件时,即使这些创伤性事件并不是他们亲身经历的,也有可能会对人的心理造成影响,甚至改

---

① Fligey, C. R. Compassion Fatigue as Secondary Traumatic Stress Disorder an overview. *Compassion Fatigue: Coping with Secondary Traumatic Stress Disorder in Those Who Treat The Traumatized*(1995). New York: Brun-ner/Mazel.

变其对于相关信息的心理反应方式。

作为专业助人行业的工作者，不仅其工作内容是常常和创伤性事件打交道，而且其工作性质还要求工作者要对受创伤群体产生一定的感情共鸣，越是情感丰富的工作者越容易受到对方的情绪传染，越是具有共情能力和表达共情能力的工作者，越容易产生共情压力，从而让助人者出现一些压力反应。另外，重点在于处理情绪痛苦的助人工作，会让助人者不自觉地吸收与痛苦有关的信息，甚至还会吸收痛苦情绪本身，进而一些助人者可能会出现与求助者相类似的心理或行为表现，如出现一些侵入性思想，频繁地做噩梦，体验到泛化性焦虑等等，也就是产生了所谓的"关爱的代价"（the cost of caring）。这时，这些助人者也开始需要借助他人的帮助来应对自己的创伤体验。Figley 一开始把这种现象看作职业倦怠的一种特殊形式，或者称之为"二次创伤"，后来正式提出了"共情疲劳"这一概念（1995）[①]。而不同的学科领域和实践领域也从不同角度对该现象进行了一定的关注，尽管采用的术语可能不同，但都是围绕"关爱的代价"这一本质特征展开讨论和研究的（张敏，2019）[②]。下面对不同研究领域中与共情疲劳现象相关的各种术语进行简单回顾。

（一）心理治疗领域中的反移情

对于"关爱的代价"展开的最早研究可以追溯到的一个概念是反移情。Jung(1997)[③]在一篇学术论文中深入地讨论了反移情现象，认为治疗师在治疗情境中对于病人可能产生一系列有意识或无意识的心理反应，如果没有这些反应反而可能会干扰治疗过程的推进。比如在对精神分裂病人进行治疗时，治疗师可能会遭遇一种特殊的反移情困难：即因为无法理解精神病患者的不正常思维从而导致其无法产生反移情。于是他大胆地提出了一种治疗态度：治疗师可以参与到精神病患者的妄想和幻觉之中，这将有助于心理治疗的开展。但是同时，他也提醒治疗师要注意，参与到精神病人黑暗痛苦的幻想世界之中可能会对治疗师产生一些有害影响，特别是对于那些新入行的治疗师，以及还没有很好解决自己的发展问题和创伤问题的治疗

---

① Figley, C. R. Compassion Fatigue as Secondary Traumatic Stress disorder: An overview. In C. R. Figley (Ed.), *Compassion Fatigue: Coping with Secondary Traumatic Stress Disorder in Those Who Treat the Traumatized*(1995) (pp. 1 – 20). New York: Brunner-Rutledge.

② 张敏. 关爱的代价：助人者共情疲劳的概念内涵及其理论模型解读. 前沿（2019）（02），105—113.

③ Jung, C. G. (2015). Psychology of dementia Praecox. Princeton University Press.

师,可能会因为深刻感受到病人的痛苦经历从而引发对于自我创伤经历的体验与反应。随后在心理治疗领域又出现了一批有关于反移情的研究,系统地探讨了反移情对于治疗师的影响作用。研究发现,在反移情的过程中,咨询师的确可能会出现一些与来访者症状相似的心理体验,比如与创伤事件幸存者一起工作的治疗师,会报告自己出现了一些与 PTSD 相似的反移情现象(Gentry,2002)[1]。

尽管反移情和共情疲劳的共同危害都是让助人者产生了与求助对象相似的痛苦体验和症状,但是两者之间还是存在不同之处。Kanter(2007)[2]认为反移情所造成的消极作用主要是因为求助对象的创伤事件引发了助人工作者对于自身问题或原生家庭问题的感受,因此是因为助人者自己所具有的这些未解决的创伤事件以及原生家庭问题才使得其难以很好地处理求助者的相关问题,因此反移情的负面效应主要是由助人者自身的问题所引发的。而共情疲劳则是由求助者的问题所引发的,如果助人工作者能够与服务对象保持恰当的界线,是可以避免反移情的危害,但是一个已经成功解决自我问题的助人者只要从事助人工作,就需要经常面对求助者的消极事件与消极情绪,因此还是有可能会产生共情疲劳问题。

(二) 职业压力研究中的职业倦怠

职业倦怠是用来描述工作场所的环境要求对于工作者所产生的有害效应的一个概念。它最早是由研究职业压力的心理学家提出来的,指的是那些从事"与人打交道的工作"的人以及从事心理健康服务工作者,由于经常性地面对他人问题,从而产生的一种特别的情绪性结果(Maslach,1982)[3]。如 Freudenberger(1974)[4]认为倦怠来自于助人者的过度热情和服务对象的过度贪婪之间的不良相互作用,情感耗竭、身体疲劳、工作卷入程度降低、对待服务对象的不人道态度以及降低的工作成就感都是非常典型的职业倦怠症状。Maslach(1982)[5]则将人类服务行业中的职业倦怠症状总结为三个方面:情绪耗竭,人格解体与个人成就感降低。两者都认为:高度的情感卷入与过度紧张是造成倦怠的主要原因,因此,作为"关爱的代价",共情疲劳和

① Gentry, J. E. Compassion fatigue: A crucible of transformation. *Journal of Trauma Practice*(2002), 1(3-4), 37-61.

② Kanter, J. Compassion fatigue and secondary traumatization: A second look. *Clinical Social Work Journal*(2007), 35(4), 289-293.

③ Maslach, C. Burnout: *The cost of caring*. Englewood Cliffs(1982), NJ: Prentice-Hall.

④ Freudenberger, H. J. Staff burn-out. *Journal of Social Issue*, 1974, 30(1), 59-65.

⑤ Maslach, C. Burnout: *The cost of caring*. Englewood Cliffs(1982), NJ: Prentice-Hall.

倦怠都是助人者在为求助者提供服务的过程中由于各种压力所导致的消极结果(Rudolph et al.，1997)①。

只不过倦怠现象并不局限于助人行业,后来的研究将其扩展到了各个工作领域中。尽管共情疲劳与倦怠两个词汇经常被交换使用,甚至 Figley 本人也曾称共情疲劳是一种特殊的倦怠现象,但是很多的研究还是从不同方面对两者进行了区分：首先,倦怠是由与工作环境有关的压力所带来的,而共情疲劳更多是因为间接暴露于创伤材料之中所造成的；其次,倦怠通常是需要一定时间的累积才能逐渐形成,而共情疲劳既可以因为接触到某个创伤事件而突然发生,也可以是间接创伤体验逐渐累积而形成的；第三,共情疲劳所带来的危害通常是指向内部的,比如核心的价值观、自我观,创造意义的能力等,而倦怠通常是指向外部的,通常会聚焦于外部工作环境中的应对困难；最后,两者的缓解时间也不相同,一般来说倦怠的发生和缓解都比较缓慢,而共情疲劳可能是突然出现的,因此恢复起来也会更快一些(Howell，2012)②。

(三) 创伤学中的替代性创伤、二次创伤压力

创伤学的相关研究进一步推动了对于助人行为负面效应的理解。关于人类对创伤事件的心理反应的研究可以追溯到公元前 1900 年埃及 Kunus Pyprus 的早期医学著作,里面既有相关的原因解释,也有对于相关结果反应的总结。而对于创伤事件所带来的心理反应在过去的一百多年中曾出现过很多种说法,比如"弹震症"(Shell shock),"战场神经官能症"(Combat neurosis),以及"战斗疲劳症"(Combat fatigue)等(Shalev et al.，1996)③。直到 20 世纪 80 年代美国心理障碍诊断手册第三版(DSM-III)对各种心理创伤进行了可信的理论建构和验证,采用了一个后来被广泛接纳和使用的正式定义：创伤后压力症状(Post-traumatic stress disorder，PTSD),并将 PTSD 作为一种心理障碍进行诊断,这可以说是创伤学研究中的一个里程

---

① Rudolph, J. M., Stamm, B. H., & Stamm, H. E. *Compassion Fatigue: A Concern for Mental Health Policy, Providers, & Administration.* In Poster presentation at the 13th Annual Meeting of the International Society for Traumatic Stress Studies. (1997) Montreal: PQ, CA.

② Howell, A. M. *Working in the Trenches: Compassion Fatigue and Job Satisfaction among Workers Who Serve Homeless Clients.* Retrieved from Sophia (2012), the St. Catherine University repository website: https://sophia. stkate. edu/msw_papers/116.

③ Shalev A Y., Bonne O. & Eth S. Treatment of posttraumatic stress disorder: a review. *Psychosomatic Medicine* (1996). 58(2), 165-182.

碑似的标志性事件。从此关于 PTSD 的研究出现了急速的增长,并出现了关于创伤研究的专业杂志、专业组织以及相关的职业认证,从而确立了创伤学这一学科领域的独立。而在 DSM-III 的修订版本 DSM-IIIR(APA,1994)中对 PTSD 症状标准又作出了修订,将与受创人群一起工作的各种助人工作者(如律师、治疗师,紧急救援的工作者或研究者)也包含其中。也就是说,除了直接经历创伤的受害者之外,帮助他们渡过难关的相关助人工作者,也可能出现与受害者相似的 PTSD,如破坏性思维、噩梦、逃避和惊醒等症状,并搜集了大量的研究证据来证实相关情况的存在(Figley,1995)[①]。由此也出现了一系列相关的名词来表达由于向受害者提供帮助而对助人者所造成的创伤现象,如替代性创伤(Vicarious Traumatization,VT)(Pearlman & Saakvitne,1995)[②],二次创伤压力(Secondary Traumatic Stress,STS)(Figley,1995)[③],共情疲劳(Compassion Fatigue,CF)(Stamm,1995)[④]等。这些概念成为英语语言中关于描述助人者在与创伤幸存者一起工作时所遭受到的有害影响的基础和主流表达方式。

替代性创伤(VT)指的是通过看到或者听到他人的创伤故事而出现的创伤压力传递现象,相关的影响通常发生在助人者的认知系统和意义系统中。二次创伤压力(STS)的发生情况则是,一个人暴露于他人直接经历的极端事件之后,会因为间接接触到创伤事件而感到不知所措。也就是说,当人们了解到一个特定他人所经历到的创伤事件之后,会因为采取一定的行动去帮助对方或者因为出现想要帮助对方的心理动机而产生一定的共情压力,因此它是对创伤群体以及身陷困境之人进行救助工作时,助人者会自然发生的一种具有破坏性的副产物。在共情疲劳研究早期,Figley 认为共情疲劳实际上就是二次创伤压力障碍(Secondary Traumatic Stress Disorder,STSD),它与 PTSD 是具有等同意义的。只是,与 PTSD 类似的替代性创伤

① Figley, C. R. *Compassion Fatigue*: *Coping with Secondary Traumatic Stress Disorder in Those Who Treat the Traumatized*(1995). New York: Brunner/Mazel.

② Pearlman, L. A., & Saakvitne, K. W. Addressing vicarious traumatization. In Pearlman, Laurie Anne; Saakvitne, Karen W. (ed.). *Trauma and the Therapist*: *Countertransference and Vicarious Traumatization in Psychotherapy with Incest Survivors*(1995)(pp. 382 - 399) New York: Norton.

③ Figley, C. R. Systemic traumatization: Secondary traumatic stress disorder in family therapists. In Mikesell, Richard H.; Lusterman, Don-David; McDaniel, Susan H. (ed.). *Integrating Family Therapy*: *Handbook of Family Psychology and Systems Theory* (1995)(pp. 571 - 581). Washington: American Psychological Association.

④ Stamm, B. H. *Secondary Traumatic Stress*: *Self-care Issues for Clinicians*, *Researchers*, *and Educators*(1995). Maryland: The Sidran Press.

(VT)更多强调创伤所带来的认知图式遭到破坏的相关症状，如意义感的缺失、认同感的动摇、联结感的断裂，甚至世界观的坍塌等，涉及到个体对于自我、他人以及世界形成的方方面面的认知。而二次创伤压力（STS）则是从压力的角度来看待间接创伤对于助人者的影响作用，更多表现在助人者的共情能力降低，或者助人兴趣的改变等一些压力反应结果（孙炳海等，2011）[①]。

（四）共情疲劳概念的提出与确立

关于共情疲劳的研究，Charles Figley 是一个不得不提的名字。早在 20 世纪 70 年代的时候因为研究越战退伍老兵的经历，从而激发了他对于心理咨询师的创伤压力的研究兴趣。在六年的时间里，他拜访了 800 多名越战退伍老兵，了解他们的创伤体验，以及这些创伤是如何影响他们后来的生活。比如他接触到的一位名叫 Doc 的老兵让他印象深刻。Doc 是一名在 1969—1970 年服务于海军部队战地医院的护士，他对于战争的记忆充满了愧疚和遗憾，一直以来他总觉得自己没有很好地挽救或帮助他的病人，总觉得自己做得不足够。由于这些沉重的记忆负担，Doc 后来被诊断为 PTSD（Figley，2002）[②]。从发表研究结果到建立越战老兵研究联盟，Figley 做了一系列的相关实践工作，他觉得只有积极地行动起来，才能帮助自己更好地应对自己从越战老兵身上感受到的压力，以及自己对于战争的愤怒感。（从后面 Figley 所提出的共情疲劳概念来看，这也表明此时的 Figley 本人其实也经面临着共情疲劳的风险。）到了 20 世纪 80 年代后期，Figley 又开始关注那些从心理学或创伤学工作中选择退出的旧同事们，在与他们的对话过程中，他越来越清晰地认识到他的同事们并不是因为简单的职业倦怠而选择离开这个行业，"因为职业倦怠只是意味着对于工作缺乏满意感、工作压力太大、或者嫌工作回报太低，真正让他们离开这个行业的原因是这份工作本身具有的毒性"（Figley & Gould，2005）[③]，而这种所谓的"毒性"应该就是 Figley 后来所提出的共情疲劳。

---

① 孙炳海,楼宝娜,李伟健,刘宣文,方侠辉.关注助人者的心理健康：共情疲劳的涵义、结构及其发生机制.心理科学进展(2011),19(10),1518—1526.

② Figley, C. R. Compassion fatigue: Psychotherapists' chronic lack of self care. *Journal of Clinical Psychology* (2002), 58(11), 1433–1441.

③ Figley, C. R. & Gould, J. E. Compassion fatigue: An expert interview with Charles R. Figley, MS, PhD. *Medscape Psychiatry and Mental Health* (2005). Retrieved from http://www.medscape.com/viewarticle/513615.

Joinson(1992)[①]在一篇有关于护士职业倦怠的文章里第一次使用了共情疲劳(Compassion Fatigue)这个词语,文章描述了护士所出现的一些典型职业倦怠表现,如因为自己所照顾的病人去世而感到伤心、无助、愤怒、绝望、挫败等负面情绪。资深的危机咨询专家 Doris Chase 将其称为共情疲劳,并将它作为护士、咨询员等助人类行业中所特有的一种职业倦怠来看待,认为这是由于护理工作要求带来的压力所造成。文章还提到了对于共情疲劳问题的四个观点:第一,共情疲劳会导致毁灭性情绪的产生;第二,助人者的个性特征可能是引发共情疲劳的原因;第三,导致共情疲劳产生的外部原因是不可避免的;第四,如果没有高度重视,共情疲劳几乎很难被发现,从而提醒助人相关职业的工作人员对于共情疲劳要有足够的自我意识,并给予了一些相关的应对措施与建议。

Figley 对于助人工作本身的"毒性"展开的第一个研究是:对地区医疗中心的儿科急救护士的离职情况进行调查,结果发现护士需要具有妥善处理由病人痛苦所带来的情绪垃圾的能力,才会继续留在这个行业,比如需要做好自我照顾(Self-care)。为了更好地描述助人工作所带来的二次创伤压力反应,Figley 在已有的研究文献之中找到了 Joinson 所提出的共情疲劳这个概念,认为这就是他们要寻找的本质涵义,并认为"对于服务对象的共情与移情反应需要助人者付出一定的代价,当我们努力地从受害者的角度来看待世界的时候,其实我们也受到了一定的伤害"(Figley,2002)[②]。因此,共情疲劳是由于了解一个特定他人所经历的创伤事件之后所产生的自然的行为和情绪结果,"这些压力主要来源于一种努力帮助的行为选择或想要帮助对方的心理动机"(Figley,1995)[③]。

到了 1988 年,作为一名以照顾提供者对关键事件的反应方式为研究兴趣的心理学家,Stamm 开始与 Figley 开展合作研究,对 Figley 所编制共情疲劳测量工具进行修订,并加入了共情满意(Compassion Satisfaction)这个概念。到 20 世纪 90 年代后期,在两人的共同协商下,Figley 将原来的测量工具版权转交给了 Stamm,并将其改名为专业生活品质量表(the Professional Quality of Life Scale,ProQOL),从而确立了目前在共情疲劳研究中被广泛接受的三维结构概念模型。

---

① Joinson, C. Coping with compassion fatigue. *Nursing*(1992),22(4),116-118.
② Figley, C. R. *Treating Compassion Fatigue*(2002). New York:Brunner-Routledge.
③ Figley, C. R. *Compassion Fatigue:Coping with Secondary Traumatic Stress Disorder in Those Who Treat the Traumatized*(1995). New York:Brunner/Mazel.

（五）小结

从文献梳理的过程中，可以看出对于共情疲劳的研究涉及到了很多的学科和领域，出现了很多不同的术语，也涌现出许多有关于这个主题的研究成果。在 1995 年一年的时间里分别由 Figley（1995）[①]、Pearlman 和 Saakvitne(1995)[②]，以及 Stamm(1995)[③]所编著的三本书接连出版，采用不同的概念针对助人者在助人工作过程中所受到的负面影响这一主题进行了全面系统的讨论。随后，三本书的作者作为该领域研究的代表性人物又接连发表了 50 多篇相关的研究论文，自此以后该领域其他人的研究更是举不胜举，且涉及到了多种文化背景以及多种类型的创伤事件。但是由于当时称呼上的混乱，导致有很长一段时间似乎出现了这样一种舍本逐末的现象：大家都在关心用什么样的术语去称呼这种现象，而不是去关注这种现象的本质是什么。

尽管 Figley 已经确认使用了"共情疲劳"一词，但是目前的研究中在术语的使用上还是存在一定的混乱，但本质上都是围绕助人行为所带来的负面效应所展开的研究。目前最主要使用的三个概念是：共情疲劳、二次创伤压力和替代性创伤。这些术语看上去确实存在一些细微的差别，但是又不存在足以说明他们之间完全不同的明显界限。目前也出现了一些文章试图去寻找这些概念之间的具体差异，但遗憾的是都没能取得成功。关于这个问题，Stamm(2009)[④]认为可以这样去理解："之所以对该现象出现不同的名字和称呼，是因为各个概念的聚焦点不同。当关于这个主题的研究和认识变得越来越成熟的时候，可能他们之间的关系就会自然而然地显现出来。"

因此，本研究也认为并没有必要过于细致地区分与共情疲劳相关的概念，因为即使是共情疲劳概念创立者之一的 Figley 教授对于共情疲劳的认识也在随着自己的研究发生变化：从最初对共情疲劳与二次创伤压力进行

---

① Figley, C. R. *Compassion Fatigue：Coping With Secondary Traumatic Stress Disorder in Those Who Treat the Traumatized*(1995). New York：Brunner/Mazel.

② Pearlman, L. A. & Saakvitne, K. W. *Trauma and the Therapist：Countertransference and Vicarious Traumatization in Psychotherapy with Incest Survivors* (1995). New York：Norton.

③ Stamm, B. H. *Secondary Traumatic Stress：Self-care Issues for Clinicians, Researchers, and Educators*(1995). Maryland：The Sidran Press.

④ Stamm, B. H. *The Concise ProQOL Manual* (2nd ed.). Pocatello, ID：ProQOL. org (2010). Retrieved from https://proqol. org/uploads/ProQOLManual. pdf.

互换使用(Figley，1995)①，到认为共情疲劳应该包含倦怠和二次创伤压力两个成分(Figley，2002)②，再到后来他的研究合作者和继承者 Stamm 教授又加入共情满意这个积极成分，这些变化都在不断地充实和丰富着共情疲劳的概念内涵。我们更应该把注意力焦点放在助人工作的特殊性质对于助人者所带来的消极影响之上，即"关爱的代价"。在概念内涵上来看，本研究认为共情疲劳的本质特点和起始原因应该是助人工作的特殊要求：即共情，所以，由共情所带来的一系列压力反应、消极感受或创伤性体验都应该属于共情疲劳现象。因此在文献搜集的过程中，我们将"共情疲劳"、"替代性创伤"、"二次创伤压力"、"倦怠"(特指助人行业的倦怠)都作为搜索的关键词，从而更全面地展现与共情疲劳相关的研究成果。只是在实证研究过程中，为了实现概念操作化以及与其他研究具有交流与对话的桥梁，我们采用 Stamm 所编制的专业生活品质量表(the Professional Quality of Life Scale，ProQOL)对共情疲劳进行测量，将倦怠和二次创伤压力作为共情疲劳的两个主要成分，同时，将共情满意看作共情疲劳表现的对立面也作为考察对象。

二、共情疲劳的症状表现

(一) 依据 PTSD 对共情疲劳的症状分类

Bell(1994)③提到 DSM-IV 中有一段关于 PTSD 的描述："PTSD 的本质特征是暴露在极端创伤性压力之后所出现的典型症状，这里的创伤性压力包括：死亡的威胁，实际发生的或有可能发生的严重伤害，他人威胁到个体的身体完整性；或者亲眼看到上述事件的发生；或者了解到一些无法预期的或暴力的死亡、严重伤害，或者家庭成员及其他亲属经历过的有关于死亡或伤害的威胁(诊断标准 A1)"，他认为 DSM-IV 中将 PTSD 的产生原因只是简单地归结于创伤体验是不够准确的，因为创伤体验根据其途径又可分为：直接创伤和间接创伤。从斜体标出的这些标准来看，间接创伤其实也

① Figley，C. R. *Compassion fatigue*：*Coping with secondary traumatic stress disorder in those who treat the traumatized*(1995). New York：Brunner/Mazel.
② Figley，C. R. *Treating Compassion Fatigue*(2002). New York：Brunner-Routledge.
③ Bell，C. C. DSM-IV：diagnostic and statistical manual of mental disorders. *Jama*(1994)，272(10)，828－829.

符合创伤后压力症状(PTSD)的诊断标准 A：即事件标准,而间接创伤又可以被称为二次创伤压力,也就是 Figley 后来所提到的共情疲劳。换句话说,就是尽管没有亲身经历,但是通过倾听也可以将助人者暴露于求助者的创伤故事之中,从而也让助人者遭受到创伤出现 PTSD。于是,Figley(1995)[1]从创伤学的角度对共情疲劳的症状表现进行了一定的总结,他认为根据 PTSD 的分类方法,共情疲劳的症状可以划分为：创伤性再体验症状、回避和麻木类症状、警觉性增高症状等,具体情况见表 2－1(引自 Gentry,2002)[2]。

表 2－1　二次创伤压力症状分类

1. 侵入性症状
• 与案主创伤经历有关的思维和影像
• 急迫地、强迫性地想要帮助某个案主的渴望与动机
• 工作事项渗透到个人时间之中
• 不能放开与工作有关的事情
• 认为幸存者很脆弱,很需要自己的帮助(即救世主的心态)
• 作为助人者出现无能为力的想法和感觉
• 被赋予一定特殊权利的感觉
• 感觉世界中到处都是受害者和行凶者
• 个人活动被工作事项所打扰
2. 避免性症状
• 沉默反应(避免听到/看到与案主有关的创伤性材料)
• 失去参加活动的乐趣/停止自我照顾性的活动
• 丧失活力
• 失去希望/和某些特定案主一起工作会有恐惧感
• 失去成就感/效能感
• 孤立无助感
• 悄悄地自行用药/产生某种上瘾表现(酒精、药品、工作、性、食物、购物等等)
• 人际关系失调
3. 警觉性症状
• 焦虑感增加
• 冲动性/过度反应性
• 感到外界的要求越来越高/威胁感(包括工作和环境两方面)
• 不断增强的挫败感/愤怒感
• 睡眠困扰
• 注意力困难
• 体重/胃口发生变化
• 某些躯体症状

---

[1] Figley, C. R. *Compassion Fatigue：Coping with Secondary Traumatic Stress Disorder in Those Who Treat the Traumatized*(1995). New York：Brunner/Mazel.

[2] Gentry, J. E. Compassion fatigue：A crucible of transformation. *Journal of Trauma Practice*(2002),1(3－4),37－61.

(二）依据文献元分析得到的压力反应类型

Figley(1995)[①]对相关文献进行了元分析,将二次创伤压力反应划分为三个关键方面:第一,心理痛苦与失调;第二,认知变形;第三,关系干扰。

心理痛苦与失调首先表现在情绪上的相关反应,比如悲伤、抑郁、焦虑、恐惧等;还会有一些与PTSD类似的心理失调症状,比如闪回、噩梦、逃避与麻木,以及上瘾、强迫行为或睡眠困难等行为障碍。认知变形的主要表现是:信赖或信任感被破坏以致于长期怀疑他人;极不安全感;无助感;丧失自我控制或自由感。而关系干扰则在个人关系与职业关系两个层面上都有表现:在个人关系层面上,主要是会导致对于信任与亲密关系的建立感到紧张或困难;而在职业关系层面上,主要是会让助人者对于与求助者之间的动力关系出现分离感或者过度认同感。其中,分离感的产生是因为助人者对助人关系有意或无意地感到不堪重负,或者是因为助人者对于创伤性材料过于敏感,从而采用一定的自我防御机制来阻碍相应的情感反应,这会让求助者感到在情感上有种被孤立的感觉,甚至会觉得自己被帮助自己的人抛弃了。助人者会出现对于家庭、朋友、同事的撤退与远离,是因为他们觉得没有人能够理解他们对于工作的痛苦反应,在工作环境中好像只有自己被痛苦而困难的工作伤害了。而过分认同会让助人者对于案主的创伤经历采取无力或麻木(paralysis or numbness)的方式进行反应,他们要么可能会对于案主的生活承担过多的责任,要么可能会拼命地想要控制整个局面。当助人者过分地承担创伤性材料时,反而会在助人行为上变得毫无效率,甚至出现创伤反移情的现象,即与服务对象之间发生位置对调,助人者变成了需要帮助的对象,求助者反而要想办法尽量去限制创伤经历的倾诉从而保护助人者不受伤害。

(三）身体、心理与人际关系三个层面的症状表现

Roney(2010)[②]则把共情疲劳的症状表现分为三个层面:身体症状、心理症状和人际关系症状。

身体症状包括:长期的耗竭感、疲劳感、失眠、生理不安,以及频繁的小

① Figley, C. R. *Compassion Fatigue: Coping with Secondary Traumatic Stress Disorder in Those Who Treat the Traumatized*(1995). New York: Brunner/Mazel.
② Roney, L. N. *Compassion Satisfaction and Compassion Fatigue Among Emergency Department Registered Nurses* (2010). New Haven: Southern Connecticut State University.

病小痛。身体症状主要会导致误工现象，或者破坏工作绩效。创伤学研究还发现被诊断患有 PTSD 的个体通常会出现对自我身体感觉不敏感的现象，从而在一定程度上丧失对于身体感觉所传达的意义进行辨别的能力，这种情况被称为"述情障碍"（Alexithymia）（Van der Kolk，2006）①，因此已经出现共情疲劳的个体可能会对相关的身体症状感觉比较模糊，甚至可能会忽略这些症状。尤其是初期个体可能仅仅只有一些轻微的身体症状，但加上述情障碍引起的感觉不敏感，有可能最终导致出现更为严重的身体伤害时个体才会察觉到出现了共情疲劳问题。

心理症状主要指的是对于工作、生活出现很多负面感受，比如出现自我轻视感、工作满意度低，以及一些身心失调问题。心理症状主要表现在对于日常活动的干扰，包括：应激性反应，强烈的情绪体验，侵入性思维或梦魇，对求助者或者与求助者相关的工作场景出现逃避感，觉得工作有不堪重负感，共情水平降低，对他人的痛苦出现麻木感，犬儒主义的态度以及心理隔离感等。具体又可以分为：（1）情绪表现：如麻木、逃避、焦虑、易怒等；（2）认知改变：如对灾难性事件感到习以为常；由助人者变成"一点忙也帮不上的"旁观者；丧失理想、乐观以及对于公正世界的信仰，以致于对整个世界都感到灰心失望。

人际关系症状会直接干扰或影响助人者的生活质量，主要包括：出现想从助人行业中撤退的想法，不愿意进行正常的人际交往，对他人难以产生信任感（不管是工作上还是私事上），对痛苦的过分认同，对于情绪状态的超然感等。这些表现不仅会影响到工作者与同事之间的人际关系，还可能会波及到其与家庭的关系。

三、共情疲劳的相关理论解释

（一）建构主义的自我发展理论

由于共情疲劳是从创伤学领域发展而来的，因此关于它的理论解释自然与创伤学理论分不开。比如 Figley 在 1995 年的书中，对于共情疲劳的认识更多就是从创伤体验的角度来看待的，所以他把二次创伤压力看作是共情疲

---

① Van der Kolk, B. A. Clinical implications of neuroscience research in PTSD. *Annals New York Academy of Sciences*（2006），1071(1)，277–293.

劳。而二次创伤压力与替代性创伤两个概念之间又存在密切的相关,简单来说两者指的都是助人者由于与创伤人群一起工作的经历而产生的负面效应,都属于间接性创伤,而且都与 PTSD 症状之间存在着一定的相似成分。因此了解替代性创伤的相关理论对于共情疲劳的研究也具有一定的启示作用。

　　另外,从皮亚杰理论来看,我们每个人都会形成自己的心理图式或心理结构,从而对获得的信息进行分类以及组织加工。在与他人的交互作用过程中,个体还会将获得的新信息通过同化与顺应的过程进行组织加工,从而修正和补充原有的旧图式或直接创出新图式。而助人工作非常强调人与人之间的交互作用,助人者会影响受助者,同样受助者反过来也会影响助人者,那么在这个交互作用的过程中双方都会发生认知和观念上的修正和变化。因此,在理解心理治疗中的创伤转移以及共情参与时,也要将这种交互作用的观点纳入其中。用认知主义的观点来看,遭受创伤压力的个体会改变自己的信息认知加工过程,比如注意偏差现象会影响人的注意焦点,从而使人们会以不合规则的方式对创伤事件的记忆进行储存和提取(Shipherd & Salters-Pedneault,2008)[1]。另外,Wells(2000)[2]借助 Teasdale 等人(2002)[3]所说的"元认知加工"(Metacognitive processes)概念提出了创伤后压力反应的元认知模型。他认为诸如沉思性思考、对于危险的偏差注意,以及逃避或压抑等这些应对策略,都会让相关的创伤性信息进入到执行性加工过程以及灵活的、自适应的自我控制之中。作为共情疲劳的一个重要成分,二次创伤压力的重要表现就包括了发生在助人者身上的认知变化,因此对于创伤、创伤后压力症状、二次创伤压力等概念进行理解的时候,也应该从认知心理学的相关理论视角来考察。

　　而 McCann 和 Pearlman(1990)[4]提出的建构主义的自我发展理论(Constructivist Self-Development Theory)正是一种从认知的角度来理解创伤事件与创伤个体之间交互作用的理论假设,因此用它来考察共情疲劳

---

① Shipherd, J. C., & Salters-Pedneault, K. Attention, memory, intrusive thoughts, and acceptance in PTSD: an update on the empirical literature for clinicians. *Cognitive and Behavioral Practice*(2008), 15(4), 349 – 363.

② Wells, A. *Emotional Disorders and Metacognition: Innovative Cognitive Therapy*(2000). Chichester, England: Wiley & Sons.

③ Teasdale, J. D., Moore, R. G., Hayhurst, H., Pope, M., Williams, S., & Segal, Z. Metacognitive awareness and prevention of relapse in depression: Empirical evidence. *Journal of Consulting and Clinical Psychology*(2002), 70(2), 275 – 287.

④ McCann, I. L., & Pearlman, L. A. Vicarious traumatization: A framework for understanding the psychological effects of working with victims. *Journal of Traumatic Stress*(1990), 3(1), 131 – 149.

的产生和发展机制，也是非常合适的。

建构主义的自我发展理论认为人的意义世界是围绕着个体的核心心理需要展开的，各种核心心理需要会将相关的意义内容组织成一定的图式或心理结构，从而对于自我以及周围世界形成一些基本的假设、信念或期望。而创伤性体验会挑战人们先前的认知图式，因此当助人者与求助者在助人活动中不断进行互动的过程中，那些创伤性的信息就会影响到助人者的认知图式。而且不同的助人者对于创伤信息的体验也是不同的，会受到个人的成长发展史、以及个人原有的认知图式的影响。另外，创伤性体验还不断激发着对于个人的意义世界和应对策略的解构与重构。因此，从这个角度上看，替代性创伤指的就是"由于对案主的创伤材料进行了共情反应，从而使得治疗者的内在体验发生改变"的现象，其主要症状就是对于助人者认知图式的干扰，通常表现在："自我同一性、世界观、个人精神性、情感容忍度、基本心理需要、关于自我或他人的深层信念、人际交往关系、内在意象……以及世界中的实体存在"的改变(Pearlman & Saakvitne，1995)[1]。从理论上来说，间接地暴露于创伤之中对于自我与他人认知图式的改变主要表现在五个方面：信任感、安全感、控制感、自尊感和亲密感，这五点代表了与创伤有关的五种核心心理需要。而这五种心理需要又分别表现在自我以及他人两个方面：(1)安全感：指的是自我感到安全的需要，以及对于世界中存在的伤害具有合理的不受约束感；感到他人也可以很好地享受安全感。(2)信任感：相信可以依赖自我，相信自己的认知和判断；以及能够合理地信赖别人。(3)自尊感：对于自我和他人都能感受到一定的价值，以及在积极的方面想要尊重或控制他人。(4)亲密感：与自我以及他人之间有连接感。(5)控制感：能够管理自己的感觉和行为，对于自己的生活具有影响力；以及认为自己能够合理地管理人际关系状况并且在人际环境中对他人具有一定合理的影响力。

（二）多种创伤的交互作用模型

Gentry(2008)[2]将共情疲劳的定义进行扩展，把个体过往就已经存在的创伤压力和症状，以及随之而来的创伤压力都包含在内。他认为很多从事

---

[1] Pearlman, L. A. , & Saakvitne, K. *Trauma and the Therapist*：*Countertransference and Vicarious Traumatization in Psychotherapy with Incest Survivors*(1995). New York：W. W. Norton.

[2] Gentry, J. E. Compassion fatigue：A crucible of transformation. *Journal of Trauma Practice*(2002)，1(3-4)，37-61.

一线救援服务的助人者可能会直接接触到创伤事件,因此他们也会对此直接产生反应。另一方面,PTSD 症状的产生可能还会有一定的延迟性,也就是在接触创伤事件一段时间之后才予以表现。而且有的助人者本身在自我成长与发展的过程中就会经历一些创伤性事件,这些创伤事件可能并没有让个体在当时就表现出症状,或者相关症状还处于临床边缘水平。但是当他们在工作中偶然碰到了求助者的创伤事件,以前的创伤体验就会被激发,从而又引发了具有临床意义的 PTSD 症状。因此 Gentry 等人(1997)[1]认为在助人者身上可能存在直接创伤压力、二次创伤压力与倦怠症状之间的交互效应或者协同效应。三种创伤来源中的任何一种所引发的症状都有可能减弱助人者的心理弹性,并且会降低对于另外两种情况的有害影响的感受阈限,也就是其他两种创伤症状出现的可能性也会增加,从而导致助人者在短时期内快速发生严重症状,出现共情疲劳,并因此而削弱助人者的助人力量。具体内容见表 2－2(Gentry, et al. , 1997)。

表 2－2　多种创伤交互作用的共情疲劳模型

Gentry、Baranowsky & Dunning(1997)共情疲劳模型
直接创伤压力
$+/x$(协同效应)
二次创伤压力
$+/x$(协同效应)
倦怠
共情疲劳

(三) Figley 的共情压力与疲劳模型

Figley 在关于共情疲劳的第一本书出版时,便开始关注"关爱的代价"是如何产生的,以及共情与创伤体验之间存在怎样的关系,从而提出了相应的理论模型来解释共情疲劳的发生机制,并在后续的研究中不断对模型进行了修改,形成了共情压力与疲劳模型(Figley, 2002)[2]。

---

① Gentry, J. E. , Baranowsky, A. B. , & Dunning, K. Accelerated recovery program for compassion fatigue: Treatment and training protocols. In *Thirteenth Annual International Society for Traumatic Stress Conference*(1997), Montreal, Quebec, Canada.

② Figley, C. R. Compassion fatigue: Psychotherapists' chronic lack of self care. *Journal of Clinical Psychology*(2002), 58(11),1433－1441.

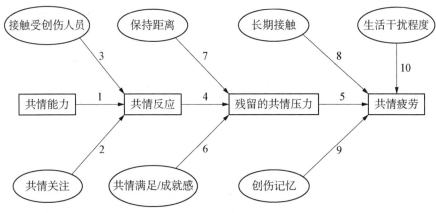

图 2-1　共情压力与疲劳模型(Figley, 2002)

这个模型的基本假设是：在有效助人的工作过程中，在与求助者建立有效治疗联盟的过程中，以及在传递诸如共情反应之类的有效助人服务的过程中，助人者的共情能力和情绪能量是非常关键的动机力量。但是同时，作为一个有同情心以及有共情能力的个体，除了拥有可以完成以上有效助人服务的能力之外，还面临着要付出一定代价的危险。因此共情反应既是助人者帮助他人的一种有用资源，同时也是共情疲劳产生的根源所在。Figley(1995, 2002)[1][2]提出的这个病因学模型不仅可以解释共情疲劳是如何产生的，还可以提示我们如何预防和治疗共情疲劳。该模型包含了 10 个重要的影响共情疲劳产生的变量，下面按照共情疲劳的产生与发展过程的顺序解释各因素在模型不同阶段中的不同作用。

（1）共情能力

共情能力(Empathic Ability)指的是助人者能够注意和感受到他人痛苦的一种能力。该理论模型认为如果没有共情的出现，就不会产生对于求助者的共情反应，那么就不可能出现共情压力，更不会有共情疲劳。因此，共情能力的大小决定了助人效果的好坏，同时也会让助人者可能因为关爱他人而付出一定的心理代价。

（2）共情关注

共情关注(Empathic Concern)是对于需要帮助的个体给予一定回应的动机。对于助人来说，只有共情能力是不足够的，还要具有助人的动机。只有对于求助者抱着足够的共情关注，助人者才会主动利用自己拥有的才能、

---

① Figley, C. R. *Compassion Fatigue*: *Secondary Traumatic Stress* (1995). New York: Brunner/Mazel.

② Figley, C. R. *Treating Compassion Fatigue* (2002). NY: Brunner/Rutledge.

已有的专业训练和专业知识去向那些有帮助需要的人们提供高质量的助人服务。

（3）接触求助者

接触求助者（Exposure to the Client）这个过程指的是通过与求助者的直接接触和互动，体验对方所遭受到的痛苦，从而让助人者产生一定的情绪能量。Figley发现，由于直接面对他人的痛苦是需要付出很大的代价，因此尽管一线助人服务工作的工资收入很好，待遇较高，但还是有很多人选择了离开一线的直接助人服务而转向督导者、管理人员或教育者。因为做过一线助人服务的人都明白在这个过程中需要付出的情感代价有多大。

（4）共情反应

共情反应（Empathic Response）是心理治疗者通过移情性理解从而努力减少受害者痛苦的过程。将助人者的自我换位到求助者的观点中，可以更好地洞察和理解案主的情感、想法和行为，从而体验到求助者所体验到的受伤、害怕、生气等情绪反应。这种强而有力的治疗性反应既可以带来一定的好处，同时也意味着要付出一定的代价。好处是当助人者通过使用一些共情技巧对于他人进行共情反应的时候，能够很快速地产生一定的助人效果。代价则是助人者还要想办法去缓解共情反应对于自己的影响，从而保护自己不要受到一些负面体验的伤害，而这一点在很多时候都被人们忽略了。

（5）共情压力

共情压力（Compassion Stress）是来自于共情反应的一种情绪能量的残留。为了减轻求助者的痛苦，助人者会不断地被要求去采取一些行动来帮助对方，而这些持续不断的要求会让助人者感受到一定的压力，即共情压力。与其他压力一样，当达到一定的强度时，就会对人们的免疫系统产生负面影响，进而全面影响其工作生活质量。因此助人者需要主动采取一些行动去控制共情压力，否则这些压力与其他因素可能会发生共同作用从而导致共情疲劳的产生。而控制共情压力的应对方法主要有两种：成就感与保持距离。

（6）共情满足或成就感

成就感（Sense of Achievement）是减少或预防共情压力的第一个因素，指的是助人者对于自己为帮助案主所付出的努力而感到的满意程度。拥有成就感的助人者会认为向求助者提供服务需要付出一种有意识的、合理的努力，这样才能够让助人者明确清楚地知道助人者的责任应该结束在哪里以及求助者的自我责任又应该从哪里开始，也就是能够保持一种专业有效的治疗关系，而不是盲目地干涉、介入到求助者的生活世界中。

（7）保持距离

保持距离（Disengagement）是减少或预防共情疲劳的第二个因素，指的是助人者在提供助人服务期间，可以将自己与案主持续的痛苦体验隔离开来的一种能力。助人者要想拥有保持距离的能力也需要一种有意识的、合理的努力，要明白必须将自己从与受助者相关的想法、感情和感觉中解放出来，并能够去过属于自己的生活。因此保持距离涉及到的是助人者对于自我照顾的一种重视程度，以及能够有意识开展自我照顾的能力。

当共情压力出现的时候，尽管助人者努力地去做到保持距离以及维持工作满意度，但共情疲劳的风险依然存在，因为还有另外三个因素在引发共情疲劳产生的过程中发挥着不同的作用，他们分别是：持续性接触、创伤记忆与生活干扰。

（8）持续性接触

持续性接触（Prolonged Exposure）指的是助人者会出现一种对于照顾受害者的责任感，这种责任感会持续很长一段时间。如果这种责任感不出现中断，那么助人者会持续地暴露在受害者的创伤体验之中，甚至当助人服务已经结束或者助人关系已经中止的时候，这种责任感还会让助人者持续地感受到一定程度的共情压力。Figley建议要让助人者进行规律的休假或休息，因为只有主动地采取措施进行中断，才能让助人者从移情和共情反应中缓解出来，从而真正将工作者从助人者的角色中解放出来。

（9）创伤记忆

创伤记忆（Traumatic Recollections）指的是能够引发PTSD以及抑郁、焦虑等相关反应的触发器。共情疲劳作为一种创伤反应，它的触发点并不一定完全是求助者所提出的持续性要求、或者是具有威胁性的求助者、或者非常痛苦难过的求助者等这样一些来自于求助者方面的创伤性材料，有时候共情疲劳的产生反而是来源于助人者自我的创伤性记忆。助人工作过程中，由于要接触到各种各样的创伤性材料，那么某种特定类型的求助者或者某些特殊的创伤事件有可能会与助人者自身的创伤体验之间产生一定的关联。比如曾经经历过家庭暴力的助人者在工作过程中接待了正在遭受家庭暴力的受助者时，助人者自身相关的创伤经历及回忆就有可能会被唤醒，甚至与受助者的创伤材料发生相互作用，让助人者产生一定的情绪反应，从而引发共情疲劳之类的创伤体验。

（10）生活干扰

生活干扰（Life Disruption）指的是需要引起注意的一些不可预期的时

间计划、生活规律或日常生活安排的变化（比如生病、生活习惯的改变、社会地位的变化、或者专业职责与个人职责的改变）。一般来说，如果单独发生这些干扰性事件，尽管会给人带来一定的影响，但一般会在个人的承受和控制范围之内。然而，如果放在共情疲劳的产生过程之中，这些干扰性事件就会和其他因素联合起来加重对于个人的困扰，从而增加共情疲劳发生的可能性。

（四）共情疲劳与共情满意双过程模型

共情作为助人工作中的一个有效成分，既有引发共情疲劳的危险，又有可能带来共情满意。Radey 和 Figley（2007）[1]提出，不应该仅仅去考虑怎样避免共情压力与共情疲劳，而更应该将共情压力作为潜在的积极能量，鼓励助人者通过助人工作积极地寻求成就感从而到达高度的共情满意。他们借助 Fredrickson（1998）[2]对于积极情绪最大化的积极心理学观点，提出了共情疲劳与共情满意的双过程模型来解释两者的产生根源，并且更强调如何激发共情满意的产生。该模型的基本前提假设是个体的积极心理状态不仅可以有利于个体的身心全面健康，而且对于工作的积极结果即共情满意也具有积极影响作用。

Fredrickson 和 Losada（2005）[3]提出了心理健康的两种极端状态：殷盛感（Flourishing）与渐弱感（Languishing）。殷盛感指的是人体机能最佳范围内的生活状态，它与善良、繁殖性、成长、心理弹性等正向机能相关。结合助人者群体来看，作为一种个体的心理积极状态，殷盛感可以让助人者在最佳状态下进行工作，面对各种严格的工作要求个体可以更具有心理弹性，因此其工作士气高涨，并可以体验到高度的工作满意。而渐弱感指的是一种无用的或空虚的生活状态，那些遭遇共情疲劳的助人者大多数都是处在这样的一种状态中，它会给个体带来更多的痛苦情绪、心理损害等消极结果。

在助人行为的初始阶段，个体首先需要对助人行为有一个基本的认识和判断，从而做出比较恰当的反应，这种反应不能过多也不能过少，否则都会破坏共情机制，一旦产生倦怠或者冷漠，便可能导致共情疲劳的发生。受

---

[1] Radey, M., & Figley, C. R. The social psychology of compassion. *Clinical Social Work Journal*(2007), 35(3), 207 - 214.

[2] Fredrickson, B. L. What good are positive emotions? *Review of General Psychology* (1998), 2(3), 300 - 319.

[3] Fredrickson, B. L., & Losada, M. F. Positive affect and the complex dynamics of human flourishing. *American Psychologist*(2005), 60(7), 678 - 686.

到这种基本的认识与判断状态的影响，随后，资源、情感和自我照顾这三个成分便会发生交互作用，进而影响助人者的积极情绪与消极情绪的比例，最终导致共情满意或共情疲劳的产生。对于三个成分及其积极比例的运行机制可以这样具体理解：

（1）情感（Affect）

Fredrickson（1998）[①]的拓展-建构理论认为积极情感可以拓宽人们的思维，并带来诸如游戏、探索、合作等积极行为，从而产生更多的灵活性和创造性；而消极情感则包括蔑视、易怒、讨厌等感觉，它会窄化人们的行为动机从而使个体做出一些保命性行为，如打架、逃跑、拒绝或孤立等。结合助人者来看，积极情感可以让助人者找到更多的有利于问题解决的思路与办法，从而更好地帮助和影响案主，而消极情感会削弱助人者的思维能力、降低创新性，从而也限制了他们的助人能力。该模型还引入 Keyes 与 Haidt（2003）[②]所提出的"提升"（Elevation，指的是与社会厌恶相反的、由于看到人类美德行为所引发的一种积极的社会情绪）这一社会情绪概念来解释情感对于助人者的作用。作为一种积极的社会情绪，"提升"可以让人充满温暖或热情洋溢的感觉，从而让人们更想成为有道德的人，当这种情绪出现在助人者身上时，就会增加助人者与他人建立联结以及帮助他人的动机，从而通过增加助人者的生理、智力和社会资源来扩展自己的思维，创造一种最佳的助人环境。

（2）资源（Resources）

个人资源在促进健康和幸福感的过程中起着重要作用，而积极情感可以促进资源的建立，从而不断提高个人的生理、智力和社会资源（反之亦然）。资源建立的过程涉及到个体的共情核心（compassionate core），这个核心是由个体的资源或能力，以及由生活经验所带来的智慧增长所组成的。如果资源与共情核心能够结合在一起就会唤起助人者更强的使命感，从而加入助人的行业并维持工作热情，而个体的资源与智慧又会不断地加强和巩固一个人的共情核心，这样便形成了一个循环机制，维持着个人的工作生活满意感处于一个较高水平。因此我们对于共情压力的反应，其实就是我们的共情核心（即内在资源、智慧累积）与外在世界进行交互作用时所产生的一种反应。

---

① Fredrickson, B. L. What good are positive emotions? *Review of General Psychology* (1998), 2(3), 300-319.

② Keyes, C. L., & Haidt, J. *Flourishing: Positive Psychology and the Life Well Lived* (2003). Washington DC: American Psychological Association.

（3）自我照顾(self-care)

自我照顾是一种增加助人者积极情感以及各种资源的潜在机制，个人和组织两个层面上的自我照顾活动都可以很好地减少共情疲劳。在个人层面上，助人者可以通过锻炼身体、合理饮食，休闲时间等方式来提升全面健康。在组织层面上，可以通过限制工作量、优化工作、提供恰当的督导与充足的回报，或者提供职业发展机会等方式来达到提升助人者的自我照顾能力。这些自我照顾不仅仅可以减少共情疲劳，而且还可以创造最佳的助人环境从而提升共情满意。

（4）积极比例(The Positivity Ratio)

助人者既能够体验到积极情绪，也能体验到消极情绪，在整个工作过程中两者的成分和比例在不断地发生着变化，而我们的目标当然是要提升积极情感的比例，从而激发共情满意。但是到底积极情绪的比例要达到多少才能够维持助人者抵御由创伤工作所带来的痛苦与有害反应呢？积极心理学的相关研究结果(Diener，2000)[①]表明对于个体的幸福感体验来讲，这个比例应该至少达到 3：1，虽然说具体应用到助人工作中的话，这个比例应该为多少还没有得到很明确的定论，但上述比例对助人者具有很好的参考价值。助人工作中的积极情绪可以让助人者更具灵活性、生产性和创造性，从而有利于各种问题的解决，然而这种灵活性和创造性也会给个体心理带来更大的易感性(Vulnerability)，因此负面情绪也同时存在于工作之中。只有当积极体验的比例足够大于消极体验的时候，助人者才可以具有更高的工作士气，他们所提供的服务才会具有更高的质量。因此要通过不断改进和增加上面三个方面的因素，从而提升助人者的积极情绪比例，进而促进共情满意的产生。

四、共情疲劳的前因与后果变量的研究综述

（一）共情疲劳的前因变量研究综述

已有文献中不同研究者对于共情疲劳的产生原因具有不同倾向的观点，要么认为共情疲劳是从事助人职业的一种不可避免的副产品，要么认为

---

① Diener，E. Subjective well-being：The science of happiness and a proposal for a national index. *American Psychologist*(2000)，55(1)，34 - 43.

共情疲劳是选择进入助人行业的工作者本身具有的先天不足所造成的问题，或者认为共情疲劳是多方面因素共同作用的结果。如 Adams 等人（2006）[①]认为，暴露在创伤性材料下并不一定必然会导致共情疲劳；而 Baranowsky 和 Gentry（2014）[②]则认为，踏入助人行业其实就意味着已经进入了共情疲劳的危险之中，因为"具有照顾他人的相关教育与信念的专业助人者对于痛苦、无助或受到创伤的人或动物可能具有一种强烈的识别能力"（Howell，2012）[③]，如果他们缺乏有效自我照顾方面的训练的话，那么很可能还没有真正开始助人工作之前就会出现共情疲劳。因此，Johne（2006）[④]认为遭受共情疲劳的人群中，大多数人本身对于共情疲劳可能就具有一种潜在的脆弱性。从以上观点来看，共情疲劳的影响因素应该结合内因与外因，组织与个人等多方面进行考察。

1. 人口学变量

首先性别可能是一个比较关键的影响变量。Sprange 等人（2007）[⑤]的研究表明，与男性相比，女性更可能出现共情疲劳。这可能是因为性别角色社会化导致女性更加敏感，因此女性对于职业压力也具有更高的易感性；而且受到社会文化的影响，女性的倾诉和自我流露之类的行为更容易被周围环境所接纳，因此在遭遇到共情疲劳问题时，女性会更倾向于去暴露而不是遮掩自己的症状，这就导致在进行共情疲劳测量时，尤其是自评量表的结果上就更容易出现女性分数高于男性的情况。该研究还发现了年龄变量的影响作用。越年轻的助人者，越容易出现共情疲劳和倦怠，而年龄越大，则越容易出现共情满意。另外，Boscarino 等人（2004）[⑥]对参加过美国"9·11"事

---

① Adams, R. E., Boscarino, J. A., & Figley, C. R. Compassion fatigue and psychological distress among social workers: A validation study. *American Journal of Orthopsychiatry* (2006), 76(1), 103 - 108.

② Baranowsky, A. B., & Gentry, J. E. *Trauma Practice: Tools for Stabilization and Recovery* (2014). Hogrefe Publishing.

③ Howell, A. M. *Working in the Trenches: Compassion Fatigue and Job Satisfaction among Workers Who Serve Homeless Clients* (2012). Retrieved from Sophia, the St. Catherine University repository website: https://sophia.stkate.edu/msw_papers/116.

④ Johne, M. Compassion fatigue: A hazard of caring too much. *Medical Post* (2006), 42 (3), 1 - 4.

⑤ Sprange, G., Clark, J. J., & Whitt-Woosley, A. Compassion fatigue, compassion satisfaction, and burnout: Factors impacting a professional's quality of life. *Journal of Loss and Trauma* (2007), 12(3), 259 - 280.

⑥ Boscarino, J. A., Figley, C. R., & Adams, R. E. Compassion fatigue following the September 11 terrorist attacks: A study of secondary trauma among New York City social workers. *International Journal of Emergency Mental Health* (2004), 6(2), 57 - 66.

件救援工作的社会工作者进行研究,结果发现婚姻状况也会影响社会工作者的专业生活品质,其中未婚助人者的共情疲劳危险性更高。除此之外,还有职业经验年限、个人创伤史、特殊的创伤教育和训练都会影响共情疲劳的水平(Cunningham,2003;Pearlman & Maclan,1995)[1][2],以及长时间接触或者大量接触创伤性人群,也会增加共情疲劳的发生(Boscarino et al.,2004;Sprang et al.,2007)[3][4]。职业类型与共情疲劳也有着密切相关,Rossi 等人(2012)[5]对社区心理健康服务机构中不同类型的工作人员进行调查,结果发现社会工作者、精神病医生这两种职业的共情疲劳水平最高,分别为 16.0%、28.6%。

2. 个体特征因素

共情疲劳是对压力的一种特殊反应,而对于压力的反应表现不仅仅取决于压力事件本身的特点,还要看面对压力的个体本身特点是怎样的。因此个体的人格特征、应对方式等个体心理特点也会影响共情疲劳的产生。

Jacobson(2006)[6]对从事职场援助(The employee assistance,EA)的工作人员进行研究,发现处理职场危机事件的工作人员其共情疲劳水平与消极的应对方式之间存在显著正相关,而共情满意与积极的应对方式之间存在显著正相关。另外,由于控制点和乐观可以影响个体压力应对策略的形成,因此乐观与内控的个性会减少共情疲劳的产生(Injeyan, et al.,

---

① Cunningham, M. Impact of trauma work on social work clinicians: empirical findings. *Social Work*(2003), 48(4), 451 - 459.

② Pearlman, L., & MacIan, P. Vicarious traumatization: an empirical study of the effects of trauma work on trauma therapists. *Professional Psychology*: *Research and Practice* (1995), 26(6), 558 - 565.

③ Sprang, G., Clark, J. J., & Whitt-Woosley, A. Compassion fatigue, compassion satisfaction, and burnout: factors impacting a professional's quality of life. *Journal of Loss and Trauma*(2007), 12(3), 259 - 280.

④ Boscarino, J. A., Figley, C. R., & Adams, R. E. Compassion fatigue following the September 11 terrorist attacks: a study of secondary trauma among New York social workers. *International Journal of Emergency Mental Health*(2004), 6(2), 57 - 66.

⑤ Rossi, A., Cetrano, G., Pertile, R., Rabbi, L., Donisi, V., Grigoletti, L., ... & Amaddeo, F. Burnout, compassion fatigue, and compassion satisfaction among staff in community-based mental health services. *Psychiatry Research* (2012), 200(2 - 3), 933 - 938.

⑥ Jacobson, J. M. Compassion fatigue, compassion satisfaction, and burnout: Reactions among employee assistance professionals providing workplace crisis intervention and disaster management services. *Journal of Workplace Behavioral Health* (2006), 21(3 - 4), 133 - 152.

2011)[①]。还有研究表明面对压力事件时的意义创造能力也可以预测工作中的二次创伤压力反应(Ortlepp & Friedman，2001)[②]。

助人者的自我照顾能力也会影响共情疲劳的产生。Young(2007)[③]认为共情疲劳产生的主要原因是，在助人过程中，受害者会反复讲述他们所遭遇的创伤事件，从而让助人者持续暴露在一定的创伤材料之中，助人者因为强烈的助人动机从而受到这些创伤材料的影响，进而产生共情疲劳。Smith(2007)[④]用过滤器的比喻来形象地解释自我照顾机制对于共情疲劳的作用过程："当受害者和我们分享他们的创伤事件时，这些信息就进入了自我照顾过滤器的顶部，然后自我照顾机制开始运转，不断精炼和减轻这些材料，从而过滤掉创伤性材料对于我们的有害影响，让它们顺利通过并到达底部。如果自我照顾机制能够有效运转，那么就会对共情疲劳起到衰减作用。"然而当助人者承担了过于严重的、大量的创伤资料时，就会让自我照顾过滤器出现负担过重的情况，从而产生共情疲劳。甚至有研究者认为，仅仅是与一个经历了大量痛苦的案主坐在一起，就可能会让助人者产生能量黑洞。于是，在治疗受害者伤口的过程中其实也把助人者本身置于了一种更大的危险之中，痛苦的不断累积则会引发共情疲劳。Eastwood 和 Ecklund(2008)[⑤]研究了自我照顾与共情疲劳的关系，结果发现自我照顾与共情满意、职业倦怠之间存在显著负相关，尽管与共情疲劳的负相关没有达到显著，但是他们认为由于倦怠可以正向预测共情疲劳，因此自我照顾可能在倦怠与共情疲劳之间发挥了一定的调节效应。

3. 工作特征与组织环境因素

共情疲劳作为助人行业的一种特殊的职业倦怠，必然会受到工作本身

---

① Injeyan, M. C., Shuman, C., Shugar, A., Chitayat, D., Atenafu, E. G., & Kaiser, A. Personality traits associated with genetic counselor compassion fatigue: The roles of dispositional optimism and locus of control. *Journal of Genetic Counseling*(2011)，20(5)，526-540.

② Ortlepp, K., & Friedman, M. The relationship between sense of coherence and indicators of secondary traumatic stress in non-professional trauma counsellors. *South African Journal of Psychology*(2001)，31(2)，38-45.

③ Young, S. D. *Psychotherapists Working with Homeless Clients: The Experience of Stress, Burnout Symptoms, and Coping.* Unpublished doctoral dissertation (2007). Antioch University, Seattle.

④ Smith, B. D. Sifting through trauma: Compassion fatigue and HIV/AIDS. *Clinical Social Work Journal*(2007)，35(3)，193-198.

⑤ Eastwood, C. D., & Ecklund, K. Compassion fatigue risk and self-care practices among residential treatment center childcare workers. *Residential Treatment for Children & Youth*(2008)，25(2)，103-122.

的内容和特征的影响。正如 Figley(2002)[①]所提出的共情压力与疲劳模型中所展示的,接触创伤人员是引发共情疲劳的前提条件之一,而创伤性人员和材料是助人工作中不可避免要遇到的工作内容。Young(2007)[②]在该模型的基础上通过研究发现,花费在创伤性服务对象上的工作时间与共情疲劳之间存在相关。Tyson(2007)[③]也认为助人者如果长期深度地沉浸在服务对象的创伤性材料之中,则会显著增加共情疲劳的水平。Snyder(2009)[④]对此进行了解释,他认为这是因为在与创伤人员进行接触并发生人际互动的过程中,会出现一种"情绪传染"现象,即如果向另一个人的负面情绪进行一定的情绪反应,那么个体自身也会产生一定的负面情绪体验。因此,创伤体验可以通过这种途径转移到与创伤经历者有亲密接触的所有人身上,这不仅包括创伤经历者的家人、亲朋,还包括与之具有共情关系的专业助人者。另外,与创伤病人在一起工作的小时数、任务难度、案件数量都与二次创伤压力或共情疲劳有关(Boscarino, et al., 2004;Creamer & Liddle, 2005;Meyers & Cornille, 2002)[⑤⑥⑦],因为这些因素都会增加工作压力。

机构性质也会影响助人工作的具体工作内容和性质,因此不同机构的助人者的共情疲劳现象会存在一定差异。研究表明与心理健康的公共服务机构和非营利机构相比,私人经营或以盈利为目的的机构里的工作人员更容易遭受到共情疲劳。这可能是因为这样性质的组织机构要处理的创伤相关案例更多,严重案例更多,再加上其基础设施不足,导致工作人员所拥有

① Figley, C. R. Compassion fatigue: Psychotherapists' chronic lack of self care. *Journal of Clinical Psychology*(2002), 58(11),1433 - 1441.

② Young, S. D. *Psychotherapists Working with Homeless Clients: The Experience of Stress, Burnout Symptoms, and Coping*. Unpublished doctoral dissertation (2007). Antioch University, Seattle.

③ Tyson, J. Compassion fatigue in the treatment of combat-related trauma during wartime. *Clinical Social Work Journal*(2007), 35(3),183 - 192.

④ Snyder, J. The role of coworker and supervisor social support in alleviating the experience of burnout for caregivers in the human-services industry. *Southern Communication Journal*(2009), 74(4),373 - 389.

⑤ Boscarino, J. A., Figley, C. R., & Adams, R. E. Compassion fatigue following the September 11 terrorist attacks: A study of secondary trauma among New York social workers. *International Journal of Emergency Mental Health*(2004), 6(2),57 - 66.

⑥ Creamer, T. L. & Liddle, B. J. Secondary traumatic stress among disaster mental health workers responding to the September 11 attacks. *Journal of Traumatic Stress*(2005), 18(1),89 - 96.

⑦ Meyers, T. W. & Cornille, T. A. The trauma of working with traumatized children. In C. R. Figley (Ed.), *Treating Compassion Fatigue*(2002)(Vol. 24, pp. 39 - 55). New York: Brunner-Routledge.

的组织资源更少，当个体无法获得资源、信息、支持和机会的时候，就会产生无力感，因此工作者更容易遭受共情疲劳（Sprang et al.，2007）[1]。

组织环境中的不同因素也会成为影响员工心理健康的原因。赋权理论认为"一种可以提供结构性的支持、获得信息、资源和学习机会的工作环境是可以让人产生力量感的，被赋权的个体可以更好地参与到团队之中，更好地控制自己的工作，从而带来更高的工作满意度"。因此，当面对工作中的挑战和压力的时候，如果员工可以获得组织所提供的物质或心理等各方面的支持，就可以减少人们由工作压力所引起的身体、心理和行为上的负面反应。比如 Storey 和 Billingham（2001）[2]的研究发现，不同来源的社会支持感在减轻工作压力中发挥的作用不同，来自上级及管理阶层的支持比同事支持的压力缓解作用更有效。共情疲劳作为工作压力所带来的一种负面心理反应也会受到组织支持的影响，Allen（2010）[3]的研究表明：共情疲劳和组织支持感缺乏之间存在着正相关，而共情满意与组织支持感缺乏存在负相关。另外，支持性的工作环境，充足的督导资源、工作的自主性与控制感都可以影响二次创伤压力和倦怠的水平（Sprang et al.，2007）[4]。

除了助人行业的工作本身就所具有的有害特性之外，Fahy（2007）[5]认为不断发生变化的文化规范也会给助人工作带来一些改变，进而影响从业者在其中感受到的工作压力。比如在物质滥用的治疗工作中，越来越多的资金支持是来自于刑事司法系统，因此助人机构所开展的工作内容，由原来更多倾向于自愿接受治疗的工作逐渐变成需要强制执行的治疗工作。由于工作性质发生转变，工作要求也相应发生变化，比如治疗时间被要求尽量缩短，对于治疗所带来的积极效果的期望越来越高（因为如果一旦出现复发或者治疗进展状况不好，那么成瘾患者就会被终止治疗或面临监禁）。也就是

---

① Sprang, G., Clark, J. J., & Whitt-Woosley, A. Compassion fatigue, compassion satisfaction, and burnout: Factors impacting a professional's quality of life. *Journal of Loss and Trauma*(2007), 12(3),259-280.

② Storey, J., & Billingham, J. Occupational stress and social work. *Social Work Education*(2001), 20(6),659-670.

③ Allen, S. M. *The Relationship between Perceived Levels of Organizational Support and Levels of Compassion Fatigue and Compassion Satisfaction among Child Welfare Workers*(2010). Capella University.

④ Sprang, G., Clark, J. J., & Whitt-Woosley, A. Compassion fatigue, compassion satisfaction, and burnout: Factors impacting a professional's quality of life. *Journal of Loss and Trauma*(2007), 12(3),259-280.

⑤ Fahy, A. The unbearable fatigue of compassion: Notes from a substance abuse counselor who dreams of working at Starbuck's. *Clinical Social Work Journal*(2007), 35(3),199-205.

说,外在的社会文化背景因素会对助人工作提出新的要求,导致助人工作变得更加复杂和困难,而这些工作特点也会对从业者造成压力,从而可能导致助人者的共情疲劳。

(二) 共情疲劳的结果变量研究综述

1. 共情疲劳对于个体心理的影响

相关研究表明当专业助人工作者长期暴露于求助者的痛苦和创伤经历之中,再加上缺乏组织的支持以及良好的自我照顾,那么助人者本身也可能会出现一系列与求助者相似的 PTSD 症状。主要表现为身体、情绪和认知上的功能失调:如入睡困难,惊跳反应或过度警觉,有意回避与创伤有关的刺激,抑郁或焦虑情绪等(Radley & Figley,2007)[1]。Rossi 等人(2012)[2]采用一般健康问卷(the General Health Questionnaire,GHQ - 12)对社区心理健康工作人员进行调查,结果发现 GHQ - 12 的分数与共情疲劳呈负相关,而与共情满意度呈正相关,说明共情疲劳、共情满意与个体的心理健康水平有着密切关系。

2. 共情疲劳对于工作行为的影响

共情疲劳作为一种"关爱的代价"(cost of caring)在对个体的身体与心理健康产生一定危害的同时,进而还会影响其工作行为的有效性。Showalter(2010)[3]认为共情疲劳会模糊助人者与求助者之间的专业界限,由于专业上的自我失望带来自我价值的否定,进而在工作中出现错误判断、临床失误、或糟糕的工作计划,并可能影响助人者对于专业关系的维持能力以及所提供专业服务的质量,从而产生较高的离职倾向,失去生产力,甚至削弱其享受生活的能力。如 Lawson(2008)[4]发现,从事临终关怀的社会工作者会因为共情疲劳而削弱自己的理想信念和希望感,最终导致工作中的情绪疲劳、耗竭甚至选择从工作中撤离。

---

① Radey,M.,& Figley,C. R. The social psychology of compassion. *Clinical Social Work Journal*(2007),35(3),207 - 214.

② Rossi,A.,Cetrano,G.,Pertile,R.,Rabbi,L.,Donisi,V.,Grigoletti,L.,... & Amaddeo,F. Burnout,compassion fatigue,and compassion satisfaction among staff in community-based mental health services. *Psychiatry Research*(2012),200(2),933 - 938.

③ Showalter,S. E. Compassion fatigue:what is it? Why does it matter? Recognizing the symptoms,acknowledging the impact,developing the tools to prevent compassion fatigue,and strengthen the professional already suffering from the effects. *American Journal of Hospice and Palliative Medicine*(2010),27(4),239 - 242.

④ Lawson,S. K. *Hospice Social Workers:The Incidence of Compassion Fatigue* (2008) (Doctoral dissertation),Capella University.

五、共情疲劳适用范围的扩展

（一）在不同类型专业助人群体中的扩展

共情疲劳最初作为一种特殊的职业倦怠由 Joinson 引入护理领域，主要是针对急诊室的护士，随后 Figley 从"关爱的代价（the cost of caring）"这一本质特征出发，借用 Joinson 所提出的"共情疲劳"这一词语来描述照顾行为所带来的情感代价，即照顾者长期暴露于一定的共情压力之下，从而可能产生生理和情感上的疲惫感，甚至出现相关的功能失调。尤其是从事安宁疗护、肿瘤护理等更容易与创伤情境有所联结的领域的工作人员更容易出现此类现象，因为当创伤事件发生之后，受到影响的不仅仅是亲身经历创伤的个体，作为其应对创伤的支持网络中的任意一个组成部分都可能直接或间接地被创伤事件所影响，如其家人、对其提供服务的健康照顾团队等。这些工作人员往往作为支持网络中的重要一员，在提供相关的健康治疗和照顾的服务中，不可避免地会产生帮助受创者减轻其痛苦等共情性动机，继而与服务对象建立一定的共情关系，向其提供共情性的照顾行为，这些恰恰就是共情疲劳产生的重要前提条件。Figley 起初使用"二次创伤压力"（secondary traumatic stress，STS）来描述因为向创伤事件受害者提供移情支持而引起的类似创伤后应激障碍的相关症状，后来从实践来看，共情疲劳这一词汇的涵义和表述更加友好和方便，在临床领域中的接受度更高，护士等相关从业者也更愿意使用这一词汇来表达自己此方面的工作感受，因此共情疲劳逐渐成为大家更为接受的表达方式。随后，共情疲劳的研究被扩展到其他各类卫生保健行业的各种专业群体中，如临床医生、精神科医生、心理咨询师、健康服务等。

而后，越来越多的专业助人者群体被纳入研究范围，如社会工作者、社会福利工作者、教师、警察等。共情疲劳之所以可以适用于广泛的助人行业中，是因为这些职业具有极大的相似性，可以构成共情疲劳产生的前提条件：

第一，都属于人类服务行业。作为一种特殊的职业倦怠，共情疲劳与一般职业倦怠的研究都是从以人为主要服务对象的职业领域开始的。这些与人打交道的行业中，从业者是服务提供者，而工作对象作为服务的接受者则是一个个活生生的个体，因此工作过程中一定需要人文关怀、人本主义之类的价值观作为支撑。

第二，都有对于助人关系的工作要求。伴随着工作的开展，作为工作中的两个主体，工作者和服务对象之间的互动必然促使两者建立一种人际关系，这种关系不仅存在一般人际关系所具有的特征，如情绪情感上的关联和互动，而且还具有着更为特殊的意义和要求，很多助人行业将这种关系定义为专业关系，并将其作为影响助人效果的重要因素。如社会工作行业中专业关系被形容为人身体中的血液、精神和灵魂力量，是一切工作开展的基础，没有血液、精神和灵魂，就无法成为一个活生生的人，没有专业关系的服务就难以界定为专业服务（廖荣利，1987）[①]。任何关系的建立和维持都需要大量的情感投入，专业关系则更需要一定的同理心才可以得以建立，然而高度的同理心又可能带来专业界线模糊的问题，如混淆专业关系与私人关系，进而对自我和服务对象都会带来伤害，共情疲劳便是自我伤害的一种典型表现。

第三，都需要面对共情压力的工作环境。助人类职业的助人特性往往决定了工作过程中工作者需要面对服务对象热切的需要，解决服务对象面临的困难，因此从业者很容易会产生一定的使命感，并产生强烈的助人动机，希望能够通过自己的工作让服务对象变得更好。也就是说助人行业尤其需要利他主义的价值观作为其工作价值观的支撑，主动付出（无论是物质、生理还是心理上的帮助）甚至是采取一些"自我牺牲"式的行为都是工作过程中比较普遍现象。由此他们会产生一定的共情压力，如对服务对象的共情反应不足或者共情反应过度，从而对个体心理造成影响，如损害工作兴趣或能力，甚至改变原有的工作价值观，这些都是共情疲劳所造成的危害。

第四，容易直接或间接地接触到创伤情境或受创伤人群。助人类行业的主要服务对象是遭遇困难和危机的个体，因为这些身处困境的个体无法依靠自身力量走出困境，所以才需要专业人员提供专业帮助。不管是经常面对病人生死病痛的医生护士、还是替人解忧的心理咨询师、抑或是援助灾难事件幸存者的救援人员，此类行业的从业者接触到创伤性事件的可能性都会比较高。当共情疲劳概念的运用范围和对象被逐渐扩展的过程中，会不会面对创伤性情境这一点一直都是被讨论和关注的重点，比如 Hydon 等人（2015）[②]认为教师之所以可能成为共情疲劳的受害者是因为当前社会中

---

① 廖荣利. 社会工作理论与模式(1987). 台北：五南图书出版公司.

② Hydon, S., Wong, M., Langley, A. K., Stein, B. D., & Kataoka, S. H. Preventing secondary traumatic stress in educators. *Child and Adolescent Psychiatric Clinics of North America*(2015). 24(2), 319 - 333.

枪击事件、恐怖袭击、自然灾害等各种创伤性事件频发，作为社会的一个缩影，学校也难以避开各种创伤性事件，如校园枪击案、校园欺凌、学生自杀等，青少年也经常成为暴力事件的受害者，作为青少年的主要教育者，教师自然就脱不开干系。一项针对美国10～17岁青少年的调查中显示：41％在过去一年中经历过身体伤害，14％遭受过虐待，而近四分之一的人曾经目睹过暴力事件。无论这些创伤性事件是直接发生在校园之中，还是校园之外，但是这些发生在青少年身上的创伤影响一定会被带回到学校环境之中，而教师们就需要对这些问题进行相应的干预，比如识别学生的情感需求，了解这些创伤何时以及如何影响到学生的学习和生活，以及帮助学生应对和处理这些创伤经历等。那么当教师直接或间接暴露于与学生相关的创伤情境之中时，必然也会受到相应的影响，并可能产生共情疲劳，因此 Hydon 及其同事提出应该在学校工作领域针对教育工作者开展和推广应对共情疲劳的培训课程。被业界所认可的共情疲劳测量工具即专业生活品质量表的操作手册里也特意指出：评价哪些目标人群可以作为共情疲劳的测量对象时，最关键的是要考虑这个群体有没有可能受到他人潜在创伤材料影响，只要这种可能性存在，就可以对其进行共情疲劳的测量。因此，警察、消防员、处理儿童虐待的社会福利工作人员、经常接手性侵害案件的律师、教师等等，其服务对象都会涉及到创伤群体与创伤情境，都可以成为共情疲劳的研究对象。

（二）从专业助人者扩展到非专业助人者

共情疲劳作为一种由于向有需要的人提供关爱而对自己造成的不利后果，在各种涉及到照顾行为的领域中都可能发生，因此，越来越多的学者提出应该将共情疲劳从专业助人群体逐渐扩展到非专业助人群体中，如志愿者、家庭照顾者等。很长时间以来，家庭照顾劳动一直被公共政策领域视为一种个体性的道德责任，而不是劳动力的一种延伸（SEGUE & AGS，2011）①。但伴随着老龄化的加剧，家庭照顾的需求越来越大，再加上更多的妇女参与到有偿劳动中，可使用的照顾提供者越来越少，家庭照顾也逐渐成

---

① Section for Enhancing Geriatric Understanding and Expertise Among Surgical and Medical Specialists (SEGUE), American Geriatrics Society (AGS). Retooling for an Aging America: Building the Healthcare Workforce: A white paper regarding implementation of recommendation 4.2 of this Institute of Medicine Report of April 14, 2008, that "All licensure, certification and maintenance of certification for healthcare professionals should include demonstration of competence in care of older adults as a criterion.". *Journal of the American Geriatrics Society* (2011), 59(8), 1537 - 1539.

为一个公共问题,对一个国家的卫生保健系统和公共政策具有重大影响作用。家庭照顾者作为健康照顾领域的重要组成部分,往往会面临巨大的照顾需求和长时间高强度的精力付出而承受着重重压力,因此也可能面临共情疲劳的风险。尤其是当家庭中有患特殊疾病、需要长期照顾的个体时,承担照顾责任的主力军往往是与其有密切家庭关系的亲人……他们在实施照顾行为的过程中必然是伴随着深刻的情感投入和丰富的情感劳动。因此越来越多的研究开始关注家庭照顾,从家庭照顾行为所带来的各种积极与消极的心理体验和影响结果着手来分析家庭照顾者面临的各种潜在风险,进而提出有效的干预策略进行预防和应对,最终达到对于家庭照顾者基本权益的保障以及促进家庭照顾质量。

以往关于家庭照顾行为所带来的压力体验方面的研究大多采用"照顾负担"这一概念,指的是个人由于提供照顾行为而经历到的身体、心理、情绪、社会和经济等各方面的压力。但是在概念使用过程中,由于研究出发点不同,对于"照顾负担"的概念界定并没有一个统一的标准,主观的、客观的内容都能划归到研究范畴之中,因此很容易引起争议(Bastawrous,2013)[1]。尤其是当关注照顾行为对照顾提供者所造成的结果表现时,照顾负担这一概念并不能给予很好的概括和描述,于是,共情疲劳成为更好地反映家庭照顾者体验的一个专业名词,逐渐被大家所接受(Lynch,2018)[2]。

Lynch 和 Lobo(2012)[3]通过威尔逊(Wilson)概念分析的方法探讨了共情疲劳这一概念在家庭照顾者群体中的适用性,把家庭照顾者的共情疲劳定义为:照顾者在日常照顾身患重病或临终前的家庭成员时,在暴露于病人痛苦的同时他们也经历着自己的情感痛苦这一现象。尤其是建立在共情基础上的家庭照顾关系会进一步导致家庭照顾者对照顾压力产生更深层次的心理反应,最终导致其在生理、心理、精神和社会等多个层面上产生疲惫感、不适感。Day 和 Anderson(2011)[4]借助 Figley 的共情压力与疲劳模型分析了家庭照顾者共情疲劳的产生过程,并尝试着比较其与专业照顾者共

---

[1] Bastawrous, M. Caregiver burden—A critical discussion. *International Journal of Nursing Studies*(2013), 50(3),431–441.

[2] Lynch, S. H. Looking at compassion fatigue differently: application to family caregivers. *American Journal of Health Education*(2018), 49(1),9–11.

[3] Lynch, S. H., & Lobo, M. L. Compassion fatigue in family caregivers: a Wilsonian concept analysis. *Journal of Advanced Nursing*(2012), 68(9),2125–2134.

[4] Day, J. R., & Anderson, R. A. Compassion fatigue: an application of the concept to informal caregivers of family members with dementia. *Nursing Research and Practice*(2011), ID 408024.

情疲劳之间的差异。首先，家庭照顾者与被照顾者之间的亲情关系虽然可以成为促进照顾动机和提升照顾质量的重要情感资源，但同时也成为引发照顾者共情疲劳的风险因素。相比于专业照顾关系而言，家人之间的深厚情感关系会使得照顾者更容易理解和感知被照顾者的病痛，从而提高其共情水平、提升照顾质量，但是这也会导致照顾者产生更大的共情压力，尤其是出现由于照顾不周所引发的不良照顾结果时，照顾者更容易出现自责、内疚等消极心理体验，从而更容易产生共情疲劳。其次，与专业助人者相比，非正式家庭照顾者的共情疲劳更难以缓解。Figley在共情疲劳产生过程的模型中提到，专业助人者可以通过隔离（Detachment）的方式如下班、休假等，暂时从助人环境中脱离出来，从而达到缓解共情压力的效果，进而减轻共情疲劳。但家庭照顾者与家人之间的关系是一种难以割断的情感依恋，从主观情感层面上难以使用隔离这一方式舒缓压力，因此共情疲劳的风险更大。同时从客观条件上来说，家庭照顾往往是由一个特定的家庭成员持续承担，没有太多的外来资源可以利用，昼夜不停、夜以继日的照顾劳动是融合在漫长琐碎的日常生活中的，他们可能连暂时性的喘息都难以实现，因此，隔离作为应对共情疲劳的有效方式对于家庭照顾者群体来说更是可望而不可及的。由于持续不间断地暴露在病人的痛苦之中，家庭照顾者往往更容易发展出共情疲劳症状。另外，家庭照顾者面对的照顾对象往往都是患有一些不太容易发生好转而且病程十分漫长的疾病，尽管一个家庭照顾者接触到多个病人、接触多种创伤情境的机会有限，但是针对一个病人的照顾行为往往要持续很长时间，时间的累积效应会加重家庭照顾者的共情疲劳症状。如美国老年痴呆症协会和全国护理联盟的研究报告（2004）[1]表明32％的老年痴呆患者照顾时长要超过五年，可想而知家庭照顾者将要在痛苦情境中生活多久。Perry等人（2010）[2]在对家庭照顾者共情疲劳的质性研究中就发现了两个重要现象：角色吞没（Role engulfment）和笼罩性的悲伤（Enveloping sadness），前者主要表现为自我牺牲、糟糕的自我照顾和精力耗尽；而后者主要表现为绝望、困惑、无望和悲痛的症状，这反映出家庭照顾者的劳动特点和工作环境特征与专业助人者是存在差异的，因此其共情疲劳可能也存在一定的独特性，当然这个问题还有待于将来开展更多的比

---

[1]　Alzheimer's Association and National Alliance for Caregiving. *Families Care：Alzheimer's Caregiving in the United States*（2004），Chicago，IL：Alzheimer's Association. Retrieved from http://www. alz. org/national/documents/reportfamiliescare. pdf.

[2]　Perry，B.，Dalton，J. E. & Edwards，M. Family caregivers' compassion fatigue in long term care facilities. *Nursing Older People*（2010），22(4)，26 - 31.

较研究才能给予我们一个更好的解答。但是我们从以上对于家庭照顾者共情疲劳的分析中，还是能够感受到非专业助人者与专业助人者的共情疲劳尽管可能存在一定的差异，但是从本质上来说它们却拥有一个共同的特征，即共情疲劳都是一种"关爱的代价"，不管这种关爱是源自于专业要求和职业要求，还是源自于亲情关系和血缘关系，因此对于共情疲劳概念内涵的解读和辨析都需要围绕这一特征展开。

六、研究评述

从 20 世纪 80 年代创伤后压力症状（Posttraumatic Stress Disorder，PTSD）作为一种心理障碍进入到美国心理障碍诊断手册（DSM-III）之后，大大促进了关于创伤对于人类心理影响的研究。但是当时的研究大多还是局限于创伤直接经历者的心理反应，虽然 DSM-III-R 将 PTSD 的定义进行修订后，将创伤的间接接触者也纳入了 PTSD 的目标人群，但是这方面的具体研究进展却十分缓慢。伴随着替代性创伤等概念的提出，助人者的心理健康逐渐进入人们的视野之中，并且出现了专门的术语如"共情疲劳"来命名由助人行为所带来的消极结果。因此，对于共情疲劳的研究在心理危机干预研究与创伤学研究中还都是一个方兴未艾的领域。国外的研究如果从开创者 Figley 算起也就发展了三四十年，而在我国，对于助人者心理健康状况的研究更是刚刚起步，尤其是在汶川地震发生之后人们才开始意识到除了灾难的直接经历者，救援者由于间接地经历了灾难也有可能成为受害者。回顾国内外相关研究可以发现目前该领域存在的主要问题有：

首先，对于共情疲劳概念的内涵还有待于进一步探讨。在共情疲劳相关研究的发展过程中，曾经出现过多种与之相关或类似的概念，尽管目前逐渐出现了比较统一的称呼，但是在文献搜索中还是可以发现，概念之间的交叉、替换使用现象依然非常严重。甚至有的研究虽然使用的是同样的工具，但是由于研究侧重点的不同从而导致文章会同时使用共情疲劳、二次创伤压力等不同的名称来表达研究内容。而且目前对于共情疲劳成分结构的认识还存在一定分歧，如二因素模型的二次创伤与倦怠，与三因素模型的共情满意、二次创伤和倦怠，在现有文献中出现的频率都很高，也都得到了相关的验证。但是共情疲劳不同成分之间的关系与彼此之间的内在作用机制还不清楚，如二次创伤压力与倦怠之间的关系究竟如何，共情满意到底在共情疲劳症状中起着怎样的作用，这些问题还有待于进一步的研究和探讨。

其次，对于共情疲劳发生机制的研究大多停留在理论分析的水平上。很多学者提出了相应的理论模型来解释共情疲劳是如何产生和发展的，但是相关的实证研究还是比较缺乏和薄弱的。尽管国外对于相关影响因素也开展了一些实证研究，但要么是关于人口学变量的流行病学研究，要么是对个别变量的影响作用做单独的验证研究，还不清楚各个影响因素之间的关系如何，以及这些因素导致共情疲劳的具体路径方式是什么。目前关于职业健康心理学的相关理论为解释工作压力与创伤提供了一些可借鉴的理论与框架，因此应该将不同学科的理论进行相应的整合，从而全面考察共情疲劳形成过程中的影响因素及发生机制。

第四，针对我国目前的研究现状，可以发现目前我国对于助人者心理健康的认识还停留在比较早的替代性创伤等创伤学概念上，还没有跳出创伤学研究的局限，从更为广阔的职业健康心理学的角度来关注专业助人者的职业心理健康问题。而且目前我国在该领域的研究对象也比较局限，大多集中在医护人员尤其是护士群体身上的"关爱的代价"现象，而对于心理咨询师、社会工作者、灾难救援人员等典型的专业助人工作从业者的心理健康问题关注较少，且更少从共情疲劳这个概念来考察相关问题。

第三章　共情疲劳测量工具的修订及专业助人群体的共情疲劳现状研究

一、共情疲劳测量工具的综述与评价

共情疲劳不仅会使助人者出现一些与创伤压力相似的身心失调症状，比如侵入性图像、逃避、过度警醒、情绪痛苦以及认知变形等；而且还会降低助人者的工作满意度，并损害其工作能力，影响助人行为的有效性，比如，出现共情疲劳症状的助人者可能会在专业诊断上出现对于求助者问题的误诊，制定出一些比较糟糕无效的治疗计划，以及对于求助者的工作态度发生变化。因此不管是对于助人者个体自身的身心健康来说，还是对于员工工作行为的管理和监督工作来说，都有必要在第一时间发现共情疲劳的存在，并对此采取一定的干预措施。而想要准确地鉴别共情疲劳现象，第一步就需要发展出可靠、有效、易操作的评估工具。

测量工具在某种程度上就是对于概念的操作化定义，而从共情疲劳概念涵义的发展过程来看，它与替代性创伤、二次创伤压力等概念之间存在着千丝万缕的联系，尽管他们在理论缘起、症状焦点上都存在着一定的差异，但是他们的本质涵义指的都是助人者在对服务对象提供助人行为时所带来的负面影响。因此要对共情疲劳的相关研究工具进行回顾，就必然要和其他相关概念的测量工具联系在一起。所以这样来看的话，目前有关共情疲劳的测量工具种类还是比较多的，尽管每个量表都有其不同的关注焦点，从疲劳程度、到症状表现、再到创伤对于认知图式的影响结果，分别从共情疲劳的不同方面进行评价，但每个测量工具都至少涉及了共情疲劳的某一个方面或成分。而如果从测量工具的编制目的与起源来看，现有的测量工具主要可以分为两大类型：第一，原本用于直接创伤研究的量表，因为是对于创伤相关体验的评价，因此也被用到了共情疲劳的研究之中；第二，根据创伤学的相关概念和知识,将对于直接创伤的评估转换为对于间接创伤的评估,从而修订和发展出来针对间接创伤(共情疲劳的一个重要成分)评估的工具,或者对其进行继续的发展从而成为专门研究共情疲劳的工具。Bride 等人(2007)[1]对当前的共情疲劳测量工具进行了归纳和总结,将其分为以下两大类型。

(一) 原本用于直接创伤研究的测量工具

1. 事件影响量表

早在 PTSD 症状进入 DSM-III 诊断之前,事件影响量表(IES, Impact of Event Scale)(Horowitz et al. , 1979)[2]就已经出现了,也就是说,它是关注创伤研究的早期工具。尽管一开始它的编制目的主要是用于研究遭遇丧亲事件的群体,但由于该工具的简短性以及理论基础坚实,从而被用于研究各种创伤事件对于个体的心理影响(Sundin & Horowitz, 2003)[3]。因此,尽管它不是针对于 PTSD 而设计的量表,却成为创伤学领域中最为广泛接受和应用的一个关于创伤后压力的自我报告类型的测量工具。该工具主要用来评估个体对于创伤体验产生的主观压力感受。初期,该量表只包含了两个分量表:侵入性症状与避免性症状,这样的症状划分与信息加工理论中关于人们如何控制极端生活事件的观点是一致的。侵入性症状量表包含了 7 个项目,评价的是因为压力而产生的一些无用的想法、图像、梦境、感觉波动和重复性行为;避免性症状量表包含了 8 个题目,评价的是感觉迟钝、行为压抑以及情绪麻木等症状。量表采用 4 级评分,并限定于过去一周内的表现和感受。量表总分达到 26 分则是具有临床意义的重要分界线。IES 的结构、聚合和临床效度、信度等都得到了足够的证据支持,然而由于它并没有测量到 PTSD 所包含的警觉性症状群,因此也受到了很多的批评,甚至有人提议要废除这个量表。

于是,后来的修订版 IES-R(Impact of Event Scale Revised)(Weiss, 2004)[4]就增加了警觉方面的症状反应,该分量表包含了 7 个项目,其中 6 个

① Bride, B. E. , Radey, M. , & Figley, C. Measuring Compassion Fatigue. *Clinical Social Work Journal*(2007), 35(3),155 - 163.

② Horowitz, M. J. , Wilner, N. , & Alvarez, W. Impact of Event Scale: A measure of subjective distress. *Psychomatic Medicine*(1979), 41(3),209 - 218.

③ Sundin, E. C. , & Horowitz, M. J. Horowitz's Impact of Event Scale Evaluation of 20 Years of Use. *Psychosomatic Medicine*(2003), 65(5),870 - 876.

④ Weiss, D. S. The Impact of Event Scale-Revised. In J. P. Wilson & T. M. Keane (Eds.), *Assessing Psychological Trauma and PTSD* (2004)(2nd ed. , pp. 168 - 189). New York: Guilford Press.

是关于警觉症状范围的项目,另外一个是与 DSM-III-R 对于 PTSD 诊断标准相平行的题目。研究证明 IES-R 具有较高的内在一致性、聚合效度以及判别效度。

尽管 IES 与 IES-R 都是测量直接创伤体验的工具,但是由于它评估的是个体对于压力事件的心理反应,因此也可以借助该工具来研究共情压力对于助人者的心理影响。但是要注意的是,这个工具的题目表述都是与直接创伤有关的体验,因此在利用它进行共情疲劳的评价时,要特别注意提醒被试,要以助人工作中与创伤群体的接触作为创伤来源,否则,被试有可能在无意之间评价的是与自我直接创伤相关的心理体验。因此,关于该量表使用的信效度信息都是来源于直接创伤个体的调查数据,还没有建立起该工具对于测量共情疲劳的信效度数据。

2. 创伤与依恋信念量表

创伤与依恋信念量表(Trauma and Attachment Belief Scale,TABS)(Pearlman,2003)[①]是建立在建构主义自我发展理论基础上的一个测量工具,是从创伤压力信念量表(The Traumatic Stress Institute Belief Scale,TSI)(Pearlman,1996)[②]改编而来的。这个量表关注的并不是创伤后压力的典型症状,而是创伤压力对于个体所造成的具体影响。建构主义自我发展理论是一个综合性的人格理论,它结合心理分析理论、认知行为理论、社会学习理论以及建构主义理论的相关内容,解释和描述了创伤事件的幸存者所遭受的相关经历以及可能进行的自我适应,并提供了一个框架来理解和解决创伤经历对于人际关系、个人内心、实体存在与精神存在的影响作用。该理论认为人们拥有五种基本心理需要:控制、自尊、亲密、安全和信任,每一种需要都是一种认知图式,而且每一种基本需要都会表现在指向自我和指向他人两个方向,如信任的需要既有对于自我的信任,又有对他人的信任。这些基本心理需要是人类行为的主要动机,当个体暴露于创伤事件或创伤情境之中时,某些心理需要就会遭到破坏从而影响其认知图式,进而可能影响其行为表现。比如当个体遭遇一些突发的灾难时,自我安全感出现破坏,个体就会觉得"我再也感觉不到安全了"、"是不是还会有更糟糕的事情发生";或者作为一个专门处理重大刑事案件的警察,由于经常接触这

---

① Pearlman, L. A. *Trauma and Attachment Belief Scale* (2003). Los Angeles, CA: Western Psychological Services.

② Pearlman, L. A. Psychometric review of TSI Belief Scale, revision L. In B. H. Stamm (Ed.), *Measurement of Stress, Trauma, and Adaptation* (1996) (pp. 415 – 417). Lutherville, MD: Sidran Press.

些负性事件，便可能觉得生活中的危险因素太多，从而出现指向他人安全感的破坏，于是对于身边亲朋好友的日常安危会经常出现一些无谓的担心（Varra 等，2008）[1]。在建构主义自我发展理论的基础上，创伤与依恋信念量表的目的就是评价创伤压力所带来的个体关于自我和他人的认知图式的改变。目前该量表的 84 道题目可以分为 10 个分量表：（1）自我安全感（Self-Safety）；（2）他人安全感（Other-Safety）；（3）自我信任（Self-Trust）；（4）信任他人（Other-Trust）；（5）自尊（Self-Esteem）；（6）尊重他人（Other-Esteem）；（7）自我亲密感（Self-Intimacy）；（8）对他人的亲密感（Other-Intimacy）；（9）自我控制（Self-Control）；（10）控制他人（Other-Control）。量表题目采用 6 级评分，不仅可以计算各个分量表的得分，而且还可以对分量表得分进行总加得到总量表分数。

作为 TABS 的前身，创伤性压力信念量表（TSI-BS）的整体一致性系数为 0.98，分量表的系数在 0.77 到 0.91 之间，但是也有研究发现它的分量表信度偏低，只有 0.68~0.84（Schauben & Frazier，1995）[2]。而 Jenkins 与 Baird（2002）[3]则通过聚合效度和判别效度对 TABS 量表的结构效度进行了验证，得到了较为理想的结果。

和事件影响量表（IES）一样，TABS 本意也是用来评价直接创伤事件的影响作用的，但是基于各种创伤对于人的心理影响作用机制是相似的，因此该量表也可以用来研究替代性创伤。而且对于助人者来说，长期处于共情压力之中，与服务对象要进行深入的人际互动，其认知图式也会因此而发生一些改变，那么对于共情疲劳的研究来说，该量表也成为一个可供选择的工具。

3. 世界假想量表

创伤性事件会对人的生理、情绪、认知、行为等各方面造成影响，而认知方面的变化是最为引人注意的，因为一旦人的认知方式发生改变，就会引发一系列其他问题的产生。Foa 等人（1999）[4]提出，与 PTSD 有关的两种特殊

① Varra, E. M., Pearlman, L. A., Brock, K. J. & Hodgson, S. T. Factor Analysis of the Trauma and Attachment Belief Scale: A Measure of Cognitive Schema Disruption Related to Traumatic Stress. *Journal of Psychological Trauma*(2008), 7(3),1-18.

② Schauben, L. J., & Frazier, P. A. Vicarious trauma: The effects on female counselors of working with sexual violence survivors. *Psychology of Women Quarterly*(1995), 19(1), 49-64.

③ Jenkins, S. R., & Baird, S. Secondary traumatic stress and vicarious trauma: A validational study. *Journal of Traumatic Stress*(2002), 15(5),423-432.

④ Foa, E. B., Ehlers, A., Clark, D. M., Tolin, D. F., & Orsillo, S. M. The Posttraumatic Cognitions Inventory (PTCI): Development and validation. *Psychological Assessment*(1999), 11(3),303-314.

认知方式是：(1)世界是不安全的；(2)个人是无能的。基于这两种认知方式，个人会以一种具有威胁性的方式对创伤信息进行心理加工，从而对创伤事件产生负面的评价(Ehlers & Clark，2000)①。于是越来越多的研究开始试图测量创伤人群中的认知变化，世界假设量表(The World Assumptions Scale，WAS；Janoff-Bulman，1989)②就是一种对于创伤事件发生后个人的信念与态度变化进行测量的工具。Janoff-Bulman(1992)③的破碎假设理论(Theory of shattered assumptions)中提出一个重要的概念即假设世界(Assumptive world)，它指的是"经过长期发展而形成的一种基本概念系统，它可以提供给我们一种对于自我和世界的期望，从而让我们更有效地发挥自我功能"。人类具有三种主要假设类型：第一类，对于世界的仁慈观，它包含了两个基本假设：相信这个世界是一个好的地方，即对这个客观世界的仁慈观；相信人们基本都是好心的和有同情心的，即对于人类的仁慈观。第二类是对于世界的意义观，即对于幸运与不幸之间的平衡观，这一点涉及到了三个重要原则：(1)公平观(Justice)，即相信我们会得到自己应得到的；(2)可控性(Controllability)，即人们对于发生在自己身上的事情可以采取恰当的行为去应对；(3)随机性(Randomness)，即认为大部分事情的结果都是纯粹的概率问题。这三个原则彼此之间相互包容、互不排斥，人们倾向于在一定程度上去相信这三个原则。第三类是自我价值观，包括三个维度：(1)自我价值(Self-worth)，即人们感觉自己是好心的、有道德的、正派的人；(2)自我控制感(Self-controllability)，即人们认为自己可以采取恰当的、预防的行为从而去控制事情的结果(而不管最后结果究竟会如何)；(3)幸运观(Luck)，是一种难以琢磨的自我感觉，它能让个体相信自己可以逃离坏运气。这三类假设作为个人概念体系的基础，包含了对于自己、外界以及自己与外界关系的所有抽象信念。而创伤性事件所带来的信息与人们之前拥有的假设是不一致的，因此会给个人的基本假设带来巨大挑战，使遭遇创伤的个体面临严重的认知两难问题。为了维持一定的认知平衡，他们会试图将新发生的、颠覆原来认知图式的信息整合到原来的旧假设之中，或者是对原来的假设进行修改从而使之能够适应新发生的创伤性信息。因此，创

---

① Ehlers, A., & Clark, D. M. A cognitive model of post-traumatic stress disorder. *Behavior Research and Therapy*(2000)，38(4)，319-345.

② Janoff-Bulman, R. Assumptive worlds and the stress of traumatic events：Applications of the schema construct. *Social Cognition*(1989)，7(2)，113-139.

③ Janoff-Bulman, R. *Shattered Assumptions—Towards a New Psychology of Trauma* (1992). New York：Free Press.

伤性事件有可能会粉碎人们的原有假设，从而改变人们对于世界、他人以及自我的认知方式（Ask Elklit 等，2007）[1]。而且由于创伤性事件的负面特征，往往造成受创者的自我观与世界观会比未受创者的更为负面，甚至会因为创伤事件的冲击性太强而无法重建内在世界时，个体会出现心理崩溃等更为严重的结果（苏逸人 & 陈淑惠，2013）[2]。

世界假想量表（World Assumptions Scale，WAS）就是基于以上理论基础所形成的一个包含了 32 题的自我报告型量表，用来测量创伤体验所带来的个体世界观的变化。WAS 分为三个分量表：世界仁慈观（包括人类仁慈观、世界仁慈观）、世界意义观（包括公平观、随机观与控制观）、自我价值观（包括自我价值观、运气观和自我控制观），量表采用 6 级评分，最后可以得到各个分量表分数以及总量表得分。已有研究表明 WAS 具有良好的内部一致性系数：世界仁慈信念分量表为 0.82，世界意义信念分量表为 0.74，自我价值信念分量表为 0.77，并且整个量表具有良好的因素效度和结构效度（Janoff-Bulman，1989）[3]。

作为一个关注创伤所带来的认知变化的测量工具，WAS 既可以用来测量直接创伤，同样可以用来测量替代性创伤以及二次创伤压力，因此也是研究共情疲劳的一个可用工具。

（二）在直接创伤概念基础上修订和发展出来的共情疲劳研究工具

1. 共情疲劳自我评测量表

共情疲劳自我评测量表（Compassion Fatigue Self Test，CFST）（Figley，1995）[4]是专门为了研究共情疲劳而设计的第一个测量工具，因此有关于它的不同版本也成为该领域中使用最为广泛的测量工具。最初量表的题目编制是根据临床经验发展而来的，包含了 40 道题目，分为两个分量表：共情疲劳（23 题），倦怠（17 题），被试根据指导语对各个题目进行 5 级评分，从而可以得到各分量表的得分。而且该量表还提供了两个分量表得

---

① Ask Elklit, Mark Shevlin, Zahava Solomon, Rachel Dekel. Factor Structure and Concurrent Validity of the World Assumptions Scale. *Journal of Traumatic Stress* (2007), 20(3), 291–301.

② 苏逸人, 陈淑惠. 核心假定量表：心理计量特性检验及其与创伤和创伤后压力症状之关联. 中华心理学刊(2013), 55(2), 255–275.

③ Janoff-Bulman, R. Assumptive worlds and the stress of traumatic events：Applications of the schema construct. *Social Cognition* (1989), 7(2), 113–139.

④ Figley, C. R. *Compassion Fatigue：Coping with Secondary Traumatic Stress Disorder* (1995). New York：Brunner/Mazel.

分的判断标准：(1)共情疲劳：26 分及以下为极低风险；27～30 分为低风险；31～35 分为中等风险；36～40 分为高风险；41 分及以上为极高风险。(2)倦怠分量表：36 及以下为极低风险；37～50 分为中等风险；51～75 分为高风险；76～85 分为极高风险。但是在以往公开发表的文献中并未找到该分数范围划分标准的依据所在。该量表的一致性系数为 0.86～0.94，且量表能够测量到一个反应抑郁情绪的稳定因素，并与疲劳感、幻灭感、无价值感之间存在稳定相关(Figley & Stamm，1996)[①]。该量表后来的发展主要沿着两个方向进行：第一，基于该量表的基本结构进行修订和调整，形成诸如修订版 CFS-R 和简短版 CFS-S；第二，在该量表的基础之上增设了积极导向题目，形成新的分量表——共情满意，并更名为：专业生活品质量表(the Professional Quality of Life Scale，ProQOL)。由于后一种修订方向基本上又构建出了新的理论架构，因此将在后面相关部分进行论述。

由于原先的 CFST 题目比较冗长，Gentry 等人(2002)[②]对其进行修订形成了 CFS 的修订版(CFS-R)，该版本包含 30 道题目，其中共情疲劳分量表 22 道题，倦怠分量表 8 道题，被试对题目进行 10 级评分。后来 Adams 等人(2006)[③]对其进行心理测量学特性的研究，发现该版本存在多重潜在因素，于是通过数据驱动的方法对该量表进行修改，删除了一些重叠题目之后，剩下 13 道题，形成了共情疲劳简短量表(CF-Short Scale)，并且发现了二次创伤压力和倦怠这两个关键的潜在因素，使得量表更加简短实用。其中 5 道题目测量二次创伤压力，8 道题目测量倦怠，量表得分可以显著地预测心理痛苦感，且两个维度之间存在一定的独立性。

2. 二次创伤压力量表

二次创伤压力量表(Secondary Traumatic Stress Scale，STSS)是根据 Figley 所提出的二次创伤压力的概念发展出来的，把二次创伤压力看作是

---

① Figley, C. R., & Stamm, B. H. Psychometric review of the compassion fatigue self test. In B. H. Stamm (Ed.), *Measurement of Stress，Trauma，& Adaptation* (1996). Lutherville, MD: Sidran Press.

② Gentry, J. E., Baranowsky, A. B., & Dunning, K. The Accelerated Recovery Program (ARP) for compassion fatigue. In Figley C. R. (Ed.), *Treating Compassion Fatigue* (2002)(pp. 123 - 138). New York: Brunner-Routledge.

③ Adams, R. E., Boscarino, J. A., & Figley, C. R. Compassion fatigue and psychological distress among social workers: A validation study. *American Journal of Orthopsychiatry* (2006), 76(1), 103 - 108.

一组与 PTSD 相似的综合症状(Bride et al.，2004)①。该量表测量的是因从事临床工作接触到创伤群体从而将助人者间接暴露于一定的创伤事件之中进而引发助人者所产生的三类重要症状：侵入性症状、逃避性症状和警觉性症状。该量表所包含的 17 道题目都符合 DSM-IV-TR(APA，2000)②所规定的 PTSD 症状标准，但是为了保证该量表是用来测量临床工作所遭遇的间接创伤，而不是测量被试个人的直接创伤经历，该量表在指导语的用词以及压力项目的表达方法上都进行了一定调整，量表采用 5 级评分，三个分量表分别对应于 PTSD 的 B、C、D 三类标准。

STSS 既可以计算分量表的得分，又可以通过相加形成一个总分，Bride (2007)③依据百分位数提供了一个分数解释指南：低于 50 百分位数的得分(即低于 28 分)被认为是很少或几乎没有二次创伤压力；处于 51～75 百分位(28～37 分)之间则是轻微二次创伤压力；处于 76～90 百分位数(38～43)则是中等二次创伤压力；处于 91～95 百分位数(44～48)是高度二次创伤压力；95 百分位数以上(49 以上)是严重二次创伤压力。如果要进行粗略的评判，则可以采用 38 分作为分界线，即如果某人得分≥38 分，则被认为需要采取相关措施来解决和处理二次创伤压力。

需要注意的是，STSS 是一个用来筛选是否由于间接接触创伤而引发了 PTSD 产生的工具，它与 DSM-IV-TR 的使用法则是相同的：即如果一个个体在侵扰分量表上至少认可一个项目的存在，在逃避分量表上至少认可三个项目的存在，在警觉量表上至少认可两个项目的存在，那么这个人很可能患有 PTSD。但是这个量表只可以起到一种初步筛选的作用，并不能替代临床诊断，因此要判定个体是否真的因间接创伤而患有 PTSD，还是需要进一步的全面临床面谈才能给出最后的诊断结果，也就是说该量表是不具备临床诊断功能的。但该量表的内部一致性系数，结构效度等心理测量学特性已经通过各种方法得到了一定的验证(Ting et al.，2005)④。

---

① Bride, B. E., Robinson, M. M., Yegidis, B., & Figley, C. R. Development and validation of the Secondary Traumatic Stress Scale. *Research on Social Work Practice* (2004)，14(1)，27－35.

② American Psychiatric Association. *Diagnostic and Statistical Manual of Mental Disorders*, *Text Revision* (*DSM-IV-TR*) (2000). Washington DC：AP.

③ Bride, B. E. Prevalence of secondary traumatic stress among social workers. *Social Work* (2007)，52(1)，63－70.

④ Ting, L., Jacobson, J., Sanders, S., Bride, B. E., & Harrington, D. The Secondary Traumatic Stress Scale：Confirmatory factor analyses in a national sample of mental health social workers. *Journal of Human Behavior in the Social Environment* (2005)，11(3－4)，177－194.

STSS 是一种针对间接创伤的研究工具,因此用来评估共情疲劳是比较合适的,而且 Figley 在 1995 年甚至直接表示二次创伤压力就是共情疲劳,只是采用共情疲劳这个说法来表达助人者在助人过程中所出现的负面体验时会显得更无污名感。尽管共情疲劳更强调创伤产生的共情性动机,而二次创伤压力并不一定需要有共情过程,也就是说共情疲劳更多是由于助人者想要帮助对方的动机所带来的压力造成的,而二次创伤压力的产生则只是因为多次、重复、间接性地暴露在受害者的创伤材料之中,但是很多研究都表明,遭遇 PTSD 的个体与体验到共情疲劳的个体会表现出比较一致或相似的症状和痛苦(Bride,2004)[1]。STSS 是根据 PTSD 症状群进行的题目设置,强调的是创伤信息所引发的相关症状,因此它可以用来研究和评估共情疲劳。

3. 专业生活品质量表

正如前面所说,专业生活品质量表(the Professional Quality of Life Scale, ProQOL)(Stamm, 2005)[2]是在 Figley 的 CFST 基础上发展而来的。Stamm 之所以对 CFST 进行比较大的修订主要是出于两个原因:第一,CFST 的多个版本都存在一定的心理测量学问题,比如 Jenkins 和 Baird (2002)[3]发现 CFST 的倦怠分量表与 Maslach(1996)[4]的倦怠量表(MBI)之间的相关很低,因此 CFST 的倦怠分量表可能并没有抓住倦怠的本质特征,对于倦怠维度的测量可能存在一定的问题;第二,在实践运行过程中发现,采用"专业生活品质"这种说法会让人们更倾向于关注如何寻找积极因素来避免共情疲劳所带来的消极效应,从而进一步支持和鼓励助人工作所带来的积极效应。因此 ProQOL 对原来的 CFST 进行修订,将 66 题缩减为 30 题,更好地将助人工作的消极影响区分为倦怠与二次创伤两个维度,并将共情满意作为积极因素增加到量表之中。

ProQOL 包含了三个独立分量表,三者在心理测量学意义上具有唯一性,不能与其他维度进行合并。第一个分量表是共情满意(Compassion

---

① Bride B. E. The Impact of Providing Psychosocial Services to Traumatized Populations. *Stress, Trauma, and Crisis*(2004), 7(1),29-46.

② Stamm, B. H. *The ProQOL Manual: The Professional Quality of Life Scale: Compassion Satisfaction, Burnout & Compassion Fatigue/Secondary Trauma Scales* (2005). Baltimore, MD: Sidran Press.

③ Jenkins, S. R., & Baird, S. Secondary traumatic stress and vicarious trauma: A validational study. *Journal of Traumatic Stress*(2002), 15(5),423-432.

④ Maslach, C. *The Maslach Burnout Inventory* (1996)(3rd ed.). Palo Alto, CA: Consulting Psychologists Press.

Satisfaction，CS），评估从事助人工作所带来的快乐与满足感，该分量表得分代表个体因为能够成为有效助人者而感到的满意度。第二个分量表是倦怠（Burnout，BO），指的是因为助人工作而感到的失望和困难感，分量表得分表示出现倦怠感的危险性。第三个分量表是共情疲劳/二次创伤压力（Compassion Fatigue/Secondary Traumatic Stress，CF/STS），得分表示共情疲劳或二次创伤压力的水平。量表采用 6 级评分，要求被试根据 30 天内的情况进行自我评价，其中有 5 道题目需要进行反向计分，可以计算每个分量表的得分，但分量表的分数不能合并计算为总量表分数。一般依据四分位数来作为分数判断指南，也就是说如果某个分量表得分位于 75 百分位数以上，则可以认为该个体在该分量表上得分偏高，同理，若位于 25 百分位数以下，则该分量表得分偏低。Stamm（2005）[1]采用了多特质多方法对量表的聚合效度和区分效度进行了验证，支持了该量表的判别效度，说明各分量表确实测量到了三个不同的概念结构。

（三）对各种测量工具的评价

从以上各种共情疲劳测量工具的介绍和梳理中可以发现，大多数的研究工具都是从创伤学研究的角度予以发展起来的，不论是对于直接创伤还是间接创伤的关注，但基本上都认同创伤体验会对人的生理、情绪、认知、社会关系等多方面造成影响。因此，在具体选择和使用各个工具的时候有几个需要注意的问题：

第一，注意该工具原本的测量目的是直接创伤还是间接创伤。因为共情疲劳与创伤体验之间存在密切关系，所以有关于创伤体验的测量工具从理论上来讲都可以从某种程度上评估共情疲劳。但是共情疲劳是二次创伤压力所造成的一种负面影响，因此如果工具本身是测量直接创伤症状的话，那么在用来测量共情疲劳的时候要特别提醒被试要根据工作中所接触到的间接创伤事件进行相关症状的评估。

第二，每种工具都有其侧重点，有的是关注创伤后的典型症状表现，如 IES-R 与 STSS，而有的是针对创伤所带来的认知扭曲，如 WAS，因此研究者要根据自己的研究目的与研究对象做恰当的选择。不同类型的助人职业，所面对的服务对象是不同的，遭遇到的创伤事件类型与严重程度也不相

---

① Stamm, B. H. *The ProQOL Manual*: *The Professional Quality of Life Scale*: *Compassion Satisfaction*, *Burnout* & *Compassion Fatigue/Secondary Trauma Scales* (2005). Baltimore, MD: Sidran Press.

同,因此所出现的共情疲劳的表现方式可能会存在差异,有的更多反映为生理或心理失调,有的会更多涉及到认知方式的深层改变,而不同的工具在评估时具有其不同的优势。另外,创伤体验也会有一定的发展变化过程。在不同类型的助人工作中,助人者的共情疲劳也会有不同表现和特点,比如刚刚对突发自然灾害影响的幸存者进行救援工作的医务工作者,与长时间进行心理咨询工作而未得到良好休息的咨询师相比较,他们的共情疲劳表现是不同的,需要干预和介入的重点也是不同的。对于前者来说,采用与PTSD更接近的测量工具可能会更及时准确地了解助人者在救助过程中所受到的负面影响,有助于排查由于紧急救援工作而引发 PTSD 的可能人群,而对于后者来说,更需要了解长时间高负荷、高要求的助人工作对于他的日常生活是否产生了干扰,因此 ProQOL 可能会更合适一些。

　　第三,注意各种测量工具的功能与性质问题。Bride 等人(2007)[1]认为这些有关于共情疲劳的各种测量工具的主要使用目的是筛选而非诊断,有些量表尽管给出了一定的分数判断指南,但基本上都是在尽量降低漏报的可能性,那么相应地就会提高误报的概率。也就是说可能会出现这样的情况:尽管某个个体在共情疲劳测量上的分数很高,但是事实上他并没有产生真正的共情疲劳,这样就出现了误报现象。但正如前面所说,使用这些工具的目的只是为了评估和筛选出来有可能出现共情疲劳的个体,如果想要进一步判断其是否产生了共情疲劳,以及是否因此而出现严重的创伤后压力反应症状,还是需要全面的临床检查与诊断。

　　因此,我们认为要对三种专业助人群体的共情疲劳状况进行评估和分析,专业生活品质量表可能是一个更为合适的选择。

二、共情疲劳测量工具即专业生活品质量表的修订

(一)专业生活品质量表简介

1. 专业生活品质的概念提出

专业生活品质(the Professional Quality of Life)指的是作为专业助人者所感受到的与助人工作有关的生活品质,它包含了助人工作所带来的积

---

① Bride, B. E., Radey, M., & Figley, C. Measuring Compassion Fatigue. *Clinical Social Work Journal*(2007), 35(3), 155-163.

极和消极两方面体验。该概念最初起源于对于专业助人工作所带来的消极影响的关注，由于工作性质，助人工作者经常会暴露在一定的创伤性压力源中，从而面临着产生倦怠、抑郁、或创伤后压力障碍等消极症状的危险，尽管这些负面影响的发生率可能很低，但是一旦发生，就会造成严重的影响。而且这种影响不仅仅是发生在工作者自身身上，而且还会殃及其家人好友，甚至是他们所工作的机构。这些消极的间接创伤结果在以往研究中有多种术语进行描述，比如倦怠（Burnout）、反移情（Countertransference）、共情疲劳（Compassion Fatigue, CF）、二次创伤压力（Secondary Traumatic Stress, STS）、替代性创伤（Vicarious Traumatization, VT）等。创伤学家 Figley (1995)[1]建议将共情疲劳作为最恰当的术语用来描述助人者因向受创人员提供服务而受到消极影响的现象。后来，他又在临床经验的基础上提出共情疲劳由倦怠（Burnout, BO）和二次创伤（Secondary Traumatic Stress, STS）两个维度构成，并开发了共情疲劳自我测验量表（Compassion Fatigue Self Test, CFST）对这两个维度进行测量。后来由于这个量表存在一定的心理测量学问题，并具有明显的消极趋向，Stamm（1996）[2]增加了一个正性因素：共情满意（Compassion Satisfaction），即在助人过程中助人者因为可以帮助他人而产生的感觉良好的体验，从而构成了三因素模型，在进一步修订之后并将 CFSF 量表的名字改为共情满意与疲劳测验（Compassion Satisfaction and Fatigue Test, CSFT）。19 世纪 90 年代时，Figley 和 Stamm 通过积极的合作和沟通，将该测量工具完全转交给了 Stamm，并提出了专业生活品质的概念，将新修订的量表也重新命名为专业生活品质量表（the Professional Quality of Life Scale, ProQOL）。经过近二三十年的推广和应用，该量表成为研究共情疲劳现象最为常用的工具之一，从最开始的英语版本不断发展出来芬兰语、法语、德语、希伯来语、意大利语、日语、西班牙语、克罗地亚语等，目前欧洲葡萄牙语和俄语版的翻译工作也正在进行之中。

2. 专业生活品质量表的结构和定义

专业生活品质量表包含积极和消极两个部分，积极部分为共情满意（Compassion Satisfaction, CS）；消极部分为共情疲劳（Compassion

---

[1] Figley, C. R. Compassion fatigue as secondary traumatic stress disorder: An overview. In C. R. Figley (Ed.), *Compassion Fatigue: Coping with Secondary Traumatic Stress Disorder in Those Who Treat the Traumatized* (1995)(pp. 1 - 20). New York: Brunner-Rutledge.

[2] Stamm, B. H., & Figley, C. R. *Compassion Satisfaction and Fatigue Test* (1996). Retrieved September 23, 2001 from http://www.i-su.edu/~bstamm/tests.htm.

Fatigue，CF)，它又可以分为倦怠（Burnout，BO)和二次创伤压力(Secondary Trauma Stress，STS)两个成分。

共情满意指的是在能够很好地完成助人工作的过程中所获得的满意感。比如，因为自己的工作能帮助到别人而感到高兴、有成就感，因为自己能够对工作环境甚至是更良好的社会环境作出自己的贡献而感到满意。

共情疲劳包含两个部分：倦怠和二次创伤压力。倦怠指的是枯竭、挫败、愤怒、抑郁等典型的职业倦怠症状。倦怠是工作对个体所带来的消极效应，我们可能对于倦怠都会有过非常直观明显的自身体验，但从研究角度来看，倦怠感主要指的是无望感，以及由于无法有效完成工作所带来的困难感，这些消极的感受通常都是逐渐发展起来的。产生这些感受的主要原因有：觉得自己再努力工作，也带不来什么新的变化；由于工作负担很重，感到不堪重负、难以承受；或者觉得在工作环境中难以感受到他人的支持等。二次创伤压力指的是由于在工作中间接接触到受创伤群体的极端创伤压力事件从而给工作者所带来的创伤体验，也就是由于工作创伤所带来的负面感受。要注意的是，工作创伤既有直接的，也有间接的，而二次创伤压力特指间接造成的创伤，比如因为工作本身的性质要求工作者在工作过程中需要反复倾听求助者所经历的创伤性事件从而使自己也受到了创伤事件的负面影响。二次创伤压力的消极效应主要包括恐惧、睡眠困难、侵入性画面、逃避个人创伤性经历等，因此共情疲劳的这个成分与替代性创伤之间具有很多共同特征。

Stamm(2010)[①]在量表操作手册中报告了基于1289个样本的专业生活品质量表的得分情况，及其与人口学变量的关系。结果发现除了白人与非白人在倦怠和二次创伤量表上得分有显著差异外（白人的倦怠和二次创伤水平明显要低一些），专业生活品质量表各分量表的得分在性别、年龄、收入、工作年限上均不存在差异。但是作者也提醒我们注意，尽管充足的样本量可以减少误差，但是由于样本数据来源的测量条件等变量的波动性过大，因此各个人口学变量之间可能存在一定的交互作用。

由于专业生活品质量表在中国样本人群的研究和使用中，更多是集中在医护人员，少量研究也涉及到了心理咨询师、警察、消防员等，而本研究计划将该量表应用于护士、心理咨询师和社会工作者这三类分别针对于生理、心理和社会三个层面的助人群体之中，因此，有必要对量表题目进行相应的修订，并进行信效度验证。

---

① Stamm，B. H. *The Concise ProQOL Manual* (2010)(2nd ed.). Pocatello, ID: ProQOL. org. Retrieved from https://proqol.org/uploads/ProQOLManual.pdf.

（二）修订专业生活品质量表的研究设计

1. 研究工具即专业生活品质量表原版的心理测量学信息详细介绍

专业生活品质量表(the Professional Quality of Life Scale, ProQOL)是在共情疲劳自测量表(Compassion Fatigue Self Test, CFST)(Figley, 1995)的基础上发展起来的一个研究助人工作对于工作者影响的专业工具。原来的 CFST 量表已经被广泛用于共情疲劳或二次创伤的研究,经历了一个中间版本：共情满意与疲劳测验(Compassion Satisfaction and Fatigue Test, CSFT),然后在第三次修订中形成了结构比较固定的三维度专业生活品质量表(ProQOL)。2010 年 Stamm 对量表说明又做了进一步的调整,明确将共情疲劳概念分为积极和消极两个方面。积极方面即共情满意,该分量表得分越高,则说明被试对于能够成为有效的助人者而感到十分满意;消极方面即共情疲劳,又分为两个成分：第一个部分是倦怠,指的是枯竭感、挫败感、生气和抑郁等典型的倦怠症状,得分越高,说明被试越有可能面临倦怠的风险;第二个部分是二次创伤压力,即与助人工作有关的创伤所带来的负面感受。因此 ProQOL 量表包含的这三个不同的分量表所涉及到的三个成分关系复杂,所以在实际运用中并不进行加总运算来计算量表总分,也就是说三个分量表的总分之和是没有任何意义的。每个分量表包含了 10 道题目,共 30 个题目,采用李克特 5 级计分法,要求被试根据最近一个月的感受进行自我评价,1 表示"从未有过",5 表示"总是如此",以此类推。其中第 1、4、15、17、29 题需要进行反向计分,其余条目则均为正向计分。共情满意分量表包含的题目有：3、6、12、16、18、20、22、24、27、30;倦怠分量表包含的题目有：1、4、8、10、15、17、19、21、26、29;二次创伤压力分量表包含的题目有：2、5、7、9、11、13、14、23、25、28。计分步骤包括三步：首先,对反向题目进行反向计分;其次,分别对各分量表的题目得分进行加总,得到各维度的原始分数;第三,将原始分数所对应的 Z 分数转换为平均数为 50,标准差为 10 的 T 分数,即 T＝50＋10 * (受测人的原始分－该人所在组的平均分数)/所在组的分数的标准差。

Stamm 认为该量表作为一种连续性测量,尽管不能用于诊断性目的,但是依然提供了分界标准作为评价共情疲劳问题严重性的依据。分界的标准是 75 与 25 百分位数处的 T 分数,具体情况见表 3－1。尽管这样的分界线容易犯第一类错误(Ⅰ型错误,Type Ⅰ error,即拒绝实际上成立的假设,为"弃真"的错误),也就是会因为界限的广泛性而可能将并没有严重问题的人误判为有问题,从而产生积极误差。但是这个量表作为一种筛选和计划性的工具,目的就是倾向于尽量不放过任何有可能出现共情疲劳问题的个体(因为这总比把有可能出现问题的人遗漏掉要好一些),所以作者建议在统计角度上来看最好还是使用连续分数为好。因此量表作者在量表操作手册中再三强调,本量表不是一种诊断性的量表,它的功能与 ICD(国际疾病分类,International Classification of Diseases)以及 DSM(精神疾病的诊断和统计手册,Diagnostic and Statistical Manual of Mental Disorders)的诊断功能是不一样的。比如倦怠和二次创伤压力分量表的得分表现出与抑郁的高相关,但是实际上究竟是抑郁症,还是只是一般性的抑郁情绪,这是需要进行进一步的正式诊断才能确定的。再比如二次创伤压力与 PTSD 的症状很接近(DSM-IV-TR 对于 PTSD 的 A1 型障碍的诊断标准主要也包括了害怕、无助或恐惧等反应),但是我们不能认为由于从事创伤性工作个体出现了一些与上述类似的自然反应和体验就认为该个体一定就是患了 PTSD 症。因此,ProQOL 量表在实践工作中的主要功能应该是指导助人行业的组织或个人更好地了解与平衡助人工作所带来的各种积极和消极体验。

表 3 - 1　ProQOL 操作手册提供的专业生活品质量表筛选标准

	共情满意	倦怠	二次创伤压力
低分组(25 百分位数)	44	43	43
平均数(50 百分位数)	50	50	50
高分组(75 百分位数)	57	56	56

2005 年的 ProQOL 量表操作手册(Stamm,2005)[1]中报告了根据 463 个样本所得到的该量表的各种心理测量学信息。各个分量表的得分大体上都呈现出单峰对称分布,即正态分布。各分量表的内部一致性系数分别为:共情满意分量表 $\alpha = 0.87$,倦怠分量表 $\alpha = 0.72$,二次创伤压力 $\alpha = 0.87$。尽管与原来的 CSF 相比,一致性系数有所下降(原量表三个维度的一致性系数分别为:0.87,0.90,0.87),但是考虑到新版本量表的题目数量只有原量表的一半,而短版量表的针对性增强而共线性减少,因此量表的可信性反而更高。由于测验的标准误很小,关于重测信度的数据也表明该量表在时间跨度上具有很好的一致性。

量表作者 Stamm 在 200 多篇文献回顾的基础之上进行假设性理论建

---

[1]　Stamm,B. H. *The ProQOL Manual*:*The Professional Quality of Life Scale*:*Compassion Satisfaction*,*Burnout* & *Compassion Fatigue/Secondary Trauma Scales* (2005). Baltimore,MD:Sidran Press.

构，形成了共情疲劳的三维度结构，因此该量表的建构效度是建立在200多篇文献回顾的基础之上的。量表作者Stamm采用多特质多方法模型（Multi-trait multi-method mode）对量表的聚合效度和判别效度分别作了验证，认为ProQOL确实测量到了不同的三个概念结构。

另外，与原来的CFST相比，ProQOL还明显地减少了二次创伤压力与倦怠之间的共线性，共情满意分量表得分与倦怠分量表得分之间的共同变异为5％，与二次创伤压力分量表得分之间的共同变异为2％；而由于倦怠与二次创伤压力都包含有痛苦感受（distress）的成分，两者的共同变异稍高，大概为21％，但两者还是有差别的，如二次创伤压力与恐惧感有关，而倦怠与此成分无关，因此依然应该把它们看作两个不同的独立概念。

2. 研究程序

取得原作者同意，由1名心理学专业博士和2名心理学专业硕士将ProQOL量表英文版翻译为中文，讨论分歧之处达到一致性理解，从而形成第一稿。然后由1名英语专业硕士再回译为英文，回译后由英语专业硕士和心理学专业博士对原版量表和回译版本进行比对，并参考Stamm教授在爱达荷州立大学关于ProQOL的官方网站（网址为：http://www.isu.edu/~bhstamm/index.shtml#）上提供的中文版翻译，针对本研究所涉及到的职业群体的具体工作内容，对部分项目表述进行修正和调整，从而确定预测程序中所使用的中文版本量表题目。

然后，选择预测群体进行预调查收集数据，通过项目分析、因素分析等方法，从而检验专业生活品量表的信度与效度等心理测量学特征，将通过修订并达到良好信度和效度水平的量表确立为后续研究所使用的正式调查工具。

3. 被试信息

预调查中，采用目的抽样法在某次民政系统社会工作者专业培训活动的现场选取调查对象并进行问卷发放。共发放问卷250份，回收有效问卷246份。其中男性61人（24.8％），女性185人（75.2％）；未婚131人（53.3％），已婚115人（46.7％）；学历水平专科及以下51人（20.7％），本科140人（56.9％），硕士及以上55人（22.4％）。拥有社工相关职业资格的119人（48.4％），无职业资格的127人（51.6％）。根据该被试群体所获得数据对中文版专业生活品质量表的信效度进行检验。

（三）研究结果

1. 专业生活品质量表的项目分析

因为ProQOL的三个分量表是分开计分而不能计算总分的，所以要对三个分量表分别展开项目分析。

（1）共情满意分量表的项目分析

根据共情满意分量表的总分进行高低排序，找出前 27％ 被试得分以及后 27％ 被试得分，作为临界点分数，从总样本中区分出高分组和低分组。然后对这高低两组在各题项上的平均分数采用独立样本 t 检验进行差异显著性检验，t 值即为 CR 值。如果高低两组在某题项上的平均数差异不显著，则删除该题项。另外，为了提高题项的鉴别功能，采用临界比值 CR 即 t 值大于 3 作为题目筛选依据（吴明隆，2010）[1]。然后计算各题项得分与共情满意分量表得分的相关系数，进行同质性检验，若相关系数低于 0.4，则表示该题项与整体量表的同质性不高，需要删除。

从表 3-2 中统计结果可以看出，共情满意分量表中的 10 道题项的 CR 指数都达到显著水平，也就是说高低两组在每个题项上的得分差异显著，而且 t 值均达到 3 以上。同质性检验结果也显示各题项得分与总分之间的相关系数均达到显著水平，且均在 0.4 以上，详细情况见表 3-2。因此不需要删除题项。

表 3-2　共情满意分量表的项目分析结果

	与总量表得分相关	CR	p
A3	0.709(***)	18.830	0.000
A6	0.564(***)	12.642	0.000
A12	0.712(***)	19.816	0.000
A16	0.608(***)	13.551	0.000
A18	0.719(***)	20.237	0.000
A20	0.684(***)	16.779	0.000
A22	0.659(***)	16.968	0.000
A24	0.715(***)	20.910	0.000
A27	0.449(***)	5.865	0.000
A30	0.768(***)	21.925	0.000

注：双侧检验，$* < 0.1$，$** < 0.05$，$*** < 0.01$。下同。

（2）倦怠分量表的项目分析

与共情满意分量表的项目分析方法相同，表中数据显示了倦怠分量表

---

[1]　吴明隆.问卷统计分析实务——SPSS 操作与应用(2010).重庆：重庆大学出版社.

各题项的 CR 指数均显著，且均大于 3。另外，同质性检验结果中相关系数均达到显著水平，且均在 0.4 以上，详细情况见表 3-3，因此保留所有题目。

表 3-3　倦怠分量表的项目分析结果

	与总量表得分相关	CR	p
A1	0.505(***)	10.780	0.000
A4	0.400(***)	7.710	0.000
A8	0.423(***)	8.543	0.000
A10	0.643(***)	15.454	0.000
A15	0.606(***)	15.160	0.000
A17	0.559(***)	12.594	0.000
A19	0.680(***)	15.034	0.000
A21	0.713(***)	17.722	0.000
A26	0.434(***)	8.026	0.000
A29	0.563(***)	13.590	0.000

（3）二次创伤压力分量表的项目分析

二次创伤压力分量表的项目分析结果见表 3-4，高低两组的各题项得分差异均达到显著，且 CR 指数均大于 3。各题项得分与总分的相关也均达到显著水平，相关系数都大于 0.4。因此，不需要删除题目。

表 3-4　二次创伤压力分量表的项目分析结果

	与总量表得分相关	CR	p
A2	0.522(***)	11.994	0.000
A5	0.450(***)	8.658	0.000
A7	0.549(***)	10.849	0.000
A9	0.714(***)	16.239	0.000
A11	0.687(***)	16.645	0.000
A13	0.668(***)	14.750	0.000
A14	0.698(***)	15.666	0.000
A23	0.677(***)	16.377	0.000
A25	0.660(***)	17.251	0.000
A28	0.400(***)	6.286	0.000

2. 专业生活品质量表各分量表的分数分布与信度检验

因为专业生活品质量表 ProQOL 的三个分量表是分开计分而不能计算总分的,所以要对三个分量表分别展开信度检验。本研究结果表明,ProQOL 的三个分量表的分数分布大体符合正态分布。在可靠性分析中,检验各分量表的 Cronbach's α 信度系数,且 α 系数越高,问卷的内部一致性信度越好,即信度越高。参考 Kline(1998)[①]的评价标准,α 大于 0.50 视为可接受,0.70 为适中,0.80 为很好,大于 0.90 为优秀。一般来说,一份总量表的信度系数最好在 0.8 以上,如果是分量表,其信度系数最好在 0.7 以上。表 3-5 中数据表明,三个分量表的内部一致性系数 α 分别为:0.789,0.729,0.799,分半信度分别为:0.750,0.718,0.750,因为这里检验的都是各分量表的内部一致性,所以所有结果均大于可接受水平 0.7,表明三个分量表具有良好的信度。

表 3-5　各分量表的平均数、标准差及 α 系数

	题项数	平均数	标准差	偏度 (Skewness)	峰度 (Kurtosis)	α	分半信度
共情满意	10	35.2398	6.30155	.227	.964	0.789	0.750
倦怠	10	24.7114	4.96293	−.064	−.288	0.729	0.718
二次创伤	10	24.1585	5.65426	.119	.249	0.799	0.750

3. 专业生活品质量表的验证性因素分析

对 ProQOL 量表的三维结构模型进行验证性因素分析,以验证量表的结构效度,根据 AMOS 提供的修正指标对模型进行调整,从而得到修正后的三维度结构模型,该模型的拟合指标见表 3-6 所示。

表 3-6　ProQOL 验证性因素分析的拟合度指数

χ^2	df	χ^2/df	RMSEA	GFI	CFI	TLI	IFI
6.6.896	377	1.610	0.050	0.900	0.913	0.900	0.915

对于结构方程模型的拟合度指数,比较广泛采用的指标是 χ^2/df、GFI、AGFI、RMR、NFI、NNFI、CFI、IFI 等。参考一些专家所建议的有关判断标

---

① Kline, R. B. *Principles and Practices of Structural Equation Modeling* (1998). New York: Guilford.

准的建议[1][2][3][4]，拟合度比较好的模型应该具有以下特征：(1)适当的解答(proper solution)，包括迭代收敛，各估计参数值合理；(2)较小的 χ^2/df 值和 RMSEA 值，如 $\chi^2/df \leqslant 5$、RMSEA<0.08；(3)较高的 GFI、AGFI、NNFI、CFI 值，如 GFI$\geqslant 0.85$、CFI$\geqslant 0.80$ 等。

根据结构方程模型的主要指标要求，对表 3-6 中的数据进行如下说明：χ^2/df 用来评价整体拟合优度，当 χ^2/df 接近 2，则认为模型的拟合性是比较好的，$\chi^2/df > 3$，表明拟合不太好。该模型中，χ^2/df 为 1.610，说明模型拟合度较好。RMSEA(近似误差均方根)小于 0.08 为可接受模型，越小越好，本研究的 RMSEA 值为 0.050，达到了小于 0.08 的标准。GFI、CFI、TLI、IFI 等各个拟合指数，在 0~1 之间，越接近 1 越好，本研究的各拟合指数均大于 0.90，因此本研究认为该模型也属于可接受水平，说明量表具有较好的结构效度。具体模型结果见图 3-1。

4. 专业生活品质量表三成分之间的相关分析

专业生活品质量表的三个维度之间的相关情况见表 3-7。

首先，共情满意与倦怠之间存在显著负相关，$r = -0.653$，$p < 0.01$；与二次创伤压力之间也存在显著负相关，$r = -0.152$，$p < 0.05$。也就是说当共情满意水平越高，倦怠水平越低，二次创伤压力也越低，即共情疲劳与共情满意之间是一种此消彼长的关系。其次，倦怠与二次创伤压力之间存在显著正相关，$r = 0.578$，$p < 0.05$，即倦怠和二次创伤压力更容易同时出现在同一个个体身上。

然后进行偏相关系数分析，与表 3-7 中的相关系数进行对比分析。结果发现当以共情满意为控制变量，倦怠与二次创伤之间的偏相关为 0.641 ($p < 0.01$)，与原来的 0.578 相比，相关程度变强；当以倦怠为控制变量，共情满意与二次创伤之间的偏相关为 0.366($p < 0.05$)，与原来的 -0.152 相比，不仅相关程度变强，而且方向发生改变，因此共情满意与二次创伤之间的关系相当复杂；当以二次创伤压力为控制变量，共情满意与倦怠的偏相关系数为 -0.701($p < 0.01$)，与原来的 -0.653 相比，负向相关程度变强。

---

① 杨东，张进辅，黄希庭. 青少年学生疏离感的理论构建及量表编制. 心理学报(2004)，34(4)，407—413.

② 张卫东. 应对量表(COPE)测评维度结构研究. 心理学报(2001)，33(1)，55—62.

③ Anderson, J. C., & Gerbing, D. W. The effect of sampling error on convergence, improper solutions, and goodness-of-fit indices for maximum likelihood confirmatory factor analysis. *Psychometrika*(1984)，49(2)，155-173.

④ Cole, D. A. Utility of confirmatory factor analysis in test validation research. *Journal of Consulting and Clinical Psychology*(1987)，55(4)，584-594.

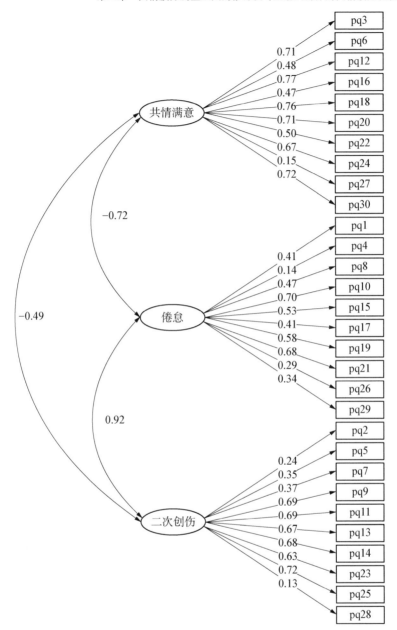

图 3-1　ProQOL 的验证性因素分析结构模型

表 3-7　**ProQOL 三个分量表得分的相关分析**

	共情满意	倦怠	二次创伤压力
共情满意	1		
倦怠	−0.653***	1	
二次创伤压力	−0.152**	0.578**	1

三、三类专业助人群体的共情疲劳现状分析

(一) 我国不同类型专业助人群体的共情疲劳研究现状

共情疲劳在我国的研究中尚处于起步阶段，所涉及到的专业助人群体相对来说比较有限，其中医护人员的研究最多，另外，还有少量的研究是关于警察、狱警、消防员、心理咨询师等助人群体。

1. 医护人员的共情疲劳现状

从文献分析来看，国内大多数共情疲劳实证研究的研究对象都是围绕不同类型的医护人员展开的，因为当研究数量有了一定保障后，就能够不断细化到各种不同科室和岗位之上，如急诊室、ICU、儿科、肿瘤科、精神科、临终关怀病房等，不同科室岗位特征不同，其共情疲劳的状况也存在一定的差异。其中急诊急救、ICU 和肿瘤科等具有高强度职业压力且经常面临危急危重工作情境的科室成为共情疲劳的重灾区。如魏华等人（2015）[1]的研究发现院前急救护士群体由于经常面临车祸、创伤急救和濒死病人抢救等灾难性场景，容易引发间接性创伤，长期接触造成的累积效应容易促发和加重共情疲劳，其共情疲劳阳性检出率高达 29.9%。密集照护危重症患者的 ICU 护士一方面会因为长期目睹病痛折磨，大多人都会处于中度或重度共情疲劳状态（李珊，李陶幸子，2020）[2]，另一方面会因为重症病人的康复概率低，相关的付出得不到相应的肯定和认可，其共情满意水平也非常低（王娜等，2019）[3]。由于肿瘤疾病的特殊性质，肿瘤科护士也是共情疲劳的高发群体，相关实证研究显示，目前肿瘤科护士的共情疲劳水平总体上处于中度水平（谢莹莹等，2018）[4]，比普通临床护士的情况严重。

在医护人员共情疲劳的研究中，医生相对于护士来说是一个关注较少

① 魏华,董越娟,邹涛,王永革.安阳市院前急救护士共情疲劳感现状调查分析.齐鲁护理杂志(2015),21(21),44—45.

② 李珊,李陶幸子.ICU 护士共情疲劳与社会支持及职业认同的相关性研究.护理与康复(2020),19(03),77—80.

③ 王娜,李龙倜,徐圣康,王文杰,詹艳,姚虹.ICU 护士共情疲劳与职业认同的相关性研究.湖北医药学院学报(2019),38(02),167—169.

④ 谢莹莹,曹姗姗,王艾红,秦晶,尹安春.肿瘤内科护士共情疲劳与人格特征的相关性研究.护理学报(2018),25(21),1—4.

的群体,李莹(2019)①的文献计量分析结果显示,以医生和护士为研究对象的中文文献比例达到1∶16.5,但随着医患矛盾的紧张和医院工作场所的暴力事件频发,医生面临的职业风险与日俱增,因此,医生群体的共情疲劳研究有待进一步加强。赵静波等人(2017、2018)②③④以及尹绍雅等人(2016)⑤⑥对临床医生的共情疲劳展开了一系列研究,结果显示我国临床医生的共情满意处于较高水平,这说明医生在从业过程中对于病人提供帮助,并相信自己的职业可以改变患者,因此比较容易获得满足感和成就感;共情疲劳主要表现为疲劳症状,而二次创伤的症状比较轻。

2. 警察、消防员等相关助人群体的共情疲劳现状

作为一类特殊的助人群体,警察、消防员所肩负的职业使命使得他们的工作内容兼具强制性和救助性,不管是打击犯罪、危难救助,还是火灾等灾难救援,这类职业都具有任务重、压力大、风险高等特点。杨眉(2019)⑦对西南某市的民警进行研究,发现民警的共情疲劳、职业倦怠和二次创伤均属于较低水平。陈增鹏等人(2016)⑧则对狱警这个特殊的警察群体展开研究,结果显示其共情疲劳处于中等水平,三年以下警龄的狱警二次创伤程度最高。叶丽青(2018)⑨的研究结果显示,消防员整体上的共情疲劳水平较低,其中有9.2%的被试属于共情满意低、倦怠高、二次创伤高这种极端消极的情况,所占比例不大,但消防员群体中依然存在一定的共情疲劳情况,倦怠分量表的高分组占到总体被试的30.6%,而二次创伤高分组占到24.9%。

---

① 李莹,付岩,张淼,刘彩.医务人员共情疲劳与职业倦怠相关研究中英文文献计量学分析.中国职业医学(2019),(03),371—375.

② 赵静波,马幸会,侯艳飞,尹绍雅.临床医生正念与共情疲劳的关系.广东医学(2017),38(21),3323—3326+3332.

③ 赵静波,梁舜薇,侯艳飞,尹绍雅.临床医生共情疲劳与创伤后应激障碍的关系.广东医学(2017),38(24),3841—3844.

④ 赵静波,陈熔宁,尹绍雅,赵久波.临床医生情绪调节效能感:在共情疲劳与抑郁间的中介效应研究.现代预防医学(2018),45(03),476—479.

⑤ 尹绍雅,赵静波,赵久波,刘勉,曾海萍,刘县兰.领悟社会支持在临床医生工作压力与共情疲劳间的中介作用.中华行为医学与脑科学杂志(2016),25(05),452—455.

⑥ 尹绍雅,赵静波,陈熔宁.临床医生共情疲劳现况及其影响因素分析.中国全科医学(2016)19,(02),206—209.

⑦ 杨眉.西南某市民警共情疲劳与自我复原力调查.职业与健康(2019),35(18),2512—2515.

⑧ 陈增鹏,梁晖烂,罗京滨.广东省狱警共情疲劳与幸福感的调查分析.中国健康心理学杂志(2016),24(3),371—374+321.

⑨ 叶丽青.消防员的自尊、工作压力对共情疲劳的影响(硕士论文)(2018).华东师范大学.

3. 心理咨询师的共情疲劳现状

作为一种需要付出大量情感资源、经常接触各种负面情绪和负面事件的职业,心理咨询师常被称为"心理垃圾桶",工作过程中深度的情感卷入很容易让咨询师感受到倦怠和疲劳,因此心理咨询师的共情疲劳现象同样十分显著。遗憾的是,目前对于这个群体的相关实证研究非常少,仅有几篇硕士论文就这一群体的共情疲劳进行了探讨(张超凡,2020;曹智雨,2015;杜柯萱,2016)[1][2][3]。比较一致的研究结论是,我国心理咨询师的共情疲劳、职业倦怠、二次创伤基本处于中等偏下的水平,普遍存在共情疲劳问题。

4. 研究启示

从以上几种主要的助人群体共情疲劳研究现状来看,共情疲劳是一个普遍存在于各种类型专业助人群体的职业心理健康问题,但是与国外的研究范围相比,我国对于共情疲劳的研究所涉及到的群体相对来说比较有限,有待于进一步扩展其研究范围。因此本研究将扩展共情疲劳的研究对象,对护士、心理咨询师和社会工作者这三种分别在生理、心理和社会层面进行助人工作的从业者展开研究,一方面评估并比较不同职业之间的共情疲劳差异,另一方面从整体上探讨相关人口学变量对于共情疲劳的影响作用。

(二) 研究设计

1. 调查方式

正式调查的问卷发放方式主要有两种:第一,通过邮寄方式向目标群体发放和回收纸质问卷,然后对问卷进行检查核对和编码,使用 SPSS 软件将有效问卷进行数据录入;第二,通过网络方式(问卷星网站)向目标群体发送和回收网络版问卷与数据,直接导出 SPSS 数据库原始数据。

2. 研究工具

采用修订之后的专业生活品质量表作为研究工具,对目标人群的共情疲劳进行测量,并在调查问卷中设置性别、婚姻状况、学历等人口学变量的题目进行相关信息的收集。

---

① 张超凡.心理咨询师核心自我评价量表的编制及其与共情疲劳的关系研究(硕士论文)(2020).河北师范大学.

② 曹智雨.心理咨询师共情疲劳与工作卷入、自我复原力关系研究(硕士论文)(2015).河南大学.

③ 杜柯萱.心理咨询师自悯、应对方式与共情疲劳的关系研究(硕士论文)(2016).河北师范大学.

3. 被试情况

正式调查中采用判断抽样法,对护士、社会工作者以及心理咨询师三个职业进行抽样。其中,护士样本来自河南某高校护理学院的实习生,均具有一年左右的实习经验且正在实习过程之中,即正在从事实际的护理工作。社会工作者由两大部分构成,第一部分是来自专业社会工作机构的一线社会工作者(专业社工),第二部分是民政系统内从事社会工作相关工作的工作人员(行政社工)。心理咨询师群体主要来自河南多所高校从事心理咨询工作的教师以及上海多所中小学的心理咨询教师。

最终获得有效样本 418 个,其中社会工作者 188 名(有效百分比 45.0%),心理咨询师 134 名(有效百分比 32.0%),实习护士 96 名(有效百分比 23%);男性 79 名(有效百分比 18.9%),女性 339 名(有效百分比 81.1%);未婚者 255 名(有效百分比 62.7%),已婚者 152 名(有效百分比 37.3%),其中缺失信息者 11 人;大专及以下学历者 85 人(有效百分比 20.3%),本科学历者 240 名(有效百分比 57.4%),硕士及以上学历者 93 名(有效百分比 22.3%)。关于有无获得相关职业资格的变量,因为实习护士群体还是在校学生,该职业样本均未取得职业资格;对于心理咨询师群体主要是调查其是否取得国家或相关机构的心理咨询师资格认证;对于社会工作者群体,由于其工作性质以及所在机构在实践工作中也将心理咨询师资格证作为职业资格认证的一个标准,因此该群体有无职业资格的判断标准是:若获取社会工作师职业资格认证或心理咨询师职业资格其中一个即可认定其拥有职业资格。这样的话,总样本中有相关职业资格的有 185 人(有效百分比 52.1%),无相关职业资格的有 170 人(有效百分比 47.9%),缺失信息者 63 人。自我报告近一个月内接触过严重案例的有 190 名(有效百分比 49.0%),未接触的有 198 名(有效百分比 51.0%),缺失信息者 30 人。样本的具体分布情况见表 3-8。

表 3-8 样本分布情况

	相关人口学变量	频次	有效百分比(%)
职业类型 (N=418)	社会工作者	188	45.0
	心理咨询师	134	32.0
	实习护士	96	23.0
性别 (N=418)	男	79	18.9
	女	339	81.1

	相关人口学变量	频次	有效百分比（%）
婚姻状况 （N＝407）	未婚	255	62.7
	已婚	152	37.3
学历 （N＝418）	大专及以下	85	20.3
	本科	240	57.4
	硕士及以上	93	22.3
有无相关职业资格 （N＝355）	有	185	52.1
	无	170	47.9
近一个月有无接触 严重案例（N＝388）	有	190	49.0
	无	198	51.0

（三）三类专业助人群体的共情疲劳现状

1. 样本整体的描述统计结果

对 ProQOL 的三个分量表进行描述性统计，结果见表 3 - 9。共情满意分量表得分均值为 34.88（SD＝6.00），倦怠分量表得分均值为 24.90（SD＝5.040），二次创伤压力分量表得分均值为 24.22（SD＝5.52）。

表 3 - 9 ProQOL 的描述性统计结果

		N	平均数	中数	众数	SD	Skewness	Kurtosis	α
共情满意	本研究结果	418	34.88	35	39	6.00	.003	−.074	0.877
	Stamm（2005）	365	37	38	39	7.30	−0.88	1.77	0.87
倦怠	本研究结果	418	24.90	25	28	5.04	−.060	−.167	0.739
	Stamm（2005）	365	22	22	21	6.80	0.07	−0.35	0.72
二次创伤	本研究结果	418	24.22	24	25	5.52	.241	.774	0.799
	Stamm（2005）	365	13	12	15	6.3	0.66	0.43	0.87

2. 临界值的界定

根据量表操作手册的说明，在计算出来原始分数之后，还应将原始分数转化为以 50 为平均数，10 为标准差的 T 分数。本研究中样本的量表得分 T 分数临界标准情况见表 3 - 10。根据本研究分量表的 T 分数计算其

25％,75％两个百分位数,与 Stamm(2010)[①]给出的标准进行对比,发现两者的 25 和 75 百分位数所对应的 T 分数结果相差不大。因此,可以采用2010 年版的操作手册所提供的 T 分数临界值对本研究中调查样本的共情疲劳水平进行分析,对本研究中的样本进行高低分组。

表 3 - 10　ProQOL 的 T 分数临界标准

	N	M	SD		低分组(25％)	高分组(75％)
共情满意	418	50.00	10.00	本研究标准	43.54	56.87
				Stamm(2010)	44	57
倦怠	418	50.00	10.00	本研究标准	44.24	56.14
				Stamm(2010)	43	56
二次创伤	418	50.00	10.00	本研究标准	44.17	55.05
				Stamm(2010)	42	56

高低分组结果见表 3 - 11,结果显示,在共情满意分量表上高分组有83 人(19.9％),低分组有 123 人(29.4％);在倦怠分量表上的高分组有139 人(33.3％),低分组 103 人(24.6％);在二次创伤压力分量表上的高分组有 97 人(23.2％),低分组 73(17.5％)。与 25％的比例相比较,可以发现本研究样本中共情满意的高分组人数比例偏少,低分组比例偏多。而倦怠高分组人数比例偏多,高于 25％。二次创伤的高分组人数基本接近 25％。

表 3 - 11　三个分量表高、中、低分组的人数分布情况

	低分组		中间组		高分组	
	频次	％	频次	％	频次	％
共情满意	123	29.42	212	50.72	83	19.86
倦怠	103	24.64	176	42.11	139	33.25
二次创伤压力	73	17.46	248	59.33	97	23.21

3. 三类专业助人群体共情疲劳水平的高中低分组情况

进一步分析不同职业类型在三个分量表的高中低三组的分布情况。

---

① Stamm, B. H. *The Concise ProQOL Manual* (2nd ed. (2010)). Pocatello, ID: ProQOL. org. Retrieved from https://proqol. org/uploads/ProQOLManual. pdf.

首先分析共情满意分量表的得分情况。表 3-12 中的结果显示：根据 T 分数的分类标准来看，28.72％的社会工作者的共情满意量表得分的 T 分数低于 44，心理咨询师群体只有 18.66％样本的 T 分数低于 44，实习护士则有 45.83％的人得分偏低落在了低共情满意组，约有 9％的高共情满意人员，也就是说，大多数实习护士的共情满意状况都不好，并没有从工作中体验到一定的成就感和满足感。

表 3-12　三种职业在共情满意分量表高、中、低分组上的人数分布情况

	社会工作者 频次（％）	心理咨询师 频次（％）	实习护士 频次（％）	总计
低分组	54(28.72％)	25(18.66％)	44(45.83％)	123
中间组	92(48.94％)	77(57.46％)	43(44.79％)	212
高分组	42(22.34％)	32(23.88％)	9(9.38％)	83
总计	188	134	96	418

其次，分析三种职业人群在倦怠分量表上的得分情况。表 3-13 的结果显示：在倦怠量表得分上，36.17％的社会工作者的倦怠 T 分数高于 56，落在了高倦怠组；心理咨询师则只有 11.94％超过了高分组的界限；而实习护士中则有超过一半的人（57.29％）都出现了高倦怠的危险。也就是说社会工作者与实习护士的倦怠状况要比心理咨询师普遍严重一些。

表 3-13　三种职业在倦怠分量表高、中、低分组上的人数分布情况

	社会工作者 频次（％）	心理咨询师 频次（％）	实习护士 频次（％）	总计
低分组	37(19.68％)	63(47.01％)	3(3.13％)	103
中间组	83(44.15％)	55(41.04％)	38(39.58％)	176
高分组	68(36.17％)	16(11.94％)	55(57.29％)	139
总计	188	134	96	418

最后，分析三种职业人群在二次创伤压力分量表上的得分情况，表 3-14 中结果显示，在二次创伤压力得分分组中，22.30％的社会工作者受到了较高的工作创伤影响，9.70％的心理咨询师二次创伤压力较高，而实习护士的 43.75％都遭受到了较高的工作创伤影响，这个群体受到工作创伤的人数比例最高。

表 3-14　三种职业在二次创伤压力分量表高、中、低分组上的人数分布情况

	社会工作者 频次(%)	心理咨询师 频次(%)	实习护士 频次(%)	总计
低分组	22(11.70%)	46(34.33%)	5(5.21%)	73
中间组	124(67.55%)	75(55.97%)	49(51.04%)	248
高分组	42(22.30%)	13(9.70%)	42(43.75%)	97
总计	188	134	96	418

4. 三种专业助人者的共情疲劳阳性筛选结果

从 Stamm 所编写的专业生活品质表简明操作手册中,可以找到专门有一部分解释此量表三个维度不同水平得分的组合情况,从其说明的文字中可以看出只有高共情满意与中到低水平的倦怠与二次创伤的组合这一种情况被看作是积极的结果,而当倦怠或二次创伤压力任何一个维度出现高水平,则都是极具风险的情况;同时,共情满意作为助人者的积极能量与内在资源,可以反映助人者积极的心理状态,当共情满意水平过低时,则会使个体缺乏积极资源应对工作压力,从而也会产生共情疲劳,因此,共情满意水平过低也可以作为评估共情疲劳风险的重要指标。再加上使用该量表最主要是为了更大程度上排查共情疲劳风险,警醒相关个体和组织重视共情疲劳现象,因此宁可承担误报风险,也不愿遗漏一个正在面临共情疲劳风险的个体。本研究将共情疲劳阳性的筛选标准确定为:共情满意 T 分数低于25%临界线、倦怠 T 分数高于75%临界线、或者二次创伤 T 分数高于75%临界线,满足其中任意一项者则可以被筛选为共情疲劳阳性,其他情况则为共情疲劳阴性。该量表在实际应用之中也有类似的做法(赵静波等,2017)[①]。

根据以上标准对 418 个样本的专业生活品质表三个维度的得分进行分析,共情疲劳阳性筛选的总体结果与职业类型分布见表 3-15。结果发现整体上本次调查对象中有 29.43%呈现共情疲劳阳性症状,其中实习护士群体的共情疲劳阳性比率最高,一半多的实习护士都可能面临共情疲劳风险,其次是社会工作者,心理咨询师阳性比率最低。

---

① 赵静波,梁舜薇,侯艳飞,尹绍雅.临床医生共情疲劳与创伤后应激障碍的关系.广东医学(2017),38(24),3841—3844.

表 3-15　共情疲劳阳性筛选结果

	社会工作者 频次（%）	心理咨询师 频次（%）	实习护士 频次（%）	总计
共情疲劳阴性	131（69.68%）	118（88.06%）	46（47.92%）	295（70.57%）
共情疲劳阳性	57（30.32%）	16（11.94%）	50（52.08%）	123（29.43%）

5. 人口学变量对于专业助人者专业生活品质的影响分析

（1）不同职业类型的专业生活品质状况分析

通过单因素方差分析（ANOVA），分别对三种职业类型的 ProQOL 三个分量表得分进行平均数差异检验，结果见表 3-16。

表 3-16　专业生活品质的职业类型差异分析

N=418	社会工作者 （N=188）		心理咨询师 （N=134）		实习护士 （N=96）		F	多重比较
	M	SD	M	SD	M	SD		
共情满意	35.09	6.14	36.32	5.32	32.44	5.95	12.59***	社工、心理咨询师>实习护士
倦怠	25.70	5.05	21.97	4.50	27.43	3.64	44.86***	实习护士>社工>心理咨询师
二次创伤压力	24.62	5.16	21.41	4.85	27.33	5.20	39.25***	实习护士>社工>心理咨询师

结果表明：（1）在共情满意分量表上，社会工作者的平均得分为 35.09，心理咨询师平均得分为 36.32，实习护士平均得分为 32.44，方差分析结果 $F=12.59$，$p<0.01$，三组平均数差异达到显著。经多重检验后发现社会工作者与心理咨询师的共情满意水平要高于实习护士，而这两者之间没有显著差异。（2）在倦怠分量表上，社会工作者的平均得分为 25.70，心理咨询师的平均得分为 21.97，实习护士的平均得分为 27.43，方差分析结果 $F=44.86$，$p<0.01$，三组平均数差异达到显著。多重检验结果表明实习护士的倦怠水平最高，其次是社会工作者，倦怠水平最低的是心理咨询师。（3）二次创伤压力分量表上，社会工作者的平均得分为 24.62，心理咨询师的平均得分为 21.41，实习护士的平均得分为 27.33，方差分析结果 $F=39.25$，$p<0.01$，三组平均数差异达到显著。多重检验结果显示实习护士的二次创伤压力水平最高，其次是社会工作者，而心理咨询师的二次创伤压力水平最低。

（2）不同性别的专业生活品质状况分析

通过独立样本 t 检验，对 ProQOL 三个分量表得分的性别差异进行检验，结果见表 3-17。

表 3-17　专业生活品质的性别差异分析

N=418	男		女		t	p
	M	SD	M	SD		
共情满意	34.67	6.27	34.92	5.95	−.336	.737
倦怠	25.84	4.97	24.68	5.04	1.833*	.068
二次创伤压力	24.44	5.59	24.16	5.51	.407	.684

结果表明，（1）共情满意分量表上，男性的平均得分为 34.67，女性的平均得分为 34.92，平均数差异显著检验结果为：$t=-0.336, p>0.05$，女性略高于男性，但未达到显著水平，即共情满意维度不存在性别差异。（2）倦怠分量表上，男性平均得分为 25.84，女性平均得分为 24.68，平均数差异显著检验结果为 $t=1.833, p=0.068<0.1$，因此男性的倦怠水平会略高于女性。（3）二次创伤压力分量表上，男性平均得分为 24.44，女性平均得分为 24.16，男性高于女性，平均数差异显著检验结果为 $t=0.407, p>0.05$，未达到显著水平，即二次创伤压力的性别差异不显著。

（3）不同学历水平的专业生活品质现状分析

采用单因素方差分析，对不同学历在三个分量表上的得分进行比较分析。

表 3-18　专业生活品质的学历差异分析

	专科及以下 (N=188)		本科 (N=134)		硕士及以上 (N=96)		F	多重比较
	M	SD	M	SD	M	SD		
共情满意	34.41	5.79	34.70	6.25	35.74	5.50	1.322	无差异
倦怠	25.62	4.27	25.20	5.18	23.48	5.10	5.053***	专科、本科>硕士及以上
二次创伤压力	25.89	4.83	24.30	5.66	22.45	5.25	9.057***	专科>本科>硕士

表 3-18 中结果表明，（1）共情满意分量表中，专科及以下学历者平均得分为 34.41，本科学历者得分为 34.70，硕士及以上学历者得分为 35.74，

方差分析结果 $F=1.322$，$p>0.05$，未达到显著水平，即共情满意维度得分在学历上不存在显著差异。(2)倦怠分量表中，专科及以下学历者平均得分为25.62，本科学历者平均得分为25.20，硕士及以上学历者平均得分为23.48，方差分析结果 $F=5.053$，$p<0.01$，三组的平均数差异达到显著水平，多重分析结果表明专科及以下学历者与本科学历者之间不存在显著差异，而这两者的倦怠水平显著高于硕士及以上学历者。(3)二次创伤压力水平分量表中，专科及以下学历者平均得分为25.89，本科学历者平均得分为24.30，而硕士及以上学历者的平均得分为22.45，方差分析结果 $F=9.057$，$p<0.01$，多重检验结果表明，专科及以下学历者的二次创伤压力水平高于本科学历者，而这两类的二次创伤压力水平又都显著高于硕士及以上学历者，也就是随着学历水平的增加，二次创伤压力的水平不断下降。

(4)不同婚姻状况的专业生活品质现状分析

对三个分量表在已婚组与未婚组上的平均得分进行差异性检验，结果见表3-19。

表3-19　专业生活品质的婚姻状况类型差异分析

	未婚(N=255)		已婚(N=152)		t	p
	平均数	标准差	平均数	标准差		
共情满意	34.20	6.201	36.00	5.58	−2.937***	.003
倦怠	25.91	4.93	23.35	4.88	5.088***	.000
二次创伤	25.43	5.59	22.25	4.92	5.797***	.000

结果表明，(1)共情满意分量表中，未婚者的平均得分为34.20，已婚者的平均得分为36.00，独立样本 t 检验的结果显示 $t=-2.937$，$p<0.01$，两组达到显著性差异，已婚者的共情满意高于未婚者；(2)倦怠分量表中，未婚者平均得分为25.91，已婚者的平均得分为23.55，独立样本 t 检验结果显示 $t=5.088$，$p<0.01$ 两组平均数差异达到显著水平，未婚者的倦怠水平显著高于已婚者；(3)二次创伤压力分量表中，未婚者平均得分为25.43，已婚者平均得分为22.25，独立样本 t 检验结果显示 $t=5.797$，$p<0.01$，两组平均数差异达到显著水平，未婚者遭受的二次创伤压力显著高于已婚者。

(5)有无职业资格者的专业生活品质现状分析

根据职业类型的具体情况和要求，将样本分为有相关职业资格和无相关职业资格两个群体，对其在三个分量表上的平均数差异显著性进行检验。

表 3－20　有无职业资格者的专业生活品质差异分析

（N＝355）	有		无		t	p
	平均数	标准差	平均数	标准差		
共情满意	35.09	5.70	33.74	6.16	2.144**	.033
倦怠	25.12	4.88	25.84	4.74	－1.398	.163
二次创伤压力	23.91	5.01	25.35	5.79	－2.495**	.013

表 3－20 中结果表明，(1)在共情满意分量表中，有相关职业资格者平均得分为 35.09，无相关职业资格者平均得分为 33.74，独立样本 t 检验结果为 $t=2.144$，$p<0.05$，即两组平均数差异显著，有相关职业资格者的共情满意水平要显著高于无相关职业资格者。(2)在倦怠分量表中，有相关职业资格者平均得分为 25.12，无相关职业资格者平均得分为 25.84，独立样本 t 检验结果为 $t=-1.398$，$p>0.05$，未达到显著水平，即两组在倦怠水平上不存在显著差异。(3)在二次创伤压力水平量表上，有相关职业资格者的平均得分为 23.91，无相关职业资格者的平均得分为 25.35，独立样本 t 检验结果为 $t=-2.495$，$p<0.05$，两组平均数存在显著差异，无相关职业资格者的二次创伤压力水平要高于有相关职业资格者。

（6）近一个月有无接触严重案例者的专业生活品质现状分析

根据自我报告近一个月有无接触严重性案例将样本分成接触组与未接触组，对两组在三个分量表上的得分平均数进行独立样本 t 检验，结果见表 3－21。

表 3－21　近一个月有无接触严重案例者的专业生活品质差异分析

	接触组（N＝190）		未接触组（N＝198）		t	p
	平均数	标准差	平均数	标准差		
共情满意	35.48	5.86	34.26	6.04	2.011**	.045
倦怠	24.54	5.14	25.10	4.97	－1.089	.277
二次创伤	23.83	5.23	24.37	5.60	－.976	.330

结果表明，(1)共情满意分量表中，接触组的平均得分为 35.48，未接触组的平均得分为 34.26，平均数差异检验 $t=2.011$，$p<0.05$，即两组平均数差异显著，近期接触过严重案例者的共情满意水平要高于未接触者。(2)倦怠分量表中，接触组的平均得分为 24.54，未接触组的平均得分为 25.10，平均数差异检验 $t=-1.089$，$p>0.05$，两者差异未达到显著水平。(3)二次

创伤压力分量表中,接触组的平均得分为 23.83,未接触组的平均得分为 24.37,平均数差异检验 $t = -0.976, p > 0.05$,两者差异未达到显著性。

6. 人口学变量的 Logistic 回归分析

以共情疲劳阳性(0=阴性组,1=阳性组,阳性判断指标与前文一致,即满足以下任一条件即为共情疲劳阳性:共情满意水平低于 25% 百分位数,或倦怠水平高于 75% 百分位数,或二次创伤压力高于 75% 百分位数)为因变量,将职业类型、性别、学历、婚姻状况、有无职业资格、近一个月有无接触过严重案例设为协变量,其中职业类型将社会工作者设为参照组;性别方面,将男性赋值为 1,女性赋值为 0;学历方面,大专赋值为 1,本科赋值为 2,研究生及以上赋值为 3;婚姻状况方面,未婚赋值为 0,已婚赋值为 1;有职业资格赋值为 1,无职业资格赋值为 0;近一个月接触过严重案例者赋值为 1,没有接触过赋值为 0。

拟合二元 Logistic 回归方程的结果显示,回归模型的整体模型适配度检验的 $\chi^2 = 45.87, p = 0.000 < 0.001$,达到显著水平,Hosmer-Lemeshow 检验值的 $\chi^2 = 6.72, p = 0.57 > 0.05$,未达到显著水平,说明整体回归模型的适配度良好,自变量可以有效预测依变量。从自变量的回归系数结果可以发现职业类型、性别和婚姻状况都是影响专业助人者表现为共情疲劳阳性的重要变量($p < 0.1$),其中护士与对照组社会工作师相比,更容易出现共情疲劳,而心理咨询师则更不容易出现共情疲劳;与女性相比,男性更容易出现共情疲劳;与未婚组相比,已婚者更不容易出现共情疲劳。

表 3-22　专业助人者共情疲劳阳性影响因素的多因素 Logistic 回归分析

	回归系数	标准误	Wald 值	p 值	Exp(B)
护士	.994	.377	6.954	.008***	2.703
心理咨询师	-1.120	.548	4.173	.041**	.326
性别(男)	.734	.334	4.822	.028**	2.083
已婚	-.660	.395	2.788	.095*	.517
本科	.323	.339	.908	.341	1.382
研究生及以上	.375	.538	.486	.486	1.455
有职业资格	-.127	.340	.140	.709	.881
接触过严重案例	-.149	.263	.321	.571	.862

四、研究结果与讨论

（一）ProQOL 的信效度问题及其使用注意事项

助人工作本质上要求与求助者之间建立良好的人际关系，情绪分享是非常必要的工作内容，因此专业助人者在工作中经常需要使用共情的技巧开展工作，产生一定的共情压力，从而容易面临共情疲劳的危险。另外，专业助人者由于其所从事工作内容的特殊性，经常会接触到一些创伤性事件从而可能面临更大的心理压力，甚至在严重的情况下，当专业助人者长期地重复性地暴露在一些创伤性的工作内容之中时，会出现明显性的情绪、认知或行为的改变，因此助人性工作具有其独特的职业风险。编制和修订一份信效度良好的测量工具对于该类职业的从业者以及管理者来说都是一件非常重要的事情，因为只有拥有有效的评估工具才能够更好地监控工作者的具体情况，及早发现问题从而及时解决问题。

英文版 ProQOL 量表的信效度已经得到了良好的验证，Stamm 及其团队对量表进行了多次的修订，并不断完善操作手册，而且在其专门的网站上还鼓励使用该量表的研究者将自己所获得的数据进行上传，从而不断地推动该量表心理测量学指标的进一步改善。每种测验或量表具有其特殊的目的和功能，同时也都有其适用的特定群体及特定目的，因此一个良好的测量工具被应用于一个新的研究群体时，需要使用相关的心理测量学指标重新考察量表在这个人群中潜在结构的稳定性和一致性。中文版的 ProQOL 在大陆被郑杏等人（2013）[①]应用于护士群体，进行了相关的信效度检验，但是对于中国其他专业助人群体的适用性并没有相关研究的开展。因此，本研究的一个重要目的就在于进一步验证中文版 ProQOL 在其他助人群体中的适用性，从而帮助各种助人职业更好地利用该工具对从业者的共情疲劳现状进行评估和研究。

本研究首先对问卷进行了项目分析，即检验了各个分量表中的每个题目得分与该分量表总分的相关，所有相关系数均达到显著水平，并高于0.3，说明各题目与整体量表的同质性良好。而且对各分量表得分前 27%

---

① 郑杏，杨敏，高伟，陈菲菲. 中文版护士专业生活品质量表的信效度检测. 护理学杂志（2013），（05），008.

和后 27％ 的被试得分差异进行比较，发现高分组与低分组的差异均达到显著，因此题目具有良好的区分度，能够很好地区分出不同水平的共情满意、倦怠和二次创伤压力的群体。然后，根据内部一致性信度和分半信度两个指标对量表的信度进行检验，结果发现，每个分量表的信度系数都超过了0.7，说明每个量表具有良好的一致性和稳定性。另外，通过验证性因素分析对量表的结构效度进行了研究，专业生活品质的三因素结构得到了良好的验证。共情满意作为积极成分反映的是助人工作带来的成就感和满足感，而共情疲劳作为消极成分是助人工作对于个体的负面影响，又可以分为倦怠和二次创伤压力两个成分。倦怠与其他行业的倦怠表现是类似的，都是由于工作所带来的耗竭感或抑郁等消极心理体验，而二次创伤压力则是助人工作本身的特征所决定的此类型工作者所面临的一种特殊职业风险。三因子的结构方程模型的拟合指标大多满足统计要求，尽管个别的可能并不是十分理想，但也在接受范围之内。这可能与量表的翻译未能很好地符合中国文化以及中国助人行业的特点有关，郑杏等人在其研究中也提到：探索性因素分析的个别题目的因素负载也不是特别理想，如"我感到与他人（患者、同事、朋友等）有关联"、"我脑中常回想一个以上我所护理过的人"、"我发现要将我的个人生活与护士工作分开是困难的"这 3 个条目的因子载荷小于 0.3。这提醒我们注意，该量表的效度问题还需要进一步的验证和完善。Stamm 在其操作手册中，也是只提到了量表的判别效度，对于聚合效度也没有提供数据支持，因此本研究只是一个初步的探索，该量表的效度问题依然是一个值得继续深入探讨的话题。Heritage 等人（2018）[①] 利用 Rasch 模型分析的方法对 ProQOL 的结构效度进行了检验，结果发现，共情满意分量表的各项检验指标都十分良好，但倦怠和二次创伤压力这两个分量表的结果并不理想，因此建议将这两个分量表进行合并从而形成一个单独的维度来反映共情疲劳，但是这个研究并没有从理论层面上否认共情疲劳的两因素结构，他们认为应该进一步发展出更为适合的题目来测量倦怠和二次创伤。也有学者（Shane et al.，2015）[②] 认为 ProQOL 作为一个自评量表，却基本上没有涉及共情本身的任何心理成分，而这恰恰是共情疲劳产

---

① Heritage, B., Rees, C. S., & Hegney, D. G. The ProQOL - 21: A revised version of the Professional Quality of Life (ProQOL) scale based on Rasch analysis. *PloS one* (2018), 13 (2), e0193478.

② Sinclair, S., Raffin-Bouchal, S., Venturato, L., Mijovic-Kondejewski, J., & Smith-MacDonald, L. Compassion fatigue: A meta-narrative review of the healthcare literature. *International Journal of Nursing Studies* (2017), 69(4), 9 - 24.

生的最主要根源,因此该工具并不是一个完美的共情疲劳测量工具。这就提醒我们在今后的研究中,应该考虑中国的文化背景,在充分了解我国专业助人行业的工作特征和工作内容的基础上,选择更有代表性的共情疲劳症状表现来编制题目,从而进一步探索共情疲劳的内容成分和结构维度。

另外,值得我们注意的是,对于共情疲劳进行研究时如何选择恰当的工具是一个很重要的问题。我们要对研究目的和量表的评价功能有一个明确的认识,因为每种工具都有其特定的评价功能,比如,STSS 量表更多是偏重于对 PTSD 的判断,而 ProQOL 则更多是评估共情疲劳有可能出现的危险性,因此 ProQOL 更多地被作为一种筛选性的工具去评估助人工作所带来的积极和消极影响,却不能被作为一种诊断工具来使用。而且各个量表在使用过程中还有其时间框架,有的是评估过去一周内的状况,有的是一个月内的情况,还有的是没有时间限制的。从共情疲劳现象的本质来看,尤其是二次创伤压力这个成分,它更多与特定的创伤事件有关,它并不像倦怠的发生具有时间累积性,其症状有可能是突然爆发的,所以在选择测量工具的时候,要处理好这些概念之间的关系,选择最符合研究目的的工具。

(二) 我国专业助人群体的共情疲劳现状

本研究采用自行翻译修订的 ProQOL 量表对我国三种专业助人群体进行专业生活品质现状调查,从而更好地了解我国专业助人群体当前的职业健康心理状况。结果发现,利用常模中的高分、中等和低分组所对应 T 分数进行分组,我国助人群体的共情满意水平略有偏低,高分组所占人数只有 19.86% 并没有达到 25%,而低分组却达到了 29.42%,所以我国专业助人者在工作中所获得的关于助人的快乐和满足感是不足够的,有待于进一步提高。而在倦怠分量表上,高分组占到了 33.25%,也超过了 25%,因此我国专业助人者中较多的工作者都体会到了倦怠感。而二次创伤压力高分组为 23.32% 的比例接近 25%,即我国专业助人群体也有一定的比例受到了工作创伤,与国外状况比较接近。

根据操作手册的建议,可以把三个维度得分结合起来进行进一步的分析。在本研究中,将共情满意水平低、倦怠水平高或二次创伤压力水平高这三个条件作为筛选共情疲劳阳性的标准,满足任意一个条件的个体被认为正在面临着共情疲劳风险。调查结果显示 29.43% 的被试被筛查为共情疲劳阳性,其中实习护士的比率最高,其次是社会工作者,最低的是心理咨询师。然后研究还关注了最理想和最糟糕的两种情况:即高共情满意,中低水平的倦怠和二次创伤这一组合是最理想的情况，而低共情满意，高倦怠和二次创伤的组合则是最糟糕的情况。进行频次分析后结果发现本研究被试群体中处于最积极状况的被试有 71 个，其中社会工作者 35 人，心理咨询师 29 人，实习护士 7 人。另一方面有 27 个被试出现了最为糟糕的情况，其中社工 14 人，心理咨询师 3 人，实习护士 10 人。尽管最为糟糕的情况所占比例较小，但是也说明我国助人群体确实存在一定程度的共情疲劳现象，该群体的职业心理健康应该引起相关部门的重视。

共情疲劳作为助人者特有的心理健康问题，是助人行业固有的职业风险之一。研究显示不同类型的助人者群体普遍存在共情疲劳现象，Bride (2007)[①]对美国南部某州的社会工作者进行抽样调查，结果显示有 15% 的被试会出现共情疲劳，Alberto Rossi[②] (2012)对于社区中从事心理健康服务的各类工作人员进行研究发现，16% 的精神科医生身上同时出现了高倦怠和高共情疲劳，而社会工作者中 24% 的人出现高共情疲劳，29% 出现了高水平二次创伤压力。还有研究(Figley, 2002)[③]发现心理健康工作人员中，二次创伤压力的患病率为 24.1%，另外有 21.4% 出现了边缘临床症状。Sinclair 等人(2017)[④]对健康照顾领域的文献进行元分析后，也发现尽管健康照顾领域的不同类型从业者关于共情疲劳的发生率以及严重比例不尽相同，但共情疲劳广泛存在于整个健康照顾领域是一个不争的事实。因此共情疲劳作为助人行业中的一种现象在国内外各种助人职业类型中得到了进一步确认，并可能使得助人者面临各种各样的心理问题。一项来自于澳大利亚的研究(Meldrum 等，2002)[⑤]发现 27% 的创伤治疗工作者都因为工作出现了阶段性的痛苦状态。Siebert(2004)[⑥]则认为共情疲劳作为一种职业

① Bride, B. E. Prevalence of secondary traumatic stress among social workers. *Social Work* (2007), 52(1), 63 – 70.

② Rossi, A., Cetrano, G., Pertile, R., Rabbi, L., Donisi, V., Grigoletti, L., ... & Amaddeo, F. Burnout, compassion fatigue, and compassion satisfaction among staff in community-based mental health services. *Psychiatry Research* (2012), 2002(3), 933 – 938.

③ Figley, C. R. Compassion fatigue: Psychotherapists' chronic lack of self care. *Journal of Clinical Psychology* (2002), 58(11), 1433 – 1441.

④ Sinclair, S., Raffin-Bouchal, S., Venturato, L., Mijovic-Kondejewski, J., & Smith-MacDonald, L. Compassion fatigue: A meta-narrative review of the healthcare literature. *International Journal of Nursing Studies* (2017), 69(4), 9 – 24.

⑤ Meldrum, L., King, R., & Spooner, D. Compassion fatigue in community mental health case managers (2002). In Figley C. R. (Ed.) *Treating Compassion Fatigue*. NY: Brunner/Rutledge.

⑥ Siebert, D. C. Depression in North Carolina social workers: Implications for practice and research. *Social Work Research* (2004), 28(1), 30 – 40.

伤害可能带来各种心理后果，抑郁就是其中一种重要的表现，他对北卡罗莱纳州社会工作者进行的抽样调查结果显示 19％的被试在从事救助服务后出现了与共情疲劳有关的抑郁症状，有的还严重到需要通过服用药物来应对抑郁甚至考虑过自杀。

专业助人者由于其所从事的职业特点往往会被他人寄予更多的期望和责任，比如医生护士被赋予"救死扶伤"的责任，心理咨询师应该有自行解决烦恼的能力，社会工作者就应该是救危扶难的，等等，但是我们往往会忽略这些助人者除了职业角色之外，在生活中也会扮演和我们一样的其他社会角色。当助人者需要他人帮助时，人们反而会觉得奇怪，甚至助人者自己由于将职业角色过度内化，也会对自己产生过高的期望和要求，从而使得助人者面临更大的压力，进而对其身心健康造成了一定的影响。共情疲劳不仅仅会引发助人者自身的心理健康问题，而且还会进一步影响其助人的效果，甚至对求助者也会造成负面影响。所以所有助人行业的管理者都应该对共情疲劳具有一定的认识，从而采取一些相关的方法和措施。这样不仅可以保护自己的员工不受工作的伤害，而且还可以更好地保证工作效果，避免给自己的机构造成不必要的危害和损失。

但是目前我国对于共情疲劳的关注程度显然还不够，已有的研究中大多数集中在关于医生、护士群体的实证调查结果，仅有几篇论文涉及到了消防人员、心理咨询师，对于社会工作者、精神科医生等这些非常典型性的易受共情疲劳影响的职业来说，却几乎没有相关的调查数据。国外不仅仅研究专业助人群体的共情疲劳，同时也关注非专业助人者的共情疲劳现象，如志愿者、家庭照顾者等。这也提醒我们在共情疲劳的研究中，应该将更广泛的群体包含在内，要抓住"关爱的代价"——共情疲劳的这一本质特征，更深层全面地了解助人行为所带来的各种积极和消极影响。因此，为了确保助人工作和助人行为真正能够起到帮助他人的作用，避免在提供帮助的时候反而出现伤害自己和他人的情况，即"好心办坏事"，我们应该高度重视助人行为给助人者所带来的各种影响结果，其中共情疲劳就是一个不可回避的重要问题。

（三）人口学变量对于共情疲劳的影响作用

本研究发现有关的人口学变量对于共情疲劳各维度具有一定的影响作用。

首先在性别变量上，通过独立样本 t 检验发现男性倦怠稍高于女性，但是共情满意与二次创伤压力的性别差异不显著。在以共情疲劳阳性为依变量的 Logistic 回归分析中，性别的回归系数显著，与女性相比，男性更容易出现共情疲劳。这一结果与以往研究出现了一定的矛盾，如多个研究表明女性二次创伤压力水平要高于男性（Brady et al.，1999；Meyers & Cornille，2002；Mangoulia et al.，2015）[1][2][3]，对此研究者给出的解释是女性可能更容易受到创伤性材料的负面影响，其心理脆弱性与情绪敏感性更为明显。但是关于共情疲劳的性别差异也并没有得到一个统一的结论，如曹智雨对心理咨询师的研究结果中显示男性咨询师的共情疲劳水平显著高于女性，他认为这可能是与我国心理咨询师从业现状有关，如男性在心理咨询领域中占比少，工作难度大，这种相对弱势的地位不仅会使其产生更大的心理压力，而且也会削弱其工作价值感和认同感，从而更容易引发共情疲劳。还有学者认为抽样中的男女两性人数比例可能也是造成研究结果不一致的原因之一。众所周知，助人类行业工作性质的照顾特征比较突出，此类职业中女性从业者占比往往很高，在抽样时很容易出现性别的不均衡。Sprang 等人（2007）[4]提到以往的研究也都因为女性被试比例过高，而导致性别对于共情疲劳、共情满意的影响作用有些模棱两可，因此性别对于共情疲劳影响作用的研究结果的推广具有局限性。本研究中女性比例也出现了过多的情况，达到了 80% 左右，这是由我国专业助人者从业者的性别比例现状所决定的。如根据国家卫计委的统计数据来看，2018 年我国注册护士中男性仅仅占到了 2.3%（中国卫生健康统计年鉴，2019）[5]，发达国家男护士比例基本上在 10%—20% 之间[6]，社会工作者和心理咨询师也存在同样的趋势，因此我们在抽样时很难获取男性样本，这就影响了结论的推广性。

---

① Brady, J. L., Guy, J. D., Poelestra, P. L., & Brokaw, B. F. Vicarious traumatisation, spirituality, and the treatment of sexual abuse Survivors: A national survey of women psychotherapists. *Professional Psychology: Research and Practice* (1999), 30(4), 386 – 393.

② Meyers, T. W., & Cornille, T. A. The trauma of working with traumatized children. In Figley, C. R. (Ed.), *Treating Compassion Fatigue* (2002)(Vol. 24, pp. 39 – 55). New York: Brunner-Routledge.

③ Mangoulia, P., Koukia, E., Alevizopoulos, G., Fildissis, G., & Katostaras, T. Prevalence of secondary traumatic stress among psychiatric nurses in Greece. *Archives of Psychiatric Nursing* (2015), 29(5), 333 – 338.

④ Sprang, G., Clark, J. J., & Whitt-Woosley, A. Compassion fatigue, compassion satisfaction, and burnout: Factors impacting a professional's quality of life. *Journal of Loss and Trauma* (2007), 12(3), 259 – 280.

⑤ 中国卫生健康统计年鉴(2019). Retrieved from 中国政府网 www.gov.cn(2020 - 6 - 16).

⑥ 卫计委：护士性别比例失衡，男护士严重紧缺. Retrieved from www.cankaoxiaoxi.com/china/20170511/1981332.shtml(2017 - 5 - 11).

另外,助人行业中的这种性别悬殊状况对于不同性别从业者的工作状况也会造成非常复杂的影响。如男性资源的稀缺有可能造成组织对其更多予以保护从而提供更多的资源来应对共情疲劳,但是也可能因为少数群体的弱势地位从而给男性从业者带来更大的心理压力和挑战,因而产生更为严重的共情疲劳,也就是说性别特征可能和工作环境之间产生交互作用,从而影响共情疲劳。因此本研究中共情疲劳在性别上的差异呈现需要谨慎对待,而性别与共情疲劳的关系也有待于进一步研究的验证和探究,如性别与工作环境的交互作用对于共情疲劳的影响作用,性别角色社会化带来的自我表露程度差异等都可影响共情疲劳测量结果,这些也是今后研究应该注意的方向。

第二,职业类型变量上,与社工和心理咨询师相比,实习护士的共情满意最低,而倦怠与二次创伤压力最高,因此实习护士的共情疲劳情况最严重。原因可能主要来自以下几个方面:(1)职业特点和工作内容会对共情满意造成影响,社工和心理咨询师的工作内容更多侧重于与案主进行心理层面的沟通,人际关系服务的特征更为明显一些,所以所获得的共情满意可能就会更为容易和明显一些,而护士的工作更侧重于生理照顾,尤其是当照护工作任务繁重时护士与患者之间可能根本无暇进行更深层次的沟通,减少病人的病痛成为最直接的助人目标,因此心理交流方面会比较欠缺一些。Hooper 等人(2010)[①]对护士群体进行的研究结果表明 20.2% 的护士在共情满意上得分较低,急诊护士与其他护士相比共情满意的水平更低。张玉曼等人(2013)[②]对 ICU 护士的调查结果也发现护士的共情满意总体不高,尤其是由于 ICU 工作内容和性质的影响,可能造成护士在照顾病人的过程中感受不到足够的满足感与成就感。(2)本研究中的护士群体均为实习生,他们在实习过程中的主要任务更多还是学习和观摩,因此工作中将自己所具有的专业知识直接用于病人服务之中的机会比较少,所获的成就感不是特别明显,共情满意的体验也就更低一些。(3)因为实际情况所限,本研究对于护士职业只抽取了实习护士,而另外两个职业则是选取已正式参加工作的群体,那么工作经验、年龄等变量在这里可能会和职业类型之间出现混

①　Hooper, C., Craig, J., Janvrin, D. R., Wetsel, M. A., & Reimels, E. Compassion satisfaction, burnout, and compassion fatigue among emergency nurses compared with nurses in other selected inpatient specialties. *Journal of Emergency Nursing*(2010), 36 (5),420-427.

②　张玉曼,祝筠,刘进,刘聪聪,王萍,辛梅,苗娜. 济南市三级甲等医院 ICU 护士专业生活品质现状及影响因素研究. 护理研究(2013),27(31),3481—3485.

渊。Craig 和 Sprang(2010)[①]对于创伤治疗师的研究结果显示,年龄、工作经验对于共情疲劳的三个维度均具有一定的预测作用,越年轻的工作者越容易报告高水平的倦怠,而越有经验的工作者越容易感受到共情满意。而这里的实习护士群体与另外两个群体相比,除了职业差异外,还会存在年龄和工作经验的差异,所以三个维度得分的职业类型差异不能简单归因于工作内容。因此这也再次提醒我们在研究中要注意,跨样本的研究无法更好地推断因果关系,未来的研究应该分群体进行针对性的研究。

第三,本研究发现婚姻状况中已婚者的共情满意要高于未婚者,而倦怠与二次创伤压力要低于未婚者,这与以往的研究结果比较一致。Boscarino 等人(2004)[②]对参与 911 恐怖事件救援工作的社会服务工作者进行研究时,将婚姻状况作为一种社会支持变量分析其对于共情疲劳的影响,结果发现已婚者的倦怠感要低于未婚者,说明已婚者所具有的社会支持网络更加丰富,可以提供给工作者更多的心理支持,从而更好地应对工作对于个体的消极影响。Adams 等人(2008)[③]的研究结果也在一定程度上支持了该结论。这提示相关组织与领导者在日常工作中应该有意识帮助员工建立广阔的人际关系,尤其是很多未婚者其年龄也比较偏小,刚刚走进职场,在生活中缺乏稳定感,因此要给予其更多的支持和帮助,从而使其更好地应对工作中的压力与创伤。

第四,本研究结果表明总体上学历越高,倦怠水平越低,二次创伤压力也越小,而职业资格的取得也会增加共情满意,降低二次创伤压力。这可能是因为一定的学历水平和职业资格会对专业助人者的工作技巧和能力产生直接的积极影响作用。学历教育中专业知识的积累,以及职业资格对其专业工作能力的认证都会有利于工作者更好地应对各种工作问题,尤其是如何应对服务对象的创伤性事件,应该作为一种必备的专业训练,在专业学习中是必不可少的。以往研究表明对于参加过特殊的创伤训练的个体,他们的共情满意更高,倦怠更低,尽管教育水平的影响没有达到显著性,但是进一步地分析发现教育水平变量与专业背景之间存在高度相关(Craig &

① Craig, C. D. , & Sprang, G. Compassion satisfaction, compassion fatigue, and burnout in a national sample of trauma treatment therapists. *Anxiety, Stress, & Coping*(2010), 23 (3),319-339.

② Boscarino, J. A. , Figley, C. R. , & Adams, R. E. Compassion fatigue following the September 11 terrorist attacks: A study of secondary trauma among New York City social workers. *International Journal of Emergency Mental Health*(2004), 6(2),57-66.

③ Adams, R. E. , Figley, C. R. , & Boscarino, J. A. The compassion fatigue scale: Its use with social workers following urban disaster. *Research on Social Work Practice*(2008), 18 (3),238-250.

Sprang，2010）①。也有研究（Abu-Bader，200）②证实了教育可以减缓倦怠的发生，Sprang 等人（2007）③认为相关的知识掌握和训练经验是可以提供一些保护作用从而来抵抗创伤事件接触所带来的有害影响。特殊的创伤培训可以通过让助人者掌握更有效的评估和治疗技巧，从而提高助人者的自我效能感，这也提醒我们在助人类专业的学生培养过程中，应该注重这方面的知识传递和技巧训练，使其在进入真正的工作之前就能够对助人工作中的创伤性体验有所了解和准备，这将有利于他们以后的职业发展。

第五，本研究中，被试自我报告近一个月有无接触严重案例这一变量对于倦怠和二次创伤压力没有影响作用，但共情满意在该变量上出现了差异，接触组要高于未接触组。这有可能是因为当助人者面对的案例情况越严重，则越需要其调动情绪资源对求助者进行各方面的帮助，在情感投入方面就会更多，从而收获到的共情满意也会越高。而且共情满意并不是必然与共情疲劳成反比关系。Stamm（2010）④在第二版的操作手册里就提到过一组比较特殊的得分组合：高二次创伤、高共情满意和低倦怠，Stamm 认为这样的被试对于助人工作具有高度的情感体验，因为他们会认为自己的工作很重要。尤其是在战争或暴力等危机情境下，助人者会面临很多非常严重和紧急的创伤性内容，尽管他们的"私人自我"会感到很恐惧，但是由于他们和求助者一同经历着相似的创伤体验，便能更好地理解对方，因此会相信自己能够改变他人对于事件的理解，从而会获得比较高的共情满意。但是从长期来看，这些创伤性体验是否会对助人者造成消极影响，尤其是当应激状态过去以后，这些创伤性事件是否会在他们的记忆中留下创伤性记忆，从而成为引发共情疲劳的隐患，这一个问题还没有得到很确切的答案。因此这提醒我们要特别关注那些刚刚处理过严重案例的助人者，哪怕他们可能会收获更多的共情满意，依然要及时地帮助助人者对相关的创伤性信息进行恰当的处理。

---

① Craig, C. D. , & Sprang, G. Compassion satisfaction, compassion fatigue, and burnout in a national sample of trauma treatment therapists. *Anxiety, Stress, & Coping*（2010），23 (3),319 - 339.

② Abu-Bader, S. H. Work satisfaction, burnout, and turnover among social workers in Israel：A causal diagram. *International Journal of Social Welfare*（2000），9(3),191 - 200.

③ Sprang, G. , Clark, J. J. , & Whitt-Woosley, A. Compassion fatigue, compassion satisfaction, and burnout：Factors impacting a professional's quality of life. *Journal of Loss and Trauma*（2007），12(3),259 - 280.

④ Stamm，B. H. *The Concise ProQOL Manual*（2010）(2nd ed.). Pocatello, ID：ProQOL. org. Retrieved from https：//proqol. org/uploads/ProQOLManual. pdf.

第四章 个人特征层面的共情疲劳影响因素研究：共情能力与共情疲劳的关系

一、共情能力与共情疲劳关系的理论分析

（一）共情的概念界定

1. 共情概念的多样化

共情的概念来源于德国，从德语 Einfühlung 演化而来，最初指的是在美学欣赏中，人们把自己真实的心灵感受主动地投射到自己所看到的事物上的一种现象，后来被英籍美国心理学家铁钦纳（Titchener）翻译成英文单词 Empathy，并将之定义为"一个把客体人性化的过程，感觉我们自己进入别的东西内部的过程"（Duan & Hil, 1996）[①]。此后共情才作为一个心理学专业词汇出现在心理学大辞典中。而当 Empathy 这个词被引入国内后，则出现了很多不同的表达，"共感"、"同感"、"神入"、"同理心"都是被使用得比较频繁的说法。也有人将其称为"移情"，但是由于大家更约定俗成地将"Transference"翻译为移情，而且特指精神分析流派心理咨询过程中有关于咨询关系的问题，所以这个翻译就很少被使用了（郑日昌，李占宏，2006）[②]。

西方心理学家对共情开展了大量的实验研究和深入的理论探讨，但都未得到一个统一的概念定义，即使是在概念的词语表达方式上，大量的社会学、心理学、伦理学等文献中其实也存在一些词语的交叉和混合使用现象，如 Sympathy，Compassion 和 Empathy，都可以用来表示人们对他人困境

[①] Duan, C. , & Hill, C. E. The current state of empathy research. *Journal of Counseling Psychology*(1996)，43(3)，262 - 274.

[②] 郑日昌,李占宏. 共情研究的历史与现状. 中国心理卫生杂志(2006),20(4),277—279.

进行反应时所经历的情绪体验，因此都是人类作为社会生物的显著特征。但是文化心理学的研究表明有关于心理状态的概念表述上存在着相当大的语言和文化差异，尤其是与情绪有关的心理状态（Goddard，2007）①。Gladkova（2010）②通过基于语料库的研究认为，Sympathy 是一种由于意识到别人身上发生了一些不好的事情而引起的情绪，所引起的情绪也更多是负性消极的情绪状态，类似于我们中文中的"同情"一词的含义。Compassion 与 Sympathy 相似的地方在于，它们都是由于他人的困境所引发的一定情绪感受的现象，但不同的是 Compassion 会对他人的糟糕状态做出更为积极的反应，尽管这种积极的反应并不会必定带来帮助行为，但是至少意味着个体会产生一种想要帮忙的愿望与动机。而 Empathy 则是对他人的感受进行的一种有意识关注，并且这种情绪共鸣的产生是建立在对他人状态了解和理解的基础之上，他人的状态也不一定非得是糟糕的情况，比如也可以是对他人开心情绪的共鸣。Gladkova 还认为概念上的这些差异可能与不同文化中社会交往方式以及对于情绪表达的文化态度等社会心理因素有关。本研究中对于共情的定义和理解会更加地宽泛一些，可能是英文 Compassion 与 Empathy 的意义总和。因为一方面共情作为一种人类的基本情感和认知能力，不管是不是专业助人者，个体都会有共情的能力，只不过水平高低和表达方式不同，也正是因为共情能力普遍存在于所有人群，我们的社会生活中才会有各种各样的助人行为，各种助人行为为了达到最佳的助人效果，都可能会产生共情压力，从而可能面临共情疲劳的风险，这也是目前家庭照顾者等非专业助人者共情疲劳研究不断兴起的重要前提条件；另一方面，针对于专业助人者而言，他们不仅仅拥有一般人类共有的共情能力和方法，同时也接受了专业的助人知识和助人技巧训练，从而具备专业的共情能力应用于自己的专业助人工作中。但是在工作过程中，他们不仅仅是一个工作者，还是一个普通人类，因此在对服务对象进行共情的时候，会调动所有有利于助人效果的所有资源开展工作，在这些资源中不管是专业的共情还是普通意义上的共情，一定都是一种很重要的资源要素，当这种资源储备不足或被过分消耗时，便可能面临共情疲劳风险，这就是本研究开展的重要前提假设。

---

① Goddard, C. A culture-neutral metalanguage for mental state concepts. In A. Schalley & D. Khlentoz (Eds.), *Mental States. Vol. 2: Language and Cognitive Structure* (2007) (pp. 11 - 35). Amsterdam: John Benjamins.

② Gladkova, A. Sympathy, compassion, and empathy in English and Russian: A linguistic and cultural analysis. *Culture & Psychology* (2010), 16(2), 267 - 285.

2. 共情研究的发展与变化

从共情的概念本质来看，有特质共情和状态共情两种观点倾向。特质论认为共情是一种人格特质或一般能力，强调的是生理基础，有研究者建议可以将之称为"气质性共情"；而状态共情是某种特定情境下的认知或情感状态，被定义为对一个刺激或刺激者所做出的替代性反应，因此它会依赖环境而发生变化(徐敏，2011)[①]。

从共情的组成结构上来看，则有情感、认知和多维度三种解释取向。情感取向认为共情的产生源自于对他人情感状态的理解，因此更关注共情时个体所产生的与他人感受相似的情绪情感反应。如 Batson 等人(1995)[②]认为典型的共情是指向他人的怜悯、柔情、同情、关心等之类的情绪情感内容。Hogan(1969)[③]则从智力层面上去理解共情，认为共情是个体设身处地去理解他人的想法，准确推断他人特定想法和感受的能力，即偏重于一种认知能力。Gladstein(1983)[④]则提出两成分理论，区分了认知共情和情感共情这两种相互独立的成分。这种划分虽然很好地减少了共情概念使用中存在的一些混乱现象，但越来越多的研究也发现共情的认知成分和情感成分其实是互为基础、相互影响的，所以对待共情这一概念，我们既要有整体观，即共情是一个不可分割的整体，又要有联系观，即内部各因素彼此联系、共同作用(郑日昌，李占宏，2006)[⑤]。因此，关于共情结构的研究继续得以深化，出现了对于共情内容和特征界定的多维化倾向，很多学者开始从多维的角度对共情进行定义和测量，如 Feshbach 认为共情由两种认知成分和一种情感成分组成，而 Gladstein 则将共情划分为认知、情感和行为等三个方面的成分(陈晶等，2007)。[⑥]

从以上对于共情结构的研究历史脉络梳理中，我们可以发现，从一开始注重共情的认知成分，到后来强调共情的情绪成分，再到不断将两者结合起来进行共情结构的探讨，对于共情的观点越来越倾向于多维度结构。但不

---

① 徐敏. 大学生共情、情绪智力、人际效能感的测量及共情的干预研究(2011). 浙江师范大学.

② Batson, C. D., Turk, C. L., Shaw, L. L., & Klein, T. R. Information function of empathic emotion：Learning that we value the other's welfare. *Journal of Personality and Social Psychology*(1995), 68(2), 300 - 313.

③ Hogan, R. Development of an empathy scale. *Journal of Consulting and Clinical Psychology*(1969), 33(3), 307 - 316.

④ Gladstein, G. A. Understanding empathy：Integrating counseling, developmental, and social psychology perspectives. *Journal of Counseling Psychology*(1983), 30(4), 467 - 482.

⑤ 郑日昌，李占宏. 共情研究的历史与现状. 中国心理卫生杂志(2006), 20(04), 277—279.

⑥ 陈晶，史占彪，张建新. 共情概念的演变. 中国临床心理学杂志(2007), (06), 664—667.

论是特质共情还是状态共情,不论是单维度还是多维度的共情概念演变,都是在以相对静态的视角考察共情的结构成分,难以反映出共情作为一种动态的心理过程的内部运行机制。尤其是作为一种心理过程,仅关注共情的认知和情绪过程还是不够的,对应于一般心理活动过程所涉及到的知、情、意、行等几种基本形式,共情在行为层面的影响和表现虽然很早就被研究者提及到(Coke 等,1978)[①],但一直未能进入主流研究的视野中。于是,刘聪慧等人(2009)[②]在回顾和分析前人对于共情的定义和相关理论解释的基础上,提出了一个涉及情绪、认知和行为三个心理系统的共情动态模型,但可惜的是这仅仅是一个理论构想,模型的科学性和合理性还有待进一步的实证研究予以验证。

因此目前经常使用的共情能力测量工具,更多的还是从认知和情感两个维度上进行个体共情水平的测查,其中 Davis 所编制的人际反应指数量表是目前比较被认可的一个测量工具,也是多维共情概念操作化的一个典型体现。

3. 本研究对共情的概念界定

作为共情概念多维化的代表,Davis(1983)[③]是从最为宽泛的角度上来看待共情这一概念的,他认为共情指的是个体对于观察到的他人经历所产生的所有可能的心理反应,这种反应既可能表现在认知层面,也可能表现在情绪层面,因此他特别强调反应的多样性。在他编制的人际反应指数量表(Interpersonal Relation Inventory, IRI)操作手册中(1994)[④],进一步将共情操作化为:与个体对于他人经验的反应有关的一系列心理结构,包括发生在共情者身上的过程、个人与情境的关系以及共情的情感性结果和非情感性结果,因此共情是多种成分构成的复杂结构。并于 1996 年编制了目前最为普遍使用的共情能力量表——人际反应指数量表 IRI(Davis et al., 1996)[⑤],将共情分为四个维度进行测量:观点采择(Perspective Taking)、想

---

① Coke, J., Batson, C., & McDavis, K. Empathic mediation of helping: A two-stage model. *Journal of Personrality and Social Psychology*(1978), 36(7),752-766.

② 刘聪慧,王永梅,俞国良,王拥军. 共情的相关理论评述及动态模型探新. 心理科学进展(2009),17(05),964—972.

③ Davis. M. H. Measuring individual differences in empathy: Evidence for a multidimensional approach. *Journal of Personality and Social Psychology*(1983), 44(1),113-126.

④ Davis, M. H. *Empathy: A Social Psychological Approach*(1994). Westview Press.

⑤ Davis, M. H., Conklin, L., Smith, A., & Luce, C. Effect of perspective taking on the cognitive representation of persons: a merging of self and other. *Journal of Personality and Social Psychology*(1996), 70(4),713-726.

象（Fantasy）、个人忧伤（Personal Distress）和共情关注（Empathy Concern），其中观点采择和想象是偏认知成分的共情成分，而个体忧伤和共情关注属于偏情感成分的共情成分。

结合以上有关的概念和文献分析，本研究采用 Davis 的观点，认同共情的多维度结构概念，认为共情指的是个体对他人情绪状态的辨认和区分，以及设身处地地理解他人的感受和需要的能力，进而产生与他人一致的情绪体验及行为反应的心理过程，而测量工具也选择了其编制的人际反应指数量表 IRI。

（二）共情与共情疲劳的关系

理解他人的想法是助人的一个必要前提，理解他人的情感可以成为实施助人行为的一种动机，因此共情能够促使个人建构自己同他人的情感联结，是助人行为的重要源泉。研究表明共情与利他行为、亲社会行为、助人行为等存在显著正相关。因此研究共情疲劳这一助人行为所带来的现象，必然要联系个人的共情能力和共情表现。

1. 共情在助人过程中的作用机制

为了达到助人的效果，助人者必须要和求助者产生互动，从而建立一种治疗联盟，而这种治疗联盟的核心就是共情。如对于心理治疗有效性的研究结果表明，尽管各种心理治疗技术和心理治疗流派的理论逻辑和假设各不相同，但是却存在着一些共同要素影响着治疗效果，其中共情就是目前所发现的共同要素中的一个重要成分（杨文登，张小远，2017）[①]。Greenberg（2001）[②]对心理治疗结果中的共情效应进行元分析，结果表明共情可以解释治疗效果 10% 的变异。那么共情是如何在助人过程中发挥作用的呢？情感研究先驱 LeDoux（1998）[③]把与共情有关的神经加工机制的两条发生路径比喻为"高速公路"和"低速公路"：第一条是一种快速的、自动的加工机制，各种来自于感觉皮质的信息会迅速抵达丘脑、杏仁核等情绪中枢，从而产生一种即时的感觉和情绪反应，又被称为"原始的共情"。主要涉及同情痛苦和情绪传染之类的共情反应，基本上是人类在进化过程中获

---

① 杨文登,张小远.心理治疗中的共同要素理论与特殊成分说：争议与整合.心理科学进展(2017),25(02),253—264.

② Greenberg, L., Elliot, R., Watson. J., & Bohart, A. Empathy. *Psychotherapy*: *Theory*, *Research*, *Practice*, *Training* (2001), 38(4), 380–384.

③ LeDoux, J. *The Emotional Brain*: *The Mysterious Underpinnings of Emotional Life* (1998). New York, NY: Simon and Schuster.

得的一些本能；第二条通路则是一条较慢的路径，穿过丘脑、循环穿过与思维能力紧密相关的新皮质层，然后再达到杏仁核，因此，这条通路上的反应就可以被我们之前已储存的经验和知识所支配和影响，如情绪调节技能、清晰的自我意识、注意力的状态等。比如当个体的注意力越集中，则越容易敏锐地觉察和理解他人的内心状态。由此可见，共情是一个复杂、多元的过程，既可以有源自本能的真情流露，也可以有理性判断后的适度情感反应。

2. 共情对助人者的影响作用

虽然说越共情，越能体会到他人的一些痛苦。然而不幸的是，高度共情状态下的个体所感受到的痛苦、焦虑等负面情绪体验所产生的一些化学物质会淹没掉主管理智的新皮质层如额叶，从而削弱我们的注意力，降低我们的理性判断能力，最终反而可能导致共情水平降低或者共情不准确。Goleman(2006)把共情过程中所发生的这种负面变化称为"自我吸收"，并认为"自我吸收会杀死共情"。作为助人者，在助人过程中，必须要保持开放的心态去倾听求助者的经历，通过想象的方式去体验求助者的感受，让"原始共情"过程尽可能被激活，从而能够更好地感受和理解服务对象的痛苦。但是要注意在共情过程中，如果不能平衡好自我分化与自我意识之间的关系，从而使共情第二条通路受阻，出现了助人者对受助者的过分认同，则会将助人者置身于一些压力问题的危险之中，甚至对助人过程造成有害影响。因此，Figley早就提出：尽管共情对于向受创伤群体提供帮助来说非常重要，但同时它也是一条将服务对象的创伤材料引向助人者身上的主要通路。此后，Figley(2002)[①]提出的共情疲劳发生模型进一步认为：共情对于有效地完成助人工作来说是一种非常重要的能力，只有通过共情才能达到对于受助者的情感理解，从而建立一种有效的治疗关系联盟；而要产生与服务对象相关的移情反应，是需要花费一定的力气，并在此过程中会出现与受助者相似的痛苦体验，从而付出一定的心理代价，如产生共情疲劳。因此在共情疲劳发生模型中，共情是一个贯穿始终的影响因素，共情是共情疲劳产生的一个重要前提条件。

3. 共情与共情疲劳关系的相关研究

在助人行业中工作时，间接接触到创伤性事件是非常常见的事情，如

---

① Figley, C. R. Compassion Fatigue: Psychotherapists' Chronic Lack of Self Care. *Psychotherapy in Practice*(2002)，58(11)，1433-1441.

Bride(2007)[1]发现 97.8％的社会工作者遇到过与创伤性事件有关的案主，88.9％的社工报告当他们与这些案主开展直接服务的过程中都进行了创伤关注。而 Jenkins 和 Baird(2002)[2]认为共情对于从事处理创伤事件的助人工作来说是一个敏感性因素，如替代性创伤就是对求助者创伤事件的共情性参与所带来的结果。因为间接性接触到受助者的这些创伤性事件，会让助人者出现一些压力反应，从而产生闪回、逃避，睡眠紊乱，易激惹、隔离感等一些类似于 PTSD 的症状，这些压力反应都属于共情疲劳的表现。如果共情疲劳得不到缓解和应对，则可能出现严重的后果，有研究（Badger et al.，2008)[3]发现 15.2％的社工出现了符合 PTSD 正式诊断标准的症状，5％的社工至少符合核心症状中的一种（如重复体验，逃避和高惊醒），20％符合两条标准。

孙炳海等人(2011)[4]在文献梳理的基础上提出，共情反应是引发共情疲劳的一个前提条件，它的产生是以共情能力和共情关注为基础的。没有共情的发生，就不会有对于受助者的移情反应，就不会有共情压力的产生，那就更不可能出现共情疲劳。因此共情既是助人者理解受助者情感和内心世界的必经之路，也可能成为助人者走向受伤的途径。对于共情与共情疲劳的关系这个问题，除了以上的理论分析和文献总结之外，也有一些相关的实证研究对这些观点进行了一定的验证和支持。如有研究者（Gross，1994；Williams，1989)[5][6]对共情与职业倦怠的关系进行研究，结果发现对职业倦怠具有预测作用的主要是情绪性共情，而非认知性共情；情绪性共情对于职业倦怠中的情绪耗竭成分具有正向预测，而且与个人成就感之间也存在积极相关，这说明职业性的照顾行为对于助人者既是一种心理消耗的过程，也

① Bride, B. E. Secondary traumatic stress among social workers. *Social Work* (2007), 52 (1),63 - 70.

② Jenkins, S. R., & Baird, S. Secondary traumatic stress and vicarious traumatization：A validation study. *International Society for Traumatic Stress Studies*(2002), 15(5),423 - 432.

③ Badger, K., Royse, D., & Craig, C. Hospital social workers and indirect trauma exposure：An exploratory study of contributing factors. *Health & Social Work* (2008), 33 (1),63 - 71.

④ 孙炳海,楼宝娜,李伟健,刘宣文,方侠辉. 关注助人者的心理健康：共情疲劳的涵义、结构及其发生机制. 心理科学进展(2011),19(10),1518—1526.

⑤ Gross, P. R. A pilot study of the contribution to burnout in Salvation Army Officers. *Work & Stress*(1994), 8(1),68 - 74.

⑥ Williams, C. Empathy and burnout in male and female helping professionals. *Research in Nursing and Health* (1989), 12(3),169 - 178.

是获得满足的一种方式。但也有一些矛盾的结果出现，如 Badger 等人（2008）①虽然发现共情与替代性创伤之间存在一定程度的正向相关，但共情对其的回归预测能力却不存在，情绪隔离能力可能是更为重要的影响因素，因此助人者应该保持好共情与情感距离之间的平衡关系，从而避免共情疲劳对于助人关系及助人效果的危害作用。而 Thomas（2011）②对社会工作者进行研究，结果发现个人忧伤是影响共情疲劳的主要成分，当这一共情能力越强，则共情疲劳越严重。国内研究中也出现了一些不太一致的结论。如李培培等人（2017）③对 ICU 护士展开研究发现，个体忧伤与共情疲劳成正相关，而观点采择则与共情疲劳成负相关，而孙炳海等人（2014）④的研究则认为：共情水平越高，则越有可能发生共情疲劳。因此，有必要对共情能力与共情疲劳的关系展开进一步的研究。

4. 研究假设的提出

目前对于共情与特殊职业倦怠即共情疲劳关系的研究还比较欠缺，主要存在的问题是：第一，更多地关注到了共情与普通的职业倦怠之间的关系；第二，所涉及的研究样本比较单一和局限，如国内主要涉及医护群体，相关结论在其他助人群体中的推广性有待验证；第三，所使用的测量工具互不相同，为相关结论尤其是一些矛盾结论之间的比较带来了相应的困难，如共情能力的测量有选择人际关系指数量表的，有选择杰弗逊（Jefferson）共情量表的，而共情疲劳量表有的是采用共情疲劳简短量表只测量了共情疲劳的负向因子，有的是采用专业生活品质量表兼顾到了共情满意这一积极因子。因此，有必要继续细致深入地探究共情能力与共情疲劳的关系。

本研究认为共情作为一个复杂的心理过程，一旦启动就不会只有一种通路，原始的情绪性共情与理性的认知性共情都可能发生，而且对个体的影响可能不是单方面的。一方面，共情可能会给个体带来情绪痛苦甚至是伤

①　Badger, K., Royse, D., & Craig, C. Hospital social workers and indirect trauma exposure: An exploratory study of contributing factors. *Health and Social Work*（2008），33(1),63 - 70.

②　Thomas, J. T., & Otis, M. D. Intrapsychic correlates of professional quality of life: Mindfulness, empathy, and emotional separation. *Journal of the Society for Social Work and Research*（2010），1(2),83 - 98.

③　李培培,王莹,于子荞,陈志强,张丽. ICU 护士共情能力及自我同情与同情疲劳的相关研究.护理研究（2017），31(26)，3244—3248.

④　孙炳海,江奕儒,楼宝娜,李伟健,周晓怡.医护人员共情疲劳的发生机制：有中介的调节效应模型.心理研究（2014），7(01)，59—65.

害，另一方面也可能会让个体更好地开放自己、深刻反省，从而更深刻地感受助人的意义，提升助人满意感。Davis 所提出的共情能力四维度概念较为全面地反映了共情的复杂结构，既有认知成分，如观点采择和想象，也有情感成分，如共情关注与个体忧伤；同时该结构也兼顾了共情的两条通路的差异，比如共情关注更多是偏向于关爱性质的共情体验，因此是一种积极的、理性的、具有治疗功能的共情，而个体忧伤则是类似于一种"原始共情"的能力，是对他人痛苦的感同身受，偏向于共情过程中所产生的一些不可避免的负面体验。共情疲劳可以分为消极（即倦怠和二次创伤）与积极（即共情满意）两个方面的表现，这也说明共情所带来的影响既有负面影响也有正面影响。因此本研究假设共情四个成分与共情疲劳的积极与消极成分之间存在复杂的、方向不一的影响关系。

二、专业助人者共情能力的测量

（一）共情能力的测量工具介绍

人际反应指数（IRI）作为目前最常用的共情自我报告量表，是由 Davis（1980）[1]基于共情的多维理论建构所编制的共情能力测量工具，被很多研究优先选择用来测量共情能力（任巧悦等，2019）[2]。该量表主要从认知和情感两个方面考察个体的共情能力，量表分为四个维度：观点采择（Perspective Taking，PT）、想象（Fantasy，FS）、共情关注（Empathy Concern，EC）、个体忧伤（Personal Distress，PD）。观点采择分量表测量的是个体自发采纳他人观点的程度和倾向；想象分量表测量以想象的方式对虚构人物情感感同身受的反应；共情关注分量表测量的是个体对于处在不幸中的人的同情和关注的倾向；个体忧伤分量表测量的是个体对于他人遭遇不幸而产生的焦虑与不适感。原量表有 28 个题项，后经台湾地区学者詹志禹（1987）[3]引入并修订为 22 个题项的中文版（IRI-C），量表采用 Likert 五级评分加以衡

---

① Davis, M. H. *A Multidimensional Approach to Individual Differences in Empathy* (1980). The University of Texas at Austin.

② 任巧悦,孙元森,吕雪靖,黄超,胡理. 基于心理生理学视角的共情研究：方法与特点. 科学通报(2019),64(22),2292—2304.

③ 詹志禹. 年级,性别角色,人情取向与同理心的关系(硕士论文)(1987). 台湾政治大学教育研究所.

量,对反向题目进行反向计分之后,可以计算出各分量表的得分。然而,作为作者本人,Davis 其实并不建议对本量表进行总分相加(Thomas,2010)[1],因此应该分别考察个体在各个分量表上的得分从而衡量个体的共情能力。原量表所报告的四个分量表的内部一致性信度都在 0.71~0.77之间,重测信度在 0.61~0.71 之间(Davis,1983)[2],Huang 等人(2012)[3]对中国版量表进行了探索性因素分析和验证性因素分析,表明该量表具有稳定清晰的四维度结构。张凤凤等人(2010)[4]又将台湾地区学者詹志禹引进修订中文版量表在大陆成人群体中进行信效度检验,结果表明,总量表的内部一致性系数为 0.750,重测信度为 0.737,四个分量表的内部一致性系数分别为 0.721、0.624、0.532、0.758;重测信度分别为 0.700、0.735、0.625、0.655。并通过正常人与精神分裂症患者两个群体的测量,证实中文版量表的各因素具有良好的跨样本一致性以及区分度。因此本文采用该量表中文版(IRI-C)来评估被试的共情能力。

(二) 测量工具即人际反应指数量表的信效度检验

1. 被试情况

本研究的被试群体即为本书第三章中所提到的正式调查所抽样的护士、社会工作者以及心理咨询师三类专业助人群体,相关人口学变量的具体信息见第三章中的表 3-1。

2. 中文版人际反应指数(IRI-C)的信效度检验结果

由于 IRI-C 的信效度已经得到了很多研究的验证和支持,因此本研究只对其进行验证性因素分析和内部一致性信度系数检验,以保证该量表在本研究中的信效度。

---

[1] Thomas, J. T., & Otis, M. D. Intrapsychic correlates of professional quality of life: mindfulness, empathy, and emotional separation. *Journal of the Society for Social Work and Research* (2010), 2(1), 83-98.

[2] Davis, M. H. Measuring individual differences in empathy: Evidence for a multidimensional approach. *Journal of Personality and Social Psychology* (1983), 44(1), 113-126.

[3] Huang, X., Li, W., Sun, B., Chen, H., & Davis, M. H. The Validation of the Interpersonal Reactivity Index for Chinese Teachers From Primary and Middle Schools. *Journal of Psychoeducational Assessment* (2012), 30(2), 194-204.

[4] 张凤凤,董毅,汪凯,詹志禹,谢伦芳. 中文版人际反应指针量表(IRI-C)的信度及效度研究. 中国临床心理学杂志(2010),18(2),155—157.

（1）IRI-C 验证性因素分析结果

采用 AMOS 23.0 对 IRI-C 的四维度模型进行验证性因素分析，以验证量表的结构效度。根据 AMOS 提供的修正指标对模型进行调整，从而得到修正后的共情能力四维度模型，该模型的拟合指标见表 4 - 1 所示。

表 4 - 1   IRI-C 量表验证性因素分析的拟合度指数

χ^2	df	χ^2/df	RMSEA	GFI	CFI	TLI	IFI
484.195	191	2.535	0.061	0.902	0.857	0.827	0.860

参考一些专家所建议的结构方程模型的有关判断标准的建议[1][2][3][4]，从表 4 - 1 中数据可以得知，$\chi^2/df = 2.535 < 3$，整体拟合优度良好，同时 GFI、CFI、TLI 和 IFI 均在 0.8 以上，尽管没有达到全部大于 0.9 的理想标准，但是也属于可接受范围之内，而 RMSEA 的值为 0.061，达到了小于 0.08 的标准。因此，各项指标均达到可接受的水平，说明该问卷具有良好的结构效度。模型结果见图 4 - 1。

（2）中文版人际反应指数（IRI - C）的信度检验结果

表 4 - 2 中给出了 C - IRI 四个维度得分的平均数、标准差和内部一致性系数。

参考 Kline(1998)[5]的评价标准，α 大于 0.50 视为可接受，0.70 为适中，0.80 为很好，大于 0.90 为优秀。同时，α 系数越高，问卷的内部一致性信度越好。本研究中，共情能力四个维度的内部一致性系数均在 0.55～0.80 之间，总量表的平均内部一致性信度系数为 0.676，均达到可接受水平。

---

① 杨东，张进辅，黄希庭. 青少年学生疏离感的理论构建及量表编制. 心理学报(2004)，34(4)，407—413.

② 张卫东. 应对量表(COPE)测评维度结构研究. 心理学报(2001)，33(1)，55—62.

③ Anderson，J. C.，& Gerbing，D. W. The effect of sampling error on convergence，improper solutions，and goodness-of-fit indices for maximum likelihood confirmatory factor analysis. *Psychometrika*(1984)，49(2)，155 - 173.

④ Cole，D. A. Utility of confirmatory factor analysis in test validation research. *Journal of Consulting and Clinical Psychology*(1987)，55(4)，584 - 594.

⑤ Kline，R. B. *Principles and Practices of Structural Equation Modeling*(1998). New York：Guilford.

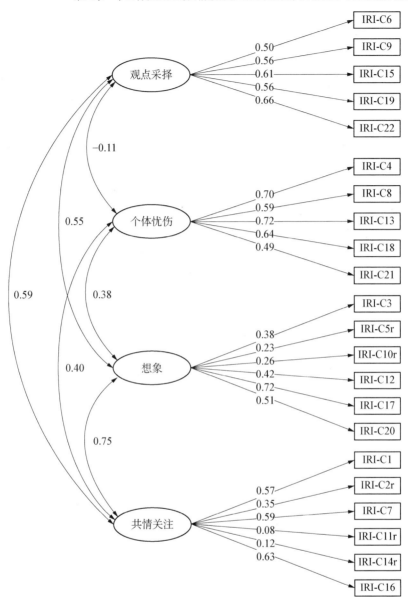

图 4-1　IRI-C 量表验证性因素分析模型图

表 4-2　IRI-C 四维度的一致性系数及描述性统计结果

	变量数	平均数	标准差	α
PT(观点采择)	5	3.602	.562	0.718
PD(个体忧伤)	5	2.732	.696	0.789
FS(想象)	6	3.409	.533	0.584
EC(共情关注)	6	3.371	.386	0.614

（三）三类专业助人群体的共情能力状况

对三类专业助人群体的共情能力的基本状况进行描述性统计分析，具体结果见表4-3。量表题目采用5点计分法，以中值3为标准来看，除了个体忧伤水平之外，各类专业助人者在共情能力其他三个维度上的得分均高于理论中值3，即其共情能力基本处于中等偏上水平。对三类专业助人群体共情能力分量表上的平均得分进行单因素方差分析，结果发现他们在观点采择、个体忧伤、想象和共情关注上的得分均存在显著差异，多重比较后得出：在观点采择、共情关注和想象这三个维度上，三类专业助人者的得分差异存在相同的趋势，心理咨询师的得分最高，其次是社会工作者，护士的得分最低；只有在个体忧伤维度有所不同，护士的个体忧伤水平最高，显著高于社会工作者和心理咨询师，但后两者之间没有差异。也就是说心理咨询师的整体共情能力状况要优于其他两类群体。

表4-3 三类专业助人群体在共情能力各维度上的得分情况

	社会工作者 （N＝186） M±SD	心理咨询师 （N＝132） M±SD	护士 （N＝94） M±SD	F	p	多重比较
PT （观点采择）	3.58±0.58	3.75±0.54	3.43±0.50	9.443***	.000	心理咨询师＞社会工作者＞护士
PD （个体忧伤）	2.69±0.70	2.60±0.67	3.00±0.66	10.276***	.000	护士＞社会工作者、心理咨询师
FS （想象）	3.40±0.52	3.55±0.54	3.22±0.49	11.0187***	.000	心理咨询师＞社会工作者＞护士
EC （共情关注）	3.42±0.45	3.52±0.41	3.39±0.40	2.979*	.052	心理咨询师＞社会工作者＞护士

三、共情能力与共情疲劳、共情满意关系的实证研究

（一）研究设计

1. 被试

本研究的被试群体即为本书第三章中所提到的正式调查所抽样的护

士、社会工作者以及心理咨询师三类专业助人群体，相关人口学变量的具体信息见第三章中的表3-1。

2. 研究工具

（1）共情能力的测量工具——中文版人际反应指数（IRI-C）

该量表从观点采择、个体忧伤、想象和共情关注四个方面进行共情能力的测量，其信效度已于上文研究中得以检验。

（2）共情能力的测量工具——专业生活品质量表（ProQOL）

采用本书第三章所修订的中文版专业生活品质量表（ProQOL）对被试的共情满意、倦怠以及二次创伤压力进行调查，分别从积极和消极两个方面来反映共情疲劳。

（二）共情能力与共情疲劳的相关分析

对中文版人际反应指数（IRI-C）量表四个维度得分与专业生活品质三维度得分进行相关分析，结果见表4-4。

表4-4 共情能力与专业生活品质的相关分析

	1 观点采择	2 个体忧伤	3 想象	4 共情关注	5 共情满意	6 倦怠	7 二次创伤压力
1	1						
2	$-.104^{(**)}$	1					
3	$.326^{(***)}$	$.150^{(***)}$	1				
4	$.357^{(***)}$	$.183^{(***)}$	$.435^{(***)}$	1			
5	$.414^{(***)}$	$-.224^{(***)}$	$.259^{(***)}$	$.199^{(***)}$	1		
6	$-.354^{(***)}$	$.420^{(***)}$	$-.164^{(***)}$	$-.165^{(***)}$	$-.653^{(***)}$	1	
7	$-.118^{(**)}$	$.482^{(***)}$	$.001$	$-.072$	$-.152^{(***)}$	$.578^{(***)}$	1

从共情能力四个成分之间的相关系数来看，只有观点采择与个体忧伤之间的相关系数为负并达到显著水平，其他成分之间的两两相关均呈现显著正相关。也就是说观点采择与个体忧伤可能是一对方向相反的共情能力。

专业生活品质量表的三个维度与共情能力的具体相关情况如下：

首先，共情能力各维度与共情满意存在不同的相关关系：观点采择、想象、共情关注与共情满意之间存在正相关，相关系数分别为0.414，0.259和

0.199,而个体忧伤与共情满意则呈现负相关,相关系数为－0.224,且所有相关均达到显著水平。其次,共情能力各维度与倦怠存在不同方向的相关关系:个体忧伤与倦怠之间呈现显著正相关,相关系数为0.420;而观点采择、想象、共情关注与倦怠之间呈现显著负相关,相关系数分别为－0.354,－0.164,－0.165,且均达到显著水平。第三,共情能力与二次创伤压力之间存在不同方向的相关关系:个体忧伤与二次创伤压力之间存在显著正相关,相关系数为0.482,观点采择与二次创伤压力存在显著负相关,相关系数为－0.118,但幻想、共情关注与二次创伤压力之间的相关没有达到显著。

(三) 共情能力对专业生活品质量表的回归分析

分别以共情满意、倦怠和二次创伤压力为因变量,第一步以职业类型、性别、婚姻状况、学历、有无职业资格、有无接触严重案例为控制变量进入回归方程,第二步,再以观点采择、个体忧伤、想象和共情关注为自变量进入回归模型,建立多元回归方程。

1. 共情能力四维度对于共情满意的回归分析

以共情满意为因变量时,多元分层回归方程的分析结果见表4-5。

表4-5 共情能力对于共情满意的回归分析结果

	模型一		模型二	
	B	Beta	B	Beta
第一步:控制变量				
职业类型	−1.142***	−.161***	−.706	−.099
性别	.387	.026	.384	.026
是否结婚	.525	.041	−.217	−.017
学历	.007	.001	−.576	−.060
有无职业资格	.375	.031	.307	.026
有无严重案例	−.730	−.061	−1.048	−.088
第二步:自变量				
观点采择			.710***	.335***
个体忧伤			−.342***	−.202***

续表

	模型一		模型二	
	B	Beta	B	Beta
想象			.238**	.126**
共情关注			.076	.032
R^2	.040**		.239***	
ΔR^2	.040**		.199***	
ΔF	2.156**		20.216***	
总模型 F	2.156**		9.698***	

从结果来看，与控制变量所构成的回归模型相比，共情能力对于共情满意的预测作用在原有基础上提高了 19.9% 的预测力，其中观点采择、想象对共情满意具有显著正向影响，而个体忧伤对共情满意具有显著负向影响。比较标准回归系数 Beta 值可知观点采择对于共情满意的预测作用最大，当观点采择增加一个单位，则共情满意水平提高 0.335 个单位。

2. 共情能力四维度对于倦怠的回归分析

以倦怠为因变量，多元分层回归方程的分析结果见表 4-6。

表 4-6　共情能力对于倦怠的回归分析结果

	模型一		模型二	
	B	Beta	B	Beta
第一步：控制变量				
职业类型	.637	.111	.264	.046
性别	−1.329	−.110	−1.460*	−.121*
是否结婚	−1.575**	−.152**	−.965	−.093
学历	−.953*	−.122*	−.571	−.073
有无职业资格	.562	.058	.718	.074
有无严重案例	−.091	−.009	.090	.009
第二步：自变量				
观点采择			−.406**	−.236**
个体忧伤			.572**	.418**
想象			−.037	−.025
共情关注			−.248*	−.130*

	模型一	模型二
R^2	.055**	.307**
ΔR^2	.055**	.252**
ΔF	3.056**	28.078**
总模型 F	3.056**	13.699**

从表中数据来看，与控制变量所构成的回归模型相比，共情能力对于倦怠的预测作用在原有基础上提高了 25.2% 的预测力，其中观点采择和共情关注对倦怠具有显著负向影响，而个体忧伤对倦怠具有显著正向影响。比较各个标准回归系数 Beta 值可知个体忧伤对于倦怠的预测作用最大，当个体忧伤增加一个单位，则倦怠水平提高 0.418 个单位。

3. 共情能力四维度对于二次创伤压力的回归分析

当二次创伤压力做因变量时，多元分层回归方程的分析结果见表 4-7。

表 4-7　共情能力对于二次创伤压力的回归分析结果

	模型一		模型二	
	B	Beta	B	Beta
第一步：控制变量				
职业类型	.898**	.139**	.636	.098
性别	−.898	−.066	−1.120	−.083
是否结婚	−2.413***	−.207***	−2.052***	−.176
学历	−1.396***	−.159***	−1.291***	−.147
有无职业资格	.407	.038	.669	.062
有无严重案例	−.026	−.002	−.002	.000
第二步：自变量				
观点采择			.020	.011
个体忧伤			.749***	.488***
想象			.155	.090
共情关注			−.421***	−.197***
R^2	.098***		.319***	
ΔR^2	.098***		.221***	
ΔF	5.677***		25.123***	
总模型 F	5.677***		14.505***	

从表中数据来看，与控制变量所构成的回归模型相比，共情能力对于二次创伤压力的预测作用在原有基础上提高了31.9%的预测力，其中个体忧伤对二次创伤压力具有显著正向影响，而共情关注对二次创伤压力具有显著负向影响。比较标准回归系数 Beta 值可知个体忧伤对于二次创伤压力的预测作用最大，当个体忧伤增加一个单位，则二次创伤压力水平提高0.488个单位。

(四) 共情能力对专业生活品质的影响作用模型验证

为了进一步验证共情能力对于专业生活品质的影响路径，本研究使用AMOS 24.0建立结构方程模型，对假设模型进行验证，探讨影响的具体路径。分别以共情能力为自变量，专业生活品质的三个分维度为因变量建立结构方程模型。各个模型的拟合结果见表4-8与图4-2。

表4-8　共情能力对专业生活品质影响作用模型的拟合度指数

χ^2	df	χ^2/df	RMSEA	GFI	CFI	TLI	IFI
1059.526	496	2.136	0.053	0.869	0.890	0.876	0.892

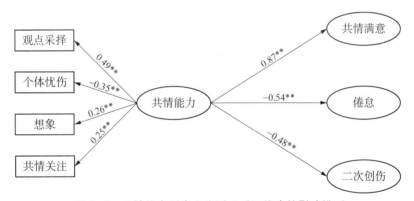

图4-2　共情能力对专业生活品质三维度的影响模型

根据相关文献及专家建议对结构方程模型的拟合状况进行分析。从表4-8可以看出模型的拟合指数均达到统计学要求，即结构方程模型成立。从模型可以看出共情能力整体上对共情满意具有显著正向影响（路径系数为0.87），共情能力总体对于倦怠和二次创伤压力均具有显著负向影响（路径系数分别为-0.54和-0.48）。

四、研究结果与讨论

（一）助人群体的共情能力状况

1. 三种助人群体的共情能力差异

本研究从四个维度来考察个体的共情能力，即观点采择、想象、共情关注和个体忧伤，其中观点采择与想象更偏向于认知成分，而共情关注与个体忧伤更偏向于情感成分。结果显示助人群体整体上的共情能力处于中等偏上水平，这可能与其工作性质和特点有关。本研究涉及到三类专业助人者在其工作过程中都会经常面对各种各样的困难群体，不论是被病痛折磨的病人，还是受心理困扰影响的来访者，抑或是身陷各种生活困境的困难群体，工作者都需要用共情的态度去面对这些服务对象并向他们提供专业的帮助，经常性被人需要的感觉也能不断提升和培养其共情能力。同时本研究还发现共情能力还存在一定的职业差异，心理咨询师的共情水平普遍高于另外两种群体，这可能与职业要求与职业训练不同。心理咨询行业中对于共情的要求更为明显和突出，并且更多时候是作为核心专业技能进行各种专业培训和训练。如心理咨询行业的鼻祖弗洛伊德的理论中，对于移情的探讨就特别多，而移情与共情具有非常密切的关系。2019 年由中国心理学会心理咨询师工作委员会所推出的《心理咨询师成长指南》[①]中明确提出：倾听、共情能力是心理咨询师应该具备的专业特质。而且心理咨询这一助人行业的助人有效性也主要体现在心理层面，因此对于心理层面的能力和表现也更为重视。这一推论提醒其他助人行业也要更重视本行业从业者共情能力的培养和训练，从而提升助人效能，彰显本行业的工作成效。

2. 共情是一种成分复杂的心理结构

另外，本研究还发现共情的四个成分之间的关系比较复杂，还存在不一致的地方，比如三类专业助人者的个体忧伤水平普遍偏低，而护士在这一成分上的表现反而更突出，这与其他三个成分的职业分布特征是不同的，并且在四个成分之间的相关分析中，个体忧伤与观点采择之间存在的相关关系也是唯一的一对负相关。这就提醒我们不能只从整体水平的高低来看待共

---

① 《心理咨询师成长指南》发布，职业成长划分为四阶段. Retrieved（2021 - 8 - 10）from http://news.sina.com.cn/o/2019-10-15/doc-iicezuev2426495.shtml(2019 - 10 - 15).

情这一心理能力,共情能力的不同成分可能在共情过程中具有不同的作用机制。

　　作为人际反应指数量表的编制者本人,Davis(1980,1983)[1][2]自己也认为这四种共情成分是彼此独立、相互不同的,并通过研究证实它们与人际功能、自尊、情绪化等其他心理变量之间存在不同的关系。如观点采择与高人际技能、高自尊和相对较少的情绪化有关;共情关注与社会能力或自尊的相关不明显,但与情绪反应有明显的相关;个体忧伤则展现出完全不同的作用关系,它与社交技能、自尊之间的关系跟观点采择相比完全相反,而且与情绪易受性存在独特的增强关系;想象与共情关注的作用模式比较相似,但是想象与高言语智力之间的相关更强,而与他人导向的敏感性相关程度更弱一些。很多的研究者也对这四个共情成分各自发挥的作用进行了理论探讨和实践验证,如 Eisenberg(1987)[3]认为认知倾向的观点采择成分即理解他人的想法是助人的一个必要前提,情感倾向的观点采择即理解他人的情感则是提供助人行为的一个动机。因此 Hoffman(1975)[4]将发展观点采择能力看作是提供社会交往和情感共情的有效方法,它会促使个人作出自我牺牲,以及表现出利他行为。本研究结果显示,不仅共情的四个成分之间的相关大小不同方向也不完全一致,而且四个成分与共情疲劳的积极与消极方面的相关同样存在大小和方向的差异,这都证实了共情是一个包含多种心理过程在内的心理结构。

(二) 共情能力与共情疲劳的关系

1. 共情的双刃剑作用

　　多元回归分析的结果表明,共情能力的各个成分对于共情疲劳具有不同的作用方向和大小。对于共情疲劳的积极方面即共情满意来说,观点采择、想象作为共情的认知成分更倾向于具有积极作用,可以促进共情满意的产生;而个体忧伤对共情满意则是一种消极成分,会降低共情满意的体验。

① Davis, M. H. *A Multidimensional Approach to Individual Differences in Empathy* (1980). The University of Texas at Austin.

② Davis, M. H. Measuring individual differences in empathy: Evidence for a multidimensional approach. *Journal of Personality and Social Psychology*(1983), 44(1), 113 - 126.

③ Eisenberg, N., & Miller, P. A. The relation of empathy to prosocial and related behaviors. *Psychological Bulletin*(1987), 101(1), 91 - 119.

④ Hoffman, M. L. Developmental synthesis of affect and cognition and its implications for altruistic motivation. *Developmental Psychology*(1975), 11(5), 607 - 622.

对于共情疲劳的消极方面即倦怠和二次创伤来说，个体忧伤则更容易加剧共情疲劳的消极成分，引发倦怠和二次创伤的产生；而作为认知性共情的另一个成分共情关注则会减缓共情疲劳的产生。因此，共情能力与共情疲劳的关系不能简单地说是积极或是消极的，而更应该说是一把双刃剑(Thomas & Otis, 2010)[1]：既可能引发共情疲劳，又可能会对个体起到保护作用。赖丽足等人(2021)[2]针对新冠疫情期间参与心理救援的咨询师进行研究，结果也发现了共情的双刃剑效应：一方面，共情会使咨询师更容易卷入负性情绪情感之中，从而产生更强烈的二次创伤压力即共情疲劳；另一方面，共情能力越强的咨询师越能在处理创伤工作过程中获得积极的领悟与认识，增强自我理解，从而促进创伤后成长。

2. 共情各个成分对于共情疲劳的不同作用

作为一种复杂的心理结构，共情的各个成分对个体也具有着不同的影响作用。Miller 等人(1995)[3]对于助人行业的职业倦怠进行研究发现，共情能力的不同成分的作用机制也是不同的。该研究根据 Miller 与 Ellis (1988)[4]年提出的倦怠的共情交流模型(The Empathic Communication Model of Burnout)将共情区分为情绪传染(Emotions Contagion)和共情关注(Empathic Concern)。情绪传染指的是体验到与另一个人平行情绪的一种情感反应，比如一个葬礼指导师和一个伤心的案主谈话时总是也会感到难过，这就是情绪传染。共情关注则是一种非平行情绪的情感反应，比如咨询师面对一个歇斯底里发作的案主时，可能会对其进行关心，但并不会出现和案主一样的歇斯底里症状，因此共情关注更多指的是助人者为了帮助他人而产生的感觉。研究结果发现，共情的这两种成分对职业倦怠具有不同的影响作用，总的来说，共情关注与低倦怠有关，而情绪传染与高倦怠有关。本研究的相关分析也发现了相似的情况：共情关注与倦怠、二次创伤即共

① Thomas, J. T., & Otis, M. D. Intrapsychic correlates of professional quality of life: mindfulness, empathy, and emotional separation. *Journal of the Society for Social Work and Research*(2010), 2(1), 83 - 98.

② 赖丽足, 任志洪, 颜懿菲, 牛更枫, 赵春晓, 罗梅, 张琳. 共情的双刃剑效应: COVID - 19 心理热线咨询师的继发性创伤应激和替代性创伤后成长. 心理学报(2021), 53(09), 992—1002.

③ Miller, K., Birkholt, M., Scott, C., & Stage, C. Empathy and burnout in human service work: An extension of a communication model. *Communication Research*(1995), 22(2), 123 - 147.

④ Miller, K. I., Stiff, J. B., & Ellis, B. H. Communication and empathy as precursors to burnout among human service workers. *Communications Monographs*(1988), 55(3), 250 - 265.

情疲劳的两种消极表现存在负相关，而个体忧伤则与这两者呈现显著正相关。

进一步的回归分析中，本研究还发现作为共情的情感成分，共情关注与个体忧伤是一对作用刚好相反的共情能力，共情关注对于个体来讲更偏向于具有积极作用，能够提升共情满意，减少共情疲劳；而个体忧伤却会降低共情满意，促发共情疲劳。以往研究也提出，共情关注和个体忧伤是两种性质完全不同的情感，William McDougall 很早就区分了"同情痛苦"（如个体忧伤）和"温柔的情感"（如共情关注）这两种共情成分之间的差异，他认为这两种共情会分别导致个体对自我利益的关注与对他人利益的关注（赵青，2011）[1]。Hoffman(1981)[2]也验证了共情中存在两种不同的情感成分：共情痛苦与共情忧伤，基本上可以对应本研究中的共情关注与个体忧伤这两个共情成分。共情关注作为一种温暖、同情的感觉，是指向他人的，是对于他人利益的关心，能够增强助人的动机。因此共情关注水平较高的个体反而不容易出现倦怠的感觉，也会更好地处理工作中遇到的创伤事件，并因为所体验到的利他主义助人动机而获得更高的共情满意。而个体忧伤则是目睹他人痛苦后，个体所产生的焦虑、悲伤等负面自我感受。虽然它与共情关注都是共情的情感性反应成分，都可以对助人行为起到推动作用，但它是一种以自己为导向的厌恶情感反应，会引发利己的动机。也就是说，在个体忧伤引导下所进行的助人行为是因为他们把别人的悲伤看成自己的，所以即使实施了助人行为也更多是为了缓解自己的痛苦感受，因此个体忧伤所带来的共情会让助人者更容易受到创伤性事件的负面影响，从而产生共情疲劳。李培培等人（2017）[3]对 ICU 护士的研究结果中也表明因为这个群体经常暴露于病人的痛苦之中，个体忧伤会让他们更容易被病人的负面情绪状态所传染，因此个体忧伤这一共情成分会引发共情疲劳的产生。

而从共情产生发展的过程来看，首先出现的是观点采择，由它会引发共情关注和个体忧伤这两种不相同的情感，然后再引发动机不同的助人行为。本研究的结果发现，观点采择对于共情满意具有正向预测作用，而对于倦怠具有负向预测作用。想象作为共情的另一个认知成分，在本研究中仅发现

---

① 赵青.观点采择对助人行为的影响：共情关注和个体忧伤的中介作用(2011).浙江师范大学硕士论文.

② Hoffman, M. L. Is altruism part of human nature? *Journal of Personality and Social Psychology*(1981), 40(1), 121-137.

③ 李培培,王莹,于子荞,陈志强,张丽. ICU 护士共情能力及自我同情与同情疲劳的相关研究.护理研究(2017),31(26),3244—3248.

了其对于共情满意的显著正向预测作用，对共情疲劳两个消极成分的负向预测作用并没有达到显著。但是从整体趋势来看，我们依然可以发现，认知性的共情可以让个体更为理性客观地处理和对待创伤性材料，从而有利于共情满意的提升，并减少共情疲劳的产生。因此共情的认知成分基本上更偏向于产生积极作用。

3. 越共情越疲劳吗？

有研究者(Sinclair 等，2017)[①]认为：如果共情是共情疲劳的根本来源，那么典型的富有同情心的照顾者就会成为最容易遭遇共情疲劳的脆弱者，进而可能在共情疲劳的危害下成为最不富同情心的人，本研究并不同意这样的观点。根据我们以上的研究结果来看，他们应该是忽略了共情能力的多成分和多维度的复杂性，因此不能单纯地去说越共情就越疲劳，而是要分析助人者是如何去共情的，也就是说共情能力不仅有水平的差异，还有类型的不同，或者说当使用情境不同时，共情的表现形式可能是不同的。郑维廉(1999)[②]在翻译伊根(Egan)所著的经典心理咨询教科书《高明的心理助人者》的前言中，就专门提到过对于"Empathy"一词的涵义的理解，他认为Empathy 跟平时生活中所说的"共鸣"是不同的。作为一个专业术语来看待，它更侧重于表达对对方的客观理解，本身并没有任何对他人表示赞同的意思，于是在这本书的翻译中郑维廉并没有把 Empathy 翻译为"共情"，而采用了"神入"这种不容易与生活用语混淆的表达方法。伊根在该书中也提出"Empathy"本身就具有直接的治疗作用，因此它不是一种日常的人类接触方式，更偏向于作为助人者专业角色的一种能力体现或者一种专业沟通技能，要达到助人这一目标，就需要把 Empathy 作为一种专业技能进行分析和训练。因此我们有理由认为，恰当地、专业性地进行共情，不仅不会出现共情疲劳的风险，还有可能会更好地保护专业助人者免受共情疲劳的伤害。如有研究者(Lief & Fox，1963)[③]建议应该培养助人者形成一种"超然的关注"(Detached Concern)的共情能力，让它作为一道保护屏障使得助人者能够更好地在需要高度情绪情感付出的工作环境中开展助人工作。因此，今后的研究中对于共情与共情疲劳关系的探讨中，应该更为细致地划分

---

① Sinclair, S., Raffin-Bouchal, S., Venturato, L., Mijovic-Kondejewski, J., & Smith-MacDonald, L. Compassion fatigue: A meta-narrative review of the healthcare literature. *International Journal of Nursing Studies*(2017)，69(4)，9 - 24.

② [美]吉拉德·伊根著，郑维廉译. 高明的心理助人者(1999).上海：上海教育出版社.

③ Fox, R., & Lief, H. Training for "detached concern". In Lief, H., (Ed.) *The Psychological Basis of Medical Practice*(pp. 12 - 35)(1963). New York, NY: Harper & Row.

共情能力各个成分的不同作用机制，这样才能有利于我们更清楚了解共情中的哪些成分是共情疲劳的保护因素，而哪些又可能是危险因素。

4. 共情的可训练性对于共情疲劳干预实践的启发

目前的研究也表明共情是一组可以通过训练并得以改善和提高的心理能力，并且可以采用不同的方法对共情的不同成分进行训练。Klimecki 等人（2014）[①] 通过磁共振成像技术观察共情训练后的相关脑区活动的变化，在神经元的层面上获得了共情训练有效性的证据。这个研究中分别针对 Empathy 和 Compassion 两种共情方式展开训练，关于 Empathy 的共情训练主要专注于提升对痛苦产生更好的共鸣，而关于 Compassion 的共情训练则是要增强个体的关爱能力，培养其仁慈心和友好感。结果显示共情训练的确能够增强个体的共情水平，如针对 Empathy 的训练之后个体对于痛苦的体验感增强，这种变化不仅仅反映在自评结果上，并且在相应的脑区活动上也能看到变化，主要的脑区涉及到一个横跨脑岛、前皮质层、颞回、背外侧前额叶皮层和部分基底神经节的神经网络。而针对 Compassion 的训练，则能够提升个体的积极感受，增强与归属感和奖赏感有关的神经网络区域的活动性，更重要的是，它还能够抵消由于向他人的痛苦进行同感时所产生的一些负面感受。依据这样的实验结果，我们可以把 Compassion 看作是一种更为积极的情绪调节策略，它不是让个体忽略或否定痛苦的存在，而是让个体能够更正面地接受和承认一些消极事件，这样产生的共情状态才能让个体更愿意向他人施以援手（因为确认他人的负面感受是个体产生亲社会动机和助人行为的重要前提）。因此可以把这个研究中所训练的 Compassion 能力看作一种更为积极的共情能力，而且它可能是一种防止倦怠疲劳产生的有效策略。未来可以针对此种类型的共情能力设计针对性的培训项目，提高专业助人者的心理弹性和应对策略，帮助其更好地克服由于向他人痛苦进行共情所带来的压力和痛苦，减少甚至是防止助人者产生共情疲劳症状。

总之，本研究的结果提醒那些经常要接触和处理创伤性事件的助人者，一方面要保持较好的共情关注能力，从而更好地理解求助者并向其提供有效的帮助，但是同时可能还要注意避免受到情绪传染的负面影响。实践工作中，为了提升助人者的助人能力和技巧，在相关训练与教育工作中都会涉

---

① Klimecki, O. M., Leiberg, S., Ricard, M., & Singer, T. Differential pattern of functional brain plasticity after compassion and empathy training. *Social Cognitive and Affective Neuroscience*(2014)，9(6)，873 - 879.

及助人者的共情能力，而相关工作者要分层面、分类型地来看待共情能力，通过培训让助人者拥有更为积极有利的共情技巧，在工作中学会恰当的共情，尽量避免共情反应所带来的消极影响作用，预防和降低共情疲劳的产生。

第五章 工作环境层面的共情疲劳影响因素研究：共情疲劳的工作要求-资源模型构建

一、工作要求-资源模型对于共情疲劳的适用性

（一）工作要求-资源模型简介

工作要求-资源模型(Job demands-resources model，JD-R)是近几年来研究职业倦怠的一个备受关注的重要理论模型，是由 Demerouti 等人(2001)[①]在对三种职业人群(人际服务行业、工业、运输业)进行调查研究的基础上提出来的一个具有普适性的理论模型。该模型从工作特征的角度对职业倦怠的产生作出了独特的解释，为探寻职业倦怠应对策略提供了理论和实践上的指导。其核心假设是每种职业都有其特定的影响职业倦怠的工作特征因素，而所有的影响因素都可以归为两大类：工作要求与工作资源。工作要求类因素与特定的生理和心理代价有关，个体会在工作要求的影响下产生行为保护策略，当保护行为所激发的个人努力程度越大，则个体在生理心理上的付出就越多，就越容易出现倦怠感。工作资源则是减少心理和生理努力的、激发个人成长和发展的要素，当工作资源缺乏时，个人就会因为无法应对工作要求而产生职业倦怠的表现。因此工作要求-资源模型暗含了两个潜在的心理过程：过程一是持续的工作要求消耗工作者的身心资源，引发过度的疲劳并导致各种身心健康问题及不良的组织结果；过程二是缺乏工作资源使得工作的开展变得非常困难，个体也无法应对高工作要求的负面影响，工作者可能对工作产生讥诮的态度和退缩的行为，进而远离工

---

① Demerouti, E., Bakker, A. B., Nachreiner, F., & Schaufeli, W. B. The job demands-resources model of burnout. *Journal of Applied Psychology*(2001), 86(3),499 – 512.

作甚至离职。因此，工作要求过高与工作资源的缺乏都可能导致职业倦怠的产生。

在以往的研究中，很多学者通过实证分析寻找到了导致职业倦怠产生的具体因素，而且还发现每种职业具有其各自特定的工作要求和工作资源，比如护士的倦怠主要来自于病人的要求，而生产工人则更容易因为工作量的要求和缺乏自主性而出现倦怠，与学生的关系则成为影响教师职业倦怠的重要因素(鞠鑫，邵来成，2004)[1]。一般来说，事务性的工作领域中物理性工作要求的作用比较突出，如工作负荷、时间压力等；而人际服务业中的情感性工作要求则是引发职业倦怠的核心因素，如情感要求。因此，有理由相信专业助人行业的工作应该也有其独特的工作要求和工作资源，有必要通过一定的实证研究进行探索，从而更准确地掌握助人工作的特征。

因此，工作要求-资源模型充分考虑了职业倦怠的工作情境因素，对职业倦怠的产生机制进行了深入分析。而共情疲劳作为专业助人行业的一种特殊的职业倦怠，应该也可以放在工作要求-资源模型下进行考量，从而将工作要求与工作资源两种不同类型的工作特征结合起来解释共情疲劳的产生。

(二) 工作环境层面因素对共情疲劳的影响作用

1. 影响共情疲劳的环境因素——专业生活品质理论的观点

Stamm(2010)[2]提出专业生活品质理论对共情疲劳的产生机制进行了理论路径分析。该理论认为工作场所中的各种因素会影响工作者产生不同的工作体验，以助人者的角色开展专业助人工作的从业者会产生三种重要体验：共情满意、倦怠和二次创伤(后两者即为共情疲劳的两种表现)，而在工作场所中影响三种体验出现的环境因素也主要有三种：工作环境、客户端环境和个人环境(见图5-1)。三种类型的环境因素既相互独立、具有不同的来源，又彼此影响、共同作用于专业助人者并影响其职业心理健康(张敏等，2020)[3]。

工作环境指的是个体完成相关工作任务时的环境，它不仅包括工作中所涉及的物理环境，还包括了组织结构、组织文化以及工作任务的本身特

---

① 鞠鑫，邵来成. 职业倦怠的工作要求-资源模型. 应用心理学(2004)，10(3)，58—62.

② Stamm, B. H. *The Concise ProQOL Manual* (2010)(2nd ed.). Pocatello, ID: ProQOL. org. Retrieved from https://proqol. org/uploads/ProQOLManual. pdf.

③ 张敏，杨杨，乔晓熔. 高校辅导员的共情疲劳问题研究——一种特殊的职业倦怠(2020). 上海：上海三联书店.

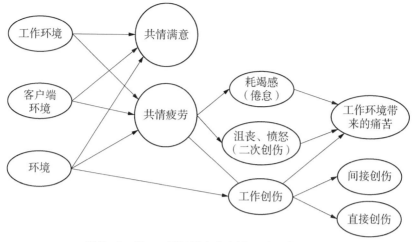

图 5-1 Stamm(2010)专业生活品质理论路径图

征。不健康的工作环境会带来离职、生产效率低下以及共情疲劳等消极工作结果。因此共情疲劳某种程度上可以看作是一个人在工作环境中长久以来所遭遇到的挫折累积状态，创建健康的工作环境可以有助于个体维持共情满意与共情疲劳之间的平衡(Sacco et al.，2015)[1]。如 2005 年美国重症监护护士协会发布了有关于建立和维持健康工作环境的 6 项标准：有技巧性的沟通、成功有效的合作、制定有效决策、合理的人员配置、对工作的认可和赞扬、有效的领导(AACN，2005)[2]，比较全面准确地反映出护理行业的工作环境特点。有研究(Monroe et al.，2020)[3]采用这 6 个标准对护士这一具有典型助人性职业的工作环境进行评估，并探讨了其与共情疲劳的关系。结果发现有效的领导这一条与共情疲劳和共情满意的关系最为突出，因此提高领导能力是改善护士专业生活品质的优先事项。对于其他助人行业的工作环境因素的研究也非常多，如 Howard 等人(2015)[4]对在寄养系统

[1] Sacco, T. L., Ciurzynski S. M., Harvey, M. E., & Ingersoll, G. L. Compassion satisfaction and compassion fatigue among critical care nurses. *Critical Care Nurse*(2015)，35(4)，32-44.

[2] American Association of Critical-Care Nurses. AACN standards for establishing and sustaining healthy work environments: a journey to excellence. *American Association of Critical-Care Nurses*(2005)，14(3)，187-197.

[3] Monroe, M., Morse, E., & Price, J. M.. The relationship between critical care work environment and professional quality of life. *American Journal of Critical Care*(2020)，29(2)，145-149.

[4] Howard, A. R. H., Parris, S., Hall, J. S., Call, C. D., Razuri, E. B., Purvis, K. B., & Cross, D. R. An examination of the relationships between professional quality of life, adverse childhood experiences, resilience, and work environment in a sample of human service providers. *Children and Youth Services Review* (2015)，57，141-148.

工作的儿童福利专业人员的组织环境特征与共情疲劳的关系进行研究，结果发现组织中的领导控制水平（即领导指挥团队、做出决策和执行规则的状况）是影响共情疲劳的一个重要因素，当领导控制水平越高，则个体的共情满意水平越低，而共情疲劳中的倦怠水平越高。这说明当领导进行适度放权，让工作者对于自己的工作具有权利感和能动性时，就不容易产生倦怠和共情疲劳，因此组织要采取一定的措施在组织氛围上为员工创造一种掌控感。当然这并不意味着让领导完全失去控制权，比如领导能够给员工提供各种专业指导，让员工体会到组织支持感，那么也可以降低其共情疲劳水平，并能够让员工更乐意继续坚守在助人行业之中（McFadden et al.，2015；Eunju et al.，2013）[1][2]。因此，领导在组织中应该扮演权威者的角色而不是独裁者，前者虽然也保持着对于员工和组织的高度控制，但同时也具有温暖、关心的情感态度以及支持和鼓励下属探索自己独立自主开展工作的权利；而后者则是处在一种与下属隔离的位置上，对其进行缺少温暖关心的控制。

客户端环境指的是工作对象的一些特点，在助人行业中，它指的是接受专业助人者帮助的服务对象相关的各种特征。共情疲劳作为一种因向服务对象提供帮助而出现的消极影响，与哪些服务对象进行互动、与服务对象的互动频率等这些与服务对象紧密相关的特征决定了专业助人者的共情投入状况进而影响共情疲劳的产生。如工作负荷是最常被关注到的一个变量，一般来说工作量越多，工作时间越长，越容易给工作者带来工作压力，从而出现一些负面结果如职业倦怠。但共情疲劳作为一种特殊的职业倦怠，其与工作负荷的关系更为复杂一些，如有研究表明在受创伤案主上投入的工作时间与二次创伤之间存在积极相关，但是与倦怠的相关不显著（Bober & Regehr，2006；Galek et al.，2011），而倦怠更多与工作负担的客观数量有关，比如工作时长、每周处理的病人数量等（Mangoulia et al.，2015）[3]。

个人环境指的是工作者的人格特质及其他个人特点，如性别、年龄、工

① McFadden, P., Campbell, A., & Taylor, B. Resilience and burnout in child protection social work: Individual and organizational themes from a systematic literature review. *British Journal of Social Work*（2015），24（5），1546 - 1563.

② Eunju, L., Esaki, N., Kim, J., Greene, R., Kirkland, K., & Mitchell-Herzfeld, S. Organizational climate and burnout among home visitors: Testing mediating effects of empowerment. *Children and Youth Services Review*（2013），35（4），594 - 602.

③ Mangoulia, P., Koukia, E., Alevizopoulos, G., Fildissis, G., & Katostaras, T. Prevalence of secondary traumatic stress among psychiatric nurses in Greece. *Archives of Psychiatric Nursing* （2015），29（5），333 - 338.

作经验等。如有研究(Bonach ＆ Heckert，2012)[1]表明，工作经验可以成为一种资源性的要素保护专业助人工作从业者抵御共情疲劳的伤害，因此年轻的心理咨询师与更有经验的从业者相比，更容易出现共情疲劳。个人创伤史作为一个典型的个人特征，也是影响共情疲劳的一种重要个人环境因素。因为自我的创伤体验会和工作中所接触到的创伤材料之间发生相互作用，尤其是当个人创伤的内容或类型与所处理的服务对象的创伤相似时，比如有过被家暴经历的工作者在处理家暴类的个案时，未处理好的创伤可能会被重新激活，因此导致专业助人者更容易出现共情疲劳（Hensel ＆ colleagues，2015)[2]。但也有研究者(Rudolph et al.，1997)[3]认为具有个人创伤史的助人者由于具有应对创伤的相关经验，反而能够更好地处理服务对象的创伤材料，因此不容易产生共情疲劳。

综上所述，从这三种类型的环境因素对于共情疲劳的具体作用来看，既有促进共情疲劳产生的危险因子，也有抑制或缓解共情疲劳发生的保护因子，当然很多因子的作用并不是单一方向的，而是在不同的情境和条件下发挥不同的作用。而从三类环境因素的具体内容来看，工作环境因素和客户端环境因素更多涉及工作特征，而个人环境因素虽然更偏向于个人层面的特征，但在对共情疲劳的影响过程中并不是单独发挥作用的，还是要与前两者相互结合，从而发生共同作用。

2. 利用工作要求-资源模型理论对共情疲劳工作环境层面因素进行整合

共情疲劳作为一种职业心理健康问题，是在一定的工作环境之下产生的，因此与工作环境有关的各种因素都可能会直接或间接地影响共情疲劳的产生。专业生活品质理论提出的影响因素尽管足够全面，但是对于实践干预工作的指导作用具有一定的局限性。因为很多个体层面的因素相对来说是内在稳定和不易改变的，而工作环境层面的因素则更容易改变，可以采

---

① Bonach，K.，＆ Heckert，A. Predictors of secondary traumatic stress among children's advocacy center forensic interviewers. *Journal of Child Sexual Abuse：Research，Treatment，＆ Program Innovations for Victims，Survivors，＆ Offenders*(2012)，21(3)，295－314.

② Hensel，J. M.，Ruiz，C.，Finney，C.，＆ Dewa，C. S. Meta-analysis of risk factors for secondary traumatic stress in therapeutic work with trauma victims. *Journal of Traumatic Stress*(2015)，28(2)，83－91.

③ Rudolph，J. M.，Stamm，B. H.，＆ Stamm，H. E. *Compassion Fatigue：A Concern for Mental Health Policy，Providers，and Administration*. In Poster at the 13th Annual Meeting of the International Society for Traumatic Stress Studies(1997)，Montreal，PQ，CA.

取有针对性的方法和措施对工作场所进行干预和调整，从而塑造出更健康的工作环境，预防或减少共情疲劳等消极工作结果的出现，因此聚焦工作环境层面因素对共情疲劳的影响作用是非常有必要的。工作要求-资源模型是一个被广泛接受的关注工作特征与工作者身心健康关系的理论模型，因此可以为我们提供一个在工作环境层面上整合共情疲劳影响因素的框架思路。

解释职业倦怠产生的工作要求-资源模型，将与工作压力有关的工作特征分为工作要求和工作资源两大类，工作要求引发个体的生理和心理上的消耗，而工作资源则可以激发个体的动机潜能去完成工作目标并能够减轻工作要求及相关的身心消耗。因此在工作环境的场域下，可以根据对共情疲劳的作用性质对上面所提到的三种环境因素进行整合，区分出引发个体过多付出共情导致共情疲劳产生的工作要求因素和缓解共情要求并保护个体免受共情伤害的工作资源因素。另外，目前对于工作要求-资源模型的发展中，也主张将个体变量纳入其中，探查针对某种特质个体有效的工作要求和工作资源，或者将某些个体特征也作为个人资源性因素放入模型中，探讨工作资源与个人资源的相互作用及其对工作结果的影响作用，因此影响共情疲劳的个体因素也是可以纳入整体模型中。（注：本章作为一个初步探索性的研究，主要关注工作环境层面的影响因素，个体因素尤其是个人资源因素的具体作用将在下一章进行详细分析。）

这样来看，Stamm 提出的专业生活品质理论中所涉及的变量及其关系其实可以尝试转换到工作要求-资源理论模型的思路下进行理解的，从而在工作环境层面上建构共情疲劳影响因素的工作要求-资源模型。

虽然以往研究很多都涉及了工作环境因素与共情疲劳的关系，但是这些研究的开展并没有明确的理论框架为基础，也就是说没有理论的驱动。而 Sidani 和 Sechrest(1999)[1]认为理论可以帮我们定义问题、锁定目标群体、细化因果过程，以及确定预期结果和影响因素。简单来说就是能够让我们不仅知道某种因素对于这种现象的产生是否有用，而且还能知道这种因素是如何起作用的，以及为什么会有用，因此有理论驱动的研究才能使我们更好地理解导致某种现象产生的多种因素所构成的相互作用的复杂系统。所以，有必要在工作要求-资源模型的理论框架之下探讨和分析影响共情疲劳产生和发展的相关因素，这样我们才能根据理论模型所呈现的作用机制，

---

① Sidani, S., & Sechrest, L. Putting program theory into operation. *American Journal of Evaluation*(1999), 20(2), 227-238.

在实践工作中开发出适当的、有效的干预措施来缓解和预防共情疲劳的产生。

(三) 共情疲劳的工作要求-资源模型假设的提出

Singh 等人(2020)[①]采用内容归纳分析的方法对有关于心理健康行业及其从业者的共情疲劳研究文献进行分析，从而发现共情疲劳的影响因素可以分为两个重要的主题：工作要求(主要包括：工作场所创伤、工作量与治疗环境)和工作资源(主要包括：同事支持、主观支持、与组织资源和支持)。其中工作要求因素会危害从业者的心理健康，而工作资源会减缓工作要求对于个体心理健康的危害。因此从整体上来看，这些研究结果与工作要求-资源模型的理论构想是完全一致的，也就是说工作要求-资源模型对于共情疲劳具有高度的适用性。但这些结论只是在文献内容分析的基础上得出来的，并未进行实证性的数据分析和验证。理论分析固然重要，但是如果缺乏足够的证据支持和循证性的验证，可能会阻碍我们提出更为准确的研究假设和研究问题。

而且很多研究(Lamontagne et al.，2007)[②]表明针对工作组织或工作环境层面的干预工作可能比针对个人层面心理特征的干预工作对员工健康更能产生可持续性的影响，而且也更省时省力，尤其是如果能够同时针对工作材料、工作组织和工作时间采取全面推进、多管齐下的干预措施，其成功率更高(Montano et al.，2014)[③]。此类工作特征因素作为一种外在的变量，是可以通过组织努力从而得以调节和改变的，因此如果我们掌握了它们对于共情疲劳的具体影响作用和方向，那么将有利于在组织层面采取相关措施去修改或调整工作要求、储备或提供工作资源，从而预防共情疲劳的产生。因此探明共情疲劳工作环境层面的影响因素对于建立积极主动的共情疲劳防御机制具有重要的指导意义。

但以往关于共情疲劳的研究大多数都集中在个体层面相对稳定的变量

① Singh, J., Karanikamurray, M., Baguley, T., & Hudson, J.. A systematic review of job demands and resources associated with compassion fatigue in mental health professionals. *International Journal of Environmental Research and Public Health* (2020), 17(19). doi: 10.3390/ijerph17196987.

② Lamontagne, A. D., Keegel, T., Louie, A. M., Ostry, A., & Landsbergis, P. A. A systematic review of the job-stress intervention evaluation literature, 1990 – 2005. *International Journal of Occupational and Environmental Health* (2007), 13(3),268 – 280.

③ Montano, D., Hoven, H., & Siegrist, J. Effects of organisational-level interventions at work on employees' health: A systematic review. *BMC Public Health* (2014), 14(1),1 – 20.

上，如性别、年龄、创伤史和应对方式等，一些与工作特征相关的影响因素对于共情疲劳的影响作用却在一定程度上被忽视了。因此，为了进一步推进工作要求-资源模型对于共情疲劳概念适用性的实证研究，在工作环境层面上寻找促发和缓解共情疲劳产生的具体影响因素，本研究以工作要求-资源模型为理论框架，利用相关的测量工具搜集数据，在数据分析的基础之上，探究相关工作特征要素对于共情疲劳的不同影响作用，从而帮助助人行业针对共情疲劳问题建构起职业心理健康防御体系。

二、工作要求与工作资源的变量操作化与测量工具

（一）工作要求与工作资源的具体内容与作用

工作特征指的是与工作相关的因素或属性，它对于工作者的身心健康具有重要的影响。Demerouti(2001)[①]提出工作要求-资源模型（The Job Demands-Resources model，JD-R）对于影响职业倦怠的工作特征进行研究，认为每种职业都有其特定的影响职业倦怠的工作特征，而这些影响因素可以划分为两类：工作要求（Job Demands，JD）和工作资源（Job Resources，JR）。

工作要求涉及工作中要求持续不断的身体和心理努力的物质的、社会的或组织的特征，与特定的生理和心理代价有关，主要包括工作负荷、角色模糊、生理要求、工作家庭冲突等。而这些因素又可以分为定量要求和定性要求两种类型，定量要求指的是需要完成的工作量或工作必须遵守的时间期限等；定性要求则主要涉及工作中需要做出的情感付出和认知付出，如情绪要求、角色冲突、角色模糊、任务或组织变革、不良工作环境等（李资，2010)[②]。一般来说，工作要求越高，越容易导致情绪耗竭等倦怠问题的出现。如 Meyers 和 Cornille(2002)[③]对儿童保护服务工作者的研究发现，每周工作超过 40 小时的工作人员更容易出现生气、易怒、夸张的惊吓反应、烦

① Demerouti, E., Bakker, A. B., Nachreiner, F., & Schaufeli, W. B. The job demands-resources model of burnout. *Journal of Applied Psychology*(2001), 86(3),499 – 512.
② 李资. 基于心理资本和工作要求资源模型的工作倦怠的研究(2010)(硕士论文). 浙江大学.
③ Meyers, T. W., & Cornille, T. A. The trauma of working with traumatized children (2002). In Figley, C. R. (Ed.), *Treating Compassion Fatigue* (pp. 39 – 55). New York: Brunner-Routledge.

恼、高度警觉、噩梦、侵入性思维和图像等症状，而且接触到的具有创伤性质的个案越多，这些症状就越明显，因此工作数量与工作性质都会成为引发个体产生压力的工作要求。

工作资源指的是工作中的物质、心理、社会或组织方面的资源。他们主要可以起到以下三个作用：(1)促成工作目标的达成；(2)降低工作要求，减少身心消耗；(3)激励个人成长、学习和发展(鞠鑫，邵来成，2004)[1]。工作资源又可以分为外部资源和内部资源。内部资源是个体稳定的特质，如认知特征和行为模式；外部资源主要表现为组织资源和社会资源，其中组织资源包括工作控制点、工作胜任特征、决策的参与性、任务的多样性等；而社会资源指的是来自于同事、家庭和同伴的支持等各种社会支持(白玉苓，2010)[2]。资源保存理论认为人们总是努力获得和维持他们认为有价值的资源，这些资源可以激励人们有效地处理和应对工作环境中的问题。当工作资源缺乏时，个体会无法应对工作要求，从而难以实现工作目标，进而可能产生工作成就感低落、玩世不恭等职业倦怠表现。而作为助人工作来讲，助人的过程中也是需要调动各种资源的，除了助人者自身的专业技能和自我心理能量等内在资源之外，是否具有获得外在资源的通道也非常关键，而这些资源要素都会起到预防倦怠和二次创伤发生的作用。例如有研究发现支持性的工作环境、充分的督导对于缓解倦怠和二次创伤来说都是很关键的因素(Boscarino et al.，2004；Korkeila et al.，2003)[3][4]，工作自主性以及工作控制感(Abu-Bader，2000；Vredenburgh et al.，1999)[5][6]对于助人工作也是非常关键的工作资源。

---

① 鞠鑫，邵来成. 职业倦怠的工作要求-资源模型. 应用心理学(2004)，10(3)，58—62.

② 白玉苓. 工作压力、组织支持感与工作倦怠关系研究——以服装产业知识型员工为例(2010)(博士论文). 首都经济贸易大学.

③ Boscarino, J. A., Figley, C. R., & Adams, R. E. Compassion fatigue following the September 11 terrorist attacks: A study of secondary trauma among New York social workers. *International Journal of Emergency Mental Health*(2004)，6(2)，57-66.

④ Korkeila, J. A., Toyry, S., Kumpulainen, K., Toivola, J. M., Rasanen, K., & Kalimo, R. Burnout and self-perceived health among Finnish psychiatrists and child psychiatrists: a national survey. *Scandinavian Journal of Public Health*(2003)，31(2)，85-91.

⑤ Abu-Bader, S. H. Work satisfaction, burnout, and turnover among social workers in Israel: A causal diagram. *International Journal of Social Welfare* (2000)，9(3)，191-200.

⑥ Vredenburgh, L. D., Carlozzi, A. F., & Stein, L. B. Burnout in counseling psychologists: Type of practice setting and pertinent demographics. *Counsel-ling Psychology Quarterly*(1999)，12(3)，293-302.

最早由 Eisenberger 及其同事于 1986 年提出的组织支持感,也是一个被广泛关注和研究的工作资源要素。组织支持感是基于社会交换理论提出的一个概念,它指的是员工所感受到的组织如何看待他们的价值以及关心他们的福利的程度。研究表明组织支持感与出勤率、工作绩效、组织公民行为、工作满意度等组织行为变量之间存在显著相关(陈志霞,陈传红,2010)[①]。组织支持作为一个组织层面的变量是个体获得资源的一种主要表现形式。面对工作场所里的各种挑战,具有较高组织支持感的员工会通过感受到组织给予的物质或精神上的支持从而对所在组织产生相对较高的情感依恋和责任感,进而减少工作压力带来的生理、心理或行为上的不良反应。Storey 和 Billingham(2001)[②]发现在社会工作者群体中,他们所感受到的支持感与工作压力之间存在相关,支持的来源不同所起到的作用也不相同。与来自同事的支持相比,来自督导或管理部门的支持更能够起到减少压力的作用,而来自上级的支持能带来更高的工作满意。但是这个研究只是关注了组织支持与工作压力的关系,并没有特别关注二次创伤以及更具有助人职业特色的倦怠表现。

(二) 工作要求的操作化与测量工具的信效度分析

本研究将工作要求操作化为定量要求、技能要求和情绪要求三个方面。定量要求指的是工作负荷量和工作时间长短,技能要求是工作对于知识技能的要求,而情绪要求则是工作对于个体的情绪影响。

1. 被试情况

本研究的被试群体即为本书第三章中所提到的正式调查所抽样的护士、社会工作者以及心理咨询师三类专业助人群体,相关人口学变量的具体信息见第三章中的表 3 - 1。

2. 测量工具的介绍

参考以往的工作要求-资源模型相关研究,自行设计量表对工作要求从定量要求、技能要求和情绪要求三个方面进行考察。其中,定量要求和技能要求量表参考 Karasek(1979)[③]制定的工作要求和决策自主量表中的两个

---

① 陈志霞,陈传红. 组织支持感及支持性人力资源管理对员工工作绩效的影响. 数理统计与管理(2010),29(4),719—727.

② Storey, J., & Billingham, J. Occupational stress and social work. *Social Work Education* (2001), 20(6),659 - 670.

③ Karasek, R. A. Job demands, job decision latitude, and mental strain: Implications for job redesign. *Administrative Science Quarterly*(1979), 24(2),285 - 308.

分量,定量要求分量表主要测量工作的定量负荷和时间压力,包含 3 个题目;技能要求分量表有 4 个题目,测量工作在知识技能等方面的要求。情绪要求量表参考工作体验和评估问卷(Questionnair on the experience and assessment of work,Van Veldhoven & Meijman,1994)[①],根据专业助人职业的工作特点选择其中 4 个题目对工作中的心理和情绪体验进行评估。从而形成 10 道题的工作要求量表,所有分量表都采取 1(非常不同意)到 5(非常同意)的李克特(Likert)5 点评价法。

3. 测量工具的信效度检验结果

(1)探索性因素分析

对工作要求量表进行探索性因素分析,在量表是否适合进行因素分析的判别指标上,KMO=0.773,这个数值达到适中程度并接近良好的指标,即量表适合进行因素分析。Bartlett 球形检验的近似卡方分布为 1057.223,自由度为 45,显著性概率值 $p < 0.01$,达到显著性水平,拒绝相关矩阵不是单位矩阵的假设,即 10 个题目变量有共同因素存在,数据文件适合进行因素分析。

表 5-1 为采用最大变异法进行直交转轴后的因子矩阵结果,抽取到了 3 个特征根大于 1 的共同因子,3 个共同因子的累计贡献率为 61.609%。

表 5-1　工作要求量表的探索性因素分析结果

	因子 1	因子 2	因子 3
C5 我认为,我所从事的工作需要我不断学习新知识	.824		
C4 我认为,我所从事的工作需要我具备高水平的知识技能	.742		
C7 我的工作需要我尽量表现出积极的情绪	.707		
C8 在我的工作中,常会遇到影响我情绪的事情		.767	
C9 在我的工作中,我需要与难以应付的人进行接触		.684	
C6 我觉得,我所从事的工作有些单调重复		.660	
C10 我的工作会让我情绪烦躁		.639	

---

① Van Veldhoven, M. , & Meijman, T F. Het meten van psychosociale arbeidsbelasting met een vragenlijst: de Vragenlijst Beleving en Beoordeling van de Arbeid (VVBA). [*Measurement of Psychosocial Job Demands with a Questionnaire: The Questionnaire Experience and Evaluation of Work (VBBA)*](1994). Amsterdam: NIA.

	因子1	因子2	因子3
C2 对我来说，我的工作量过多过重			.761
C1 对我来说，我的工作需要我投入很大的精力			.680
C3 很多实际情况都要求我最好能够快速完成一项工作			.618
因素命名	技能要求	情绪要求	定量要求
变异解释率(%)	29.270	22.782	9.557

从表 5-1 中的结果可以看出：第一个共同因子包括题项 C4、C5、C7，第三个共同因子包括题项 C1、C2、C3，第二个共同因子包括题项 C6、C8、C9、C10。各个项目在各因子上的负荷与预先的工作要求结构分类大体一致，只有两道题出现了与预想结构不太一样的情况：原本构想 C6 是属于技能要求，C7 是属于情绪要求，但旋转后的因子矩阵结果显示，C6"我觉得工作有些单调重复"与 C8、C9、C10 负荷在同一个维度上，C7"我的工作需要我尽量表现出积极的情绪"与 C4、C5 负荷在同一个维度上。根据专业助人工作的职业特征进行分析，表现积极情绪可能是对于专业助人者情绪调节能力的一种要求，所以可以划归为技能要求中，而工作的单调重复可能带来厌烦感，可以属于工作中的情绪体验。因此结合题目语义与探索性因素分析结果对分量表结构进行调整和命名。C1、C2、C3 组成定量要求分量表；C4、C5、C7 组成技能要求分量表；C6、C8、C9、C10 组成情绪要求分量表。

（2）工作要求量表的内部一致性系数检验

根据调整后的量表结构对各分量表的信度进行检验，结果见表 5-2。参考 Kline(1998)[①]的评价标准，α 大于 0.50 视为可接受，0.70 为适中，0.80 为很好，大于 0.90 为优秀。三个分量表的内部一致性系数都在 0.5 以上，均属于可接受范围。

表 5-2　工作要求量表的一致性系数

	题项数	平均数	标准差	α
定量要求	3	9.97	2.19	0.573
技能要求	3	12.19	2.12	0.706
情绪要求	4	11.47	2.82	0.705

---

① Kline，R. B. *Principles and Practices of Structural Equation Modeling* (1998). New York：Guilford.

（3）工作要求量表的验证性因素分析

本研究使用结构方程模型,采用协方差矩阵对调整后的量表进行验证性因素分析,模型拟合指数见表5-3。统计结果来看,工作要求量表的各项指标均在可接受范围内,表明这一量表具有良好的结构效度。验证性因素分析模型图见图5-1。

表5-3　工作要求量表验证性因素分析拟合度指数

χ^2	df	χ^2/df	RMSEA	GFI	CFI	TLI	IFI
71.625	21	3.411	0.076	0.968	0.951	0.894	0.952

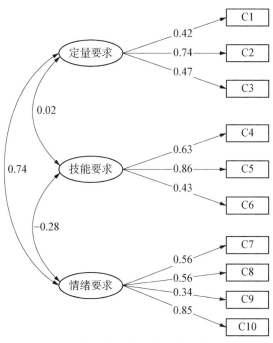

图5-1　工作要求量表的验证性因素分析模型

（二）工作资源的操作化与测量工具的信效度分析

本研究将组织支持作为一种工作资源进行研究,并将其操作化为上级支持与同事支持。

1. 被试情况

本研究的被试群体即为本书第三章中所提到的正式调查所抽样的护士、社会工作者以及心理咨询师三类专业助人群体,相关人口学变量的具体信息见第三章中的表3-1。

2. 测量工具介绍

本研究采用 House 和 Yoon(1999)[①]使用过的上级支持和同事支持问卷来测量组织支持。每个分量表分别包括 3 个项目：其中，上级支持分量表包括有"我的领导愿意倾听我工作中遇到的问题"；"我的领导关心我的相关福利"；"当我遇到困难时，我的领导很乐意帮助我"三个题目。同事支持分量表包括有："我的同事愿意倾听我工作中遇到的困难"；"我的同事对我的工作帮助很大"；"当我遇到困难时，同事们愿意提供帮助"三个题目。该量表也采用五级评分法。

3. 组织支持量表的信效度检验

(1) 组织支持量表的探索性因素分析

对组织支持量表进行探索性因素分析，KMO＝0.837，达到适中的程度并接近良好的指标，即量表适合进行因素分析。Bartlett 球形检验的近似卡方分布为 1522.102，自由度为 15，显著性概率值 $p < 0.01$，达到显著性水平，拒绝相关矩阵不是单位矩阵的假设，即 6 个题目变量有共同因素的存在，数据文件适合进行因素分析。

表 5 - 4 中的结果显示该量表因子结构清晰，具有较好的结构构想效度，共抽取了 2 个特征根大于 1 的共同因子，两个共同因子的累计贡献率为80.587％。采用最大变异法进行直交旋转，旋转后的因子矩阵见表 5 - 4。各个项目在各因子上的负荷与组织支持原量表的结构分类一致，第一个因子为同事支持，包含 4、5、6 三个题目，第二个因子为领导支持，包含 1、2、3三个题目。

表 5 - 4 组织支持量表的探索性因素分析

	因子 1	因子 2
POS5. 我的同事对我的工作帮助很大。	.898	
POS6. 当我遇到困难时，同事们愿意提供帮助	.893	
POS4. 我的同事愿意倾听我在工作中遇到的困难。	.802	
POS2. 我的领导关心我的相关福利。		.853
POS3. 当我遇到困难时，我的领导很乐意帮助我。		.840
POS1. 我的领导愿意倾听我在工作中遇到的问题。		.809

---

① Yoon, J., & Lim, J. C. Organizational support in the workplace：The case of Korean hospital employees. *Human Relations*(1999), 52(7), 923 - 945.

续表

因素命名	因子1 同事支持	因子2 领导支持
变异解释率(%)	63.797	16.790
内部一致性系数	0.897	0.850
特征根	3.828	1.007

内部一致性系数检验结果表明，上级支持分量表的 α 系数为 0.850，而同事支持分量表的 α 系数为 0.897，参考 Kline(1998)[1]的评价标准，α 大于 0.50 视为可接受，0.70 为适中，0.80 为很好，大于 0.90 为优秀。两个分量表的内部一致性系数都在 0.8 以上，内部一致性良好，说明该量表具有较好的信度。

（2）组织支持量表的验证性因素分析

使用结构方程模型，采用协方差矩阵对调整后的量表进行验证性因素分析，模型拟合指数见表 5－5。从统计结果来看，组织支持量表的各项指标均在可接受范围内，表明这一量表具有良好的结构效度。验证性因素分析模型见图 5－2。

表 5－5 组织支持量表验证性因素分析拟合指数

χ^2	df	χ^2/df	RMSEA	GFI	CFI	TLI	IFI
16.058	6	2.676	0.064	0.987	0.993	0.983	0.993

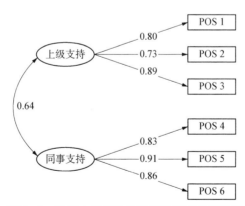

图 5－2 组织支持量表的验证性因素分析模型

① Kline，R. B. *Principles and Practices of Structural Equation Modeling*（1998）. New York：Guilford.

三、共情疲劳的工作要求-资源模型实证研究

（一）研究设计

1. 被试

被试来源同上一个研究。

2. 研究工具

工作要求和工作资源的测量采用上一个研究中经过信效度验证的调查工具，而共情疲劳采用第三章中经修订和检验的专业生活品质量表。因为本研究主要关注共情疲劳的负面表现，故只选取二次创伤和倦怠这两个量表的结果来代表共情疲劳。

（二）工作要求与工作资源对共情疲劳的影响作用分析

1. 工作要求对共情疲劳的影响作用模型

以工作要求的三个分量表为自变量，共情疲劳为因变量，建立回归方程模型。模型拟合指数见表 5-6，模型如图 5-3。

表 5-6　工作要求对共情疲劳的回归模型拟合指数

χ^2	df	χ^2/df	RMSEA	GFI	CFI	TLI	IFI
122.259	40	3.056	0.072	0.952	0.944	0.907	0.945

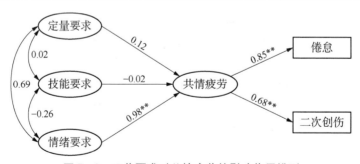

图 5-3　工作要求对共情疲劳的影响作用模型

由表 5-6 中的数据可以得知，该模型拟合良好，路径分析结果显示定量要求和技能要求对共情疲劳的路径系数不显著，只有情绪要求对共情疲劳具有正向预测作用，路径系数为 0.98，也就是说情绪要求越高，共情疲劳水平越高。

2. 组织支持对共情疲劳的结构方程模型分析

以组织支持的两个维度为自变量，共情疲劳为因变量，建立回归模型。模型拟合指数见表5-7，模型如图5-4。

表5-7 组织支持对共情疲劳的回归模型拟合指数

χ^2	df	χ^2/df	RMSEA	GFI	CFI	TLI	IFI
43.17	16	2.698	0.065	0.975	0.984	0.972	0.984

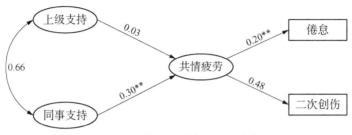

图5-4 组织支持对共情疲劳的影响作用模型

由表中数据可以得知，结构方程模型的各种拟合指数良好。路径分析结果显示上级支持对共情疲劳的回归系数不显著，而同事支持对共情疲劳具有正向预测作用，路径系数为0.30，也就是说同事支持越高，则共情疲劳的水平越低。

3. 共情疲劳的工作要求-资源模型

然后将工作要求与组织支持整合在一个整体模型中，分析两者对于共情疲劳的共同作用，建立结构方程模型。结果见表5-8及图5-5。

表5-8 共情疲劳的工作要求-资源模型的拟合指数

χ^2	df	χ^2/df	RMSEA	GFI	CFI	TLI	IFI
25.218	9	2.802	0.067	0.983	0.977	0.946	0.977

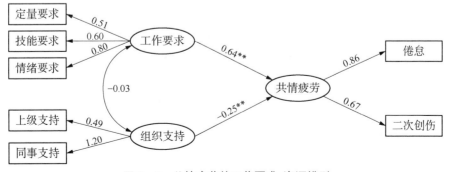

图5-5 共情疲劳的工作要求-资源模型

从表中数据可以得知，该结构方程模型的各项拟合指数良好。其中工作要求对于共情疲劳具有正向预测作用，路径系数为 0.64，即工作要求越高，共情疲劳越高。而组织支持对于共情疲劳具有负向预测作用，路径系数为－0.25，即组织支持越高，则共情疲劳越低。说明共情疲劳的影响因素中既有加剧其恶化的负性因素，也有缓解其产生的正性因素，也就是说共情疲劳的产生机制符合职业倦怠的工作要求-资源模型。

四、研究结果与讨论

（一）工作要求对于共情疲劳的影响作用

工作要求-资源模型理论认为每一种职业都有其引发职业倦怠产生特定的工作特征，那么作为专业助人者所特有的职业倦怠，共情疲劳的产生一定与助人行业本身的工作特征紧密相连。本研究结果表明，对于共情疲劳来说，定量要求、技能要求和情绪要求这三种工作要求中只有情绪要求对于共情疲劳有显著的预测作用，并没有发现定量要求、技能要求对于共情疲劳的影响作用，这可能与共情疲劳这一特殊的职业倦怠的内涵有关。以往研究结果表明工作负荷即定量要求对于一般职业倦怠具有影响作用（Rudolph et al.，1997）[1]，而本研究将倦怠限定为助人行业的特殊倦怠，并将二次创伤与倦怠合并为共情疲劳现象，工作负荷的影响作用并没有被发现。Turgoose 和 Maddox（2017）[2]所开展的一项文献回顾研究中发现工作负荷是与共情疲劳存在紧密相关关系的几个重要工作特征之一，这似乎与本研究的研究结果存在矛盾。但是深入分析之后，我们发现该文献回顾中所提到的四篇有关于工作量与共情疲劳的文章中，其中一篇的结果是两者之间不相关（MacRitchie & Leibowit，2010）[3]，而另外三篇中虽然都发现工作量与共情疲

---

① Rudolph，J. M.，Stamm，B. H.，& Stamm，H. E. *Compassion Fatigue：A Concern for Mental Health Policy，Providers，& Administration*. In Poster presentation at the 13th Annual Meeting of the International Society for Traumatic Stress Studies（1997）. Montreal：PQ，CA.

② Turgoose，D.，& Maddox，L. Predictors of compassion fatigue in mental health professionals：A narrative review. *Traumatology*（2017），23（2），172－185.

③ MacRitchie，V.，& Leibowitz，S. Secondary traumatic stress, level of exposure, empathy and social support in trauma workers. *South African Journal of Psychology*（2010），40（2），149－158.

劳的相关关系,但其对工作量的具体操作化是不尽相同的：有的将工作量操作化为一周之内所接待的创伤性个案数量(Deighton et al.，2007)[1];有的则是指工作中对受害者所花费的时间(Tosone et al.，2010)[2];还有的虽然将工作量简单操作化为一周所接待的个案数量,但是进一步地分析却发现当工作负荷越大时,工作者越可能遭遇到更多痛苦性的临床事件(Udipi et al.，2008)[3],所以文献回顾最终的总结中,作者直接采用"服务对象所带来的痛苦"(Distress of clients)来概括高工作负荷这一变量。这充分说明影响共情疲劳的工作特征可能并不是工作内容纯粹在数量上的多少,更要涉及工作内容的性质,如处理具有创伤性质的工作内容越多,则越可能出现共情疲劳;所接触到的工作内容的创伤性越严重、接触的频率越高,则越容易引起共情疲劳。因此本研究未能发现定量要求对共情疲劳的预测作用,可能是因为我们有关于定量要求的测量更多是侧重于单纯的工作数量多少和时间要求紧迫性等客观特征,并未涉及不同性质的工作量的多少。尤其是专业助人者在工作中接触到的有创伤性的、令人痛苦的工作内容到底有多少,并未被详细评估。这也提醒我们今后应开展更为深入详细的工作量评估,以区分不同类型、不同性质的工作在数量上的差异,进一步探讨其与共情疲劳的关系。

　　助人工作更倾向于要求工作者要对服务对象产生情感关系,共情更是强调彼此之间的情感共鸣,所以共情疲劳的主要源头应该是情感上的投入和消耗,因此情绪要求更容易引发共情疲劳的产生。如 Sprang 等人[4](2007)对于工作量与共情疲劳的关系研究中,并没有简单地考察一般性的工作数量,而是关注了助人者所承担的创伤性个案的工作量。结果发现助人者所处理的 PTSD 病人数量在所做工作中的比例越高,则共情疲劳的程度越强,而且他们认为一般性的工作责任和压力引发的只是倦怠,而不是共

[1]　Deighton, R. M., Gurris, N., & Traue, H. Factors affecting burnout and compassion fatigue in psychotherapists treating torture survivors: Is the therapist's attitude to working through trauma relevant? *Journal of Traumatic Stress*(2007), 20(1),63-75.

[2]　Tosone, C., Bettmann, J. E., Minami, T., & Jasperson, R. A. New York City social workers after 9/11: Their attachment, resiliency, and compassion fatigue. *International Journal of Emergency Mental Health*(2010), 12(2),103-116.

[3]　Udipi, S., Veach, P. M., Kao, J., & LeRoy, B. S. The psychic costs of empathic engagement: Personal and demographic predictors of genetic counselor compassion fatigue. *Journal of Genetic Counseling*(2008), 17(5),459-471.

[4]　Sprang, G., Clark, J. J., & Whitt-Woosley, A. Compassion fatigue, compassion satisfaction, and burnout: Factors impacting a professional's quality of life. *Journal of Loss and Trauma*(2007), 12(3),259-280.

情疲劳。另外，他们还认为倦怠会干扰共情的产生，当倦怠降低个体的共情水平之后，工作者也就感受不到共情压力，倦怠反而为个体提供了一种保护性作用从而避免了共情疲劳的产生。因此他们建议在工作设计中可以进行"个案混合法"，也就是应该将容易案例与困难案例甚至棘手案例组合在一起安排给一个工作者，而不要把所有诸如 PTSD 症等类似的困难案例都丢给一个人做。间隔性地处理一些比较容易的案例可以缓解困难案例给工作者所带来的挑战感并带来一定的成就感，从而能够让助人者用更好的状态应对其他更为困难的案例。

因此对于助人行业来说，工作量可能并不是最直接导致共情疲劳的原因，反而是工作的难度以及工作的性质才是更关键的因素，当工作内容对于情感能力的要求越高，则越容易产生压力。Meyers 和 Cornille(2002)[1]也认为对于儿童保护服务工作者来说，单纯的个案数量并不是二次创伤症状的关键原因，反而是要面对的创伤性个案的数量才会造成相关症状的严重化。Cunningham(2003)[2]比较了人为创伤事件（如性侵害）与自然创伤事件（如癌症）对于社会工作者的二次创伤的影响作用差异，结果发现当社会工作者处理的工作内容更多是人为创伤事件时，工作者越容易出现一些认知紊乱。因为人为创伤性事件会让人们过多地去接触到人性的罪恶和丑陋，从而会让助人者产生更大的心理压力，因此受到二次创伤的程度也就更严重了(Danieli，1994)[3]。这再次提醒我们在关注助人行业的倦怠或共情疲劳时，更应该从职业特点出发，寻找更为关键的引发共情疲劳或工作压力的源头。

（二）组织支持对于共情疲劳的影响作用

本研究将组织支持作为一种资源性因素来对共情疲劳进行预测，结果发现组织支持可以负向预测共情疲劳。其中同事支持的作用更显著，而且最主要是对于倦怠具有预测作用，在本研究中并未发现其对于二次创伤压力的影响作用。

首先，对于共情疲劳来说，资源性因素可以成为一种保护性因素从而防止共情疲劳的发生，当资源短缺时，就容易导致共情疲劳的产生，而组织支

---

[1] Meyers, T. W. & Cornille, T. A. The trauma of working with traumatized children. In C. R. Figley (Ed.), *Treating Compassion Fatigue* (2002)(Vol. 24, pp. 39 – 55). New York: Brunner-Routledge.

[2] Cunningham, M. Impact of trauma work on social work clinicians: Empirical findings. *Social Work*(2003), 48(4),451 – 459.

[3] Danieli, Y. *Countertransference and Trauma: Self-healing and Training Issues*(1994). Connecticut: Greenwood Press: Westport.

持可以成为缓解共情疲劳发展的一种重要工作资源。很多研究也证实了工作资源与共情疲劳之间的负向关系，如 Ginny Sprang（2007）[1]对于工作场所与共情疲劳关系的研究中发现，工作地点越偏远的机构的助人者的共情疲劳越严重。他认为造成这种情况的其中一个原因就是，工作地点偏远的机构里的工作人员数量很少，客观上就造成了共事的同事会比较少，进而导致工作过程中所能获得的同事支持就非常有限，各方面的组织资源就会比较欠缺。而 George 等人（1993）[2]对照顾艾滋病人的护士进行研究，发现组织支持与社会支持可以调节创伤接触量与消极情绪之间的关系，当支持感很高的时候，创伤接触与消极情绪之间的关系就变得很微弱了。也就是说，当护士能够获得充分支持的时候，他们所接触到的创伤性材料就不会给他们带来严重的消极情绪。这些研究都说明组织支持是一种积极的工作资源。

那么，组织支持感为何能够具有保护个体的作用呢？我们可以基于交换理论的视角进行分析：当助人工作者体验到工作中的一些消极反应时如出现共情疲劳症状，个体会很容易出现无能感或欠缺感等一些消极的自我评价，而这些消极的自我评价会打击其工作积极性或损毁其工作效能感进而使其更无法有效地应对工作，从而加剧工作过程中的消极反应。但是如果能够向他们提供足够的组织支持，他们就能够感觉到组织是承认自己的价值并关心自己的，那么他们就会减少一些自尊威胁和自我谴责的感受，提高自尊体验，从而提高应对工作的能力感。基于互惠原则，组织若能提供足够支持感就能交换到良好的个体绩效表现，员工感受到组织的关心和赞赏越多，则其对于组织的积极回馈也越多，相应地，由工作所带来的消极体验也就会被冲淡或抵消，因此就不容易出现共情疲劳风险。

其次，相对于上级支持，对于助人者来说同事支持可能是一种更为重要的支持力量。有研究（Bell et al.，2019）[3]结果显示：从支持内容来看，同事所提供的情感支持与共情疲劳之间存在强烈的负相关，对共情疲劳的回归

[1] Sprang, G., Clark, J. J., & Whitt-Woosley, A. Compassion fatigue, compassion satisfaction, and burnout: Factors impacting a professional's quality of life. *Journal of Loss and Trauma*（2007），12(3)，259－280.

[2] George, J. M., Reed, T. F., Ballard, K. A., Colin, J., & Fielding, J. Contact with AIDS patients as a source of work-related distress: Effects of organizational and social support. *Academy of Management Journal*（1993），36(1)，157－171.

[3] Bell, S., Hopkin, G., & Forrester, A. Exposure to traumatic events and the experience of burnout, compassion fatigue and compassion satisfaction among prison mental health staff: An exploratory survey. *Issues in Mental Health Nursing*（2019），40(4)，304－309.

分析中也超越了其他因素的预测效度。这可能是因为：共事的伙伴关系可以让同事之间拥有共同的工作经历和感受，这些共享性的信息不仅为彼此相互倾述和宣泄工作压力提供了良好的基础，同时也有利于增强同事之间的相互支持和协作。因此与上级支持相比，同事支持的积极作用可能更加突出。尤其是作为特殊职业倦怠的共情疲劳，更侧重于来自一些创伤性事件的体验和感受，并重点表现在情绪和心理上的疲惫与伤害感，有共同经历的同事能够更好地理解其压力和感受，提供的支持也就更加明显和有效。因此，在专业助人行业中，应该要特别注重在组织层面上采取一定的措施去加强工作者之间的同伴互动和支持，如注重团队建设计划等，通过维护亲密友好的同事关系来构筑维护职业心理健康的第一道防线。当然也要特别注意一个重要的问题，就是避免出现危及保密原则的同伴关系，即谨慎对待同事之间关于服务对象资料的交流问题。在案例资料的处理和交流过程中遇到困难时尽管可以通过与同事的交流来获取一定的专业指导和心理支持，但一定要注意遵循相关的专业伦理，因为有限制的保密原则是专业助人行业的重要伦理支柱之一。而上级支持的积极作用有待于进一步具体确认，如 Cetrano 等人（2017）[1]的研究表明，来自管理者的支持究竟能否起到作用，其关键点不在于上级与下级的接触频次，而取决于两者之间的信任关系。另外，组织中的管理者在开展管理工作过程中，有的可能侧重于行政性的自上而下的管理，还有的会偏重于业务性的技术督导，从而可能向下属提供不同类型的组织支持。这也提醒我们，今后在对组织支持进行研究时，不仅要关注组织支持的来源，还要关注组织支持的具体成分和功能，从而寻找出真正对共情疲劳发挥预防和缓解作用的关键变量，为管理实践制定具体措施提供理论指导。

第三，组织支持作为一种工作资源主要是对共情疲劳的倦怠成分具有缓解作用，而能够减少二次创伤的工作资源还有待进一步发掘。Allen（2010）[2]的研究发现个体组织支持的缺乏感与共情疲劳的两个因素即倦怠和共情疲劳之间均存在显著相关关系，但是当倦怠被作为控制变量后，组织支持缺乏与二次创伤之间的相关反而不显著了。也就是说，组织支持主要

① Cetrano, G. , Tedeschi, F. , Rabbi, L. , Gosetti, G. , Lora, A. , Lamonaca, D. , ... & Amaddeo, F. How are compassion fatigue, burnout, and compassion satisfaction affected by quality of working life? Findings from a survey of mental health staff in Italy. *BMC Health Services Research*(2017), 17(1), 1 - 11.

② Allen, S. M. *The Relationship between Perceived Levels of Organizational Support and Levels of Compassion Fatigue and Compassion Satisfaction among Child Welfare Workers*(2010). Capella University.

是与倦怠之间存在显著相关，与二次创伤的关系更为隐晦和复杂一些。这提示我们在今后的研究中，要注意特定组织因素与特定工作压力之间的关系，尤其要进一步寻找与二次创伤压力有密切相关的组织资源，从而从组织层面上向助人者提供更有针对性的支持和帮助，进而达到全面预防共情疲劳产生的目的。另外，Hensel(2015)[1]的研究尽管发现了工作支持(如上级支持和同事支持)对于二次创伤压力具有显著负向预测作用，但是这个效应值非常小(r=-0.17)，他认为任何来源的社会支持的预防和保护作用是具有时间累积效应的，也就是说创伤事件发生后随着时间的推移，社会支持的作用会越来越突出。如一项元分析结果表显示(Ozer et al.，2003)[2]：社会支持与创伤后应激症状之间的相关程度会伴随创伤发生事件的早晚而发生变化。如果创伤事件的发生已经超过三年了，则社会支持与创伤应激症状之间的关系更为密切，但是社会支持对创伤暴露后的短期即时反应症状的预测效果不佳。而共情疲劳往往更偏向于突然发生的创伤应激，因此社会支持与其的关系可能并不是特别突出，但是共情疲劳也会因为应对不及时而出现时间累积效应，从而造成更为严重的后果。本研究采用的是横断数据进行的分析，因此想要探明组织支持与共情疲劳尤其是二次创伤压力之间更为详细深入的关系，未来研究就需要朝着跨时段的纵向的跟踪研究方式发展。

---

[1]　Hensel, J. M., Ruiz, C., Finney, C., & Dewa, C. S. Meta-analysis of risk factors for secondary traumatic stress in therapeutic work with trauma victims. *Journal of Traumatic Stress* (2015), 28(2), 83-91.

[2]　Ozer, E. J., Best, S. R., Lipsey, T. L., & Weiss, D. S. Predictors of posttraumatic stress disorder and symptoms in adults: a meta-analysis. *Psychological Bulletin* (2003), 129(1), 52-73.

第六章　共情满意在专业助人者职业健康双过程模型中的作用研究

一、职业健康双过程模型

(一) 与职业健康有关的两个理论模型

在职业健康领域,职业心理学家提出了一系列的理论模型来解释工作特征与工作者身心健康之间的关系,其中 Karasek(1979)[①]的要求-控制模型(Demand-Control Model,简称 DC 模型)与 Demerouti 等人(2001)[②]的工作要求-资源模型(Job Demands-Resources Model,简称 JD-R 模型)是两个影响极为深远的模型,这两个模型都将员工的身心健康归因于工作环境特征,并对工作环境特征的具体作用进行分析。

工作要求-控制模型认为工作本身的两种关键特征会影响工作压力的产生,即工作要求和工作控制。工作要求指的是工作情境中可能成为压力源的各种因素,如反映员工所从事工作压力的任务数量和困难程度等;而工作控制则是员工在工作中的自主控制程度,反映的是员工对于工作行为能够施加影响的程度。两者对于工作压力的影响作用主要是:当工作要求增强而工作控制降低时,个体的压力感会增强;而当工作要求和工作控制均处于高水平时,个体的工作动机则会增强,从而有利于产生积极的组织结果,这时工作要求不再是压力来源反而可能成为对于员工的激励因素。

而工作要求-资源模型则认为每种职业都有其特定的影响职业倦怠的

---

① Karasek, R. A. Job demands, job decision latitude, and mental strain: Implications for job design. *Administrative Science Quarterly* (1979), 24(2), 285 - 308.

② Demerouti, E., Bakker, A. B., Nachreiner, F., & Schaufeli, W. B. The job demands-resources model of burnout. *Journal of Applied Psychology* (2001), 86(3), 499 - 512.

因素,与工作压力和职业倦怠相关的工作特征可以分为两类:工作要求和工作资源。工作要求是工作中的物质、心理、社会或组织方面的要求,与特定的生理或心理付出有关;而工作资源则是工作中的物质、心理、社会或组织方面的资源,具有动机潜能从而有利于工作目标的达成,减轻相关的身心消耗以及激励个人成长和发展。两者在职业倦怠产生的过程中分别可以激发两种心理过程:过程一是工作要求带来的压力造成工作者持续的过度疲劳,进而产生情感衰竭,这是职业倦怠的核心症状。过程二,缺乏工作资源会让工作者在工作过程中备感艰难,出现退缩行为,从而可能造成对于工作的脱离,职业倦怠中的去人性化与低成就感两个成分就是指向工作脱离的表现。但是如果工作资源充足,则可以成为一种动机因素,不仅可以从内部满足个人成长需要,还能从外部激发个体达成工作目标,最终引发人们对于工作的投入。

两个模型的具体内容和作用机制见图 6 - 1(Karasek, 1979)和图 6 - 2 (Bakke & Demerouti, 2003)①。

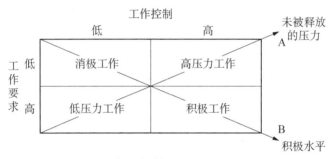

图 6 - 1 工作要求-控制模型(Karasek, 1979)

尽管两个模型在解释工作压力的产生机制时各有侧重,但还是存在一定的相似性:第一,在主效应假设上,不论是工作要求-控制模型中的工作要求和工作控制分类,还是工作要求-资源模型中的工作要求和工作资源分类,基本上都认同不同工作特征对于工作压力的影响总是存在正反两面作用,既有可能带来消极的工作结果,也有可能带来积极的工作结果,进而影响员工职业健康的状态;第二,两个模型都关注压力产生过程中的缓冲机制,工作要求-控制模型按照工作要求和工作控制的不同组合,寻找让工作

---

① Bakker, A. B. , Demerouti, E. , Taris, T. W. , Schaufeli, W. B. , & Schreurs, P. J. A multigroup analysis of the job demands-resources model in four home care organizations. *International Journal of Stress Management*(2003), 10(1), 16 - 38.

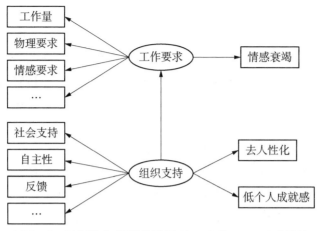

图 6-2 工作要求-资源模型(Bakker & Demerouti, 2003)

者感到可以维持积极工作状态的工作要求与工作控制的组合情况；而工作要求-资源模型则将人的成长、动机与健康问题融入模型之中，更好地连通了积极心理学和传统心理学之间的关系(吴亮等,2010)[①]。因此两个模型对于工作压力的解释并不仅仅停留在消极工作状态如何产生的问题上，还兼顾了如何预防职业倦怠产生以及激发积极工作状态的问题，相关的研究成果可以指导工作再设计，从而更好地促进和维护工作者的职业健康。尤其是工作要求-资源模型后来明确提出的双过程假设为我们从正反两个方面对于员工身心健康的认识提供了很好的思路，具有重要的启发意义。

(二) 职业健康的积极和消极双过程模型

初期的工作要求-资源模型仅关注到了倦怠的产生过程，随着研究的发展该模型关注范围逐渐扩展，从而将压力研究与动机研究两种取向结合在一起，认为工作压力的产生和发展包含了两个心理过程：过程一，持续的工作要求会消耗工作者的心理和生理资源，从而引发焦虑、疲劳等问题，即健康受损过程；过程二，工作资源可以缓冲工作要求对于工作压力的影响，并具有动机潜能引发高工作投入、低水平犬儒主义，从而带来高绩效、低离职率等结果，即动机激发过程。这就是该模型具有代表性的双过程假设(Bakker & Demerouti, 2007)[②]，如图 6-3。

---

① 吴亮,张迪,伍新春.工作特征对工作者的影响——要求-控制模型与工作要求-资源模型的比较.心理科学进展(2010),18(2),348—355.

② Bakker, A. B. , & Demerouti, E. The job demands-resources model: State of the art. *Journal of Managerial Psychology*(2007), 22(3),309-328.

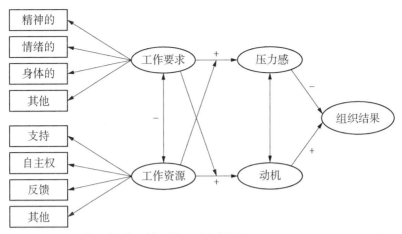

图6-3 工作要求-资源模型的双过程假设(Bakker & Demerouti,2007)

双过程假设得到了多项研究的有力证明。首先,高工作要求需要员工持续地付出努力,从而可能会消耗员工的资源,因此会导致各种身心健康问题的产生。研究结果多次证明特定的工作要求能够预测情绪衰竭,与职业倦怠之间存在相关(Bakker et al.,2003;2005)[1][2],因此在健康受损过程中,工作要求是健康相关问题的重要预测变量。其次,工作资源具有动机潜能,能够促进员工达成目标,反过来,在达成目标的过程中,员工又能够获取成就感从而对工作产生更强烈的承诺感。研究表明,工作资源缺乏会导致员工从工作中的分离以及自我效能感的降低,而且工作资源还是工作投入的重要预测指标(Demeroutiet et al.,2001;Hakanen et al.,2006)[3][4]。此外,Hakanen等人(2008)[5]还通过对三年纵向数据的分析证实了动机过程和健康损害过程的存在,工作要求随着时间的推移能够预测倦怠,进而预测

① Bakker, A. B., Demerouti, E., De Boer, E., & Schaufeli, W. B. Job demands and job resources as predictors of absence uration and frequency. *Journal of Vocational Behavior* (2003), 62(2),341 - 356.

② Bakker, A. B., Demerouti, E., & Euwema, M. C. Job resources buffer the impact of job demands on burnout. *Journal of Occupational Health Psychology*(2005), 10(2),170 - 180.

③ Demerouti, E., Bakker, A. B., Nachreiner, F., & Schaufeli, W. B. The job demands-resources model of burnout. *Journal of Applied Psychology*(2001), 86(3),499 - 512.

④ Hakanen, J. J., Bakker, A. B., & Schaufeli, W. B. Burnout and work engagement among teachers. *Journal of School Psychology*(2006), 43(6),495 - 513.

⑤ Hakanen, J. J., Schaufeli, W. B., & Ahola, K. The Job Demands-Resources model: A three-year cross-lagged study of burnout, depression, commitment, and work engagement. *Work & Stress*(2008), 22(3),224 - 241.

将来的抑郁倾向；而工作资源能够影响员工未来的工作投入以及组织承诺感，从而证明工作要求-资源模型可以有助于弥合"消极"和"积极"心理之间的鸿沟。

作为研究员工职业健康的重要理论模型，工作要求-资源尽管得到了很多的验证，但是模型的内容过于宽泛不够具体，因此 Schaufeli 和 Bakker (2004)[①]在该模型的理论框架之下，借鉴和综合了很多前人的研究，对模型进行具体化，进而提出了员工职业健康的积极和消极过程模型，进一步推进了消极心理与积极心理之间的联结(见图6-4)。该模型将职业倦怠和工作投入这两个原本水火不容、势不两立的概念融合在了一起进行研究：消极方面涉及的是能量消耗过程所导致的职业倦怠，而积极方面体现的是动机激发过程所引发的工作投入。而且双过程模型所包含的变量是弹性可变的，可以根据研究的需要纳入不同的前因变量和效果变量，从而组合出不同的双过程模型。这就使得职业健康的研究不仅关注到了如何让员工远离职业倦怠等消极的职业健康问题，同时还引导我们关注如何促进和激发员工的积极心理状态，因为没有消极的病症并不代表员工就能感到幸福和成功。

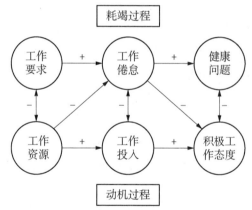

图6-4　员工职业健康的积极和消极过程模型(Schaufeli & Bakker, 2004)

但是，以往的研究中更多关注与工作环境相关的因素，如工作要求和工作资源，研究范围过于局限，Xanthopoulou 等人(2007)[②]则把个人层面的因

---

① Schaufeli, W. B. , & Bakker, A. B. Job demands, job resources and their relationship with burnout and engagement: A multi-sample study. *Journal of Organizational Behavior* (2004), 25(3), 293 - 315.

② Xanthopoulou, D. , Bakker, A. B. , Demerouti, E. , & Schaufeli, W. B. The role of personal resources in the job demands-resources model. *International Journal of Stress Management* (2007), 14(2), 121 - 141.

素也加入模型之中探讨其对于职业健康的具体作用,如自我效能、乐观、基于组织的自尊感等个人资源。个人资源与工作资源、工作要求并列成为影响工作结果的前因变量,并且相互之间还存在着复杂的作用关系。改进后的双过程模型如图6-4。这样更有利于我们把工作环境中的工作者看作能动的个体,他们会基于个人的人格特点、自身的需要、过往经验或价值观等对工作环境进行感知和判断,做出自己的评价和分类。比如工作特征中工作要求和工作资源的分类并不是绝对的,对于低传统性人群来说工作的可控性可能是一种工作资源,但是对于高传统性人群来说却可能成为一种高工作要求(吴亮等,2010)。[①]

对于专业助人者来说,这样的双过程也存在于其工作过程中。一方面,服务对象所提出的各种情感需要、工作过程中随时可见的负面情绪甚至创伤性事件、急切地想要帮助服务对象摆脱困境的助人动机等等,都可能成为助人者的工作压力来源,这些工作要求不断消耗着助人者的身体和心理能量,从而导致其产生疲惫、倦怠甚至是二次创伤压力,进而影响其身心健康,因此共情疲劳的产生是能量消耗的消极过程。另一方面,充足丰富的专业助人知识与训练有素的专业助人技巧、组织所提供的有效督导与亲密合作的团体氛围,服务对象日渐一日地好转与成长等等,都可以让专业助人者的助人效能和助人动机愈发高涨,乐此不疲地投入并享受助人工作及其带来的快乐和幸福,甚至萌生出神圣的助人使命感促使其更自愿坚守在助人工作领域中,而这个过程则对应着动机激发的积极过程。因此,双过程模型同样适用于来分析和研究专业助人者的职业健康问题。

二、共情满意的积极作用

(一) 共情疲劳与共情满意

专业助人者在日常的助人工作中可能出现积极和消极两方面的感受和体验。一方面,从事专业助人工作会遭遇更为特殊的工作压力,助人过程中需要对服务对象运用共情技巧,付出一定的情感和情感努力,同时还会经常面对一些遭遇创伤性事件的服务对象,在倾听这些内容的过程中助人工作

---

① 吴亮,张迪,伍新春.工作特征对工作者的影响——要求-控制模型与工作要求-资源模型的比较.心理科学进展(2010),18(2),348—355.

者也会受到创伤性内容的间接影响。Figley(1995,2002)①②将助人工作所带来的消极影响作用称为共情疲劳(Compassion Fatigue，CF)，指的是由于间接性地暴露在创伤性情境中，个体在行为和心理上出现的一种类似于PTSD的超负荷压力现象，是由于情感过度支出而在行为、情感和认知上产生的消极反应。另一方面，助人工作同样还会带给工作者积极方面的影响，在向受助群体提供帮助的过程中，个体也会体验到助人的快乐，感受到满意和愉悦，从而获得助人的成就感，Stamm(2002)③把助人工作所带来的积极影响称为共情满意(Compassion Satisfaction，CS)。这种积极的影响结果包含了所有由于与服务对象合作所产生的多种积极感觉，Sacco 和 Copel(2018)④对护理工作中的共情满意进行分析，提出了以下十种特性：幸福、满足、奖赏、成就感、快乐、充实、鼓舞、激励、新生、感恩和希望，这说明共情满意是一组成分复杂的积极体验。这两种影响结果可能同时存在于专业助人者的工作生活之中，随着其相互的比例不同，影响着工作者的工作生活质量，并带来不同的职业健康结果。

对于很多进入助人行业的个体来说，很多人往往怀揣着一些崇高无上的职业动机或工作愿景，"扶危救困"、"助人为乐"等都是比较常见的工作动机，然而助人工作中的那些负面消极的感受和体验会很容易威胁到这些利他主义的价值观和情怀，并不断地对助人者造成一定的伤害。如受虐儿童、家庭暴力、自然灾害、暴力犯罪等创伤性场景都可能成为间接创伤压力对社会工作者造成负面影响，因此共情疲劳是助人行业中一种非常典型的职业伤害。Figley 甚至把它称为助人职业的一种"毒性"，认为它有可能导致从业者最终彻底离开助人行业。然而我们也发现并不是所有的助人者都会遭遇严重的共情疲劳，也不是每个助人者都会被这些消极的工作体验所压垮，总会有一些原因让他们心甘情愿地留在助人行业之中继续发光发热，因此一定存在着一些积极因素保护他们免受与帮助他人相关的负面体验的影

---

① Figley, C. R. (Ed.). *Compassion Fatigue：Coping with Secondary Traumatic Stress Disorder in those Who Treat The traumatized*(1995). New York：Brunner/Mazel.

② Figley, C. R., Figley, K. R., & Norman, J. Tuesday morning September 11,2001：The Green Cross project's role as a case study in community-based traumatology services. *Journal of Trauma Practice*(2002)，1(4)，13－36.

③ Stamm, B. H. Measuring compassion satisfaction as well as fatigue：Developmental history of the compassion satisfaction and fatigue test. In Figley, C. R. (Ed.). *Treating Compassion Fatigue* (2002)(pp. 107－119)，New York：New York：Brunner-Routledge.

④ Sacco, T. L., & Copel L. C. Compassion satisfaction：A concept analysis in nursing. *Nursing Forum*(2018)，53(1)，76－83.

响。共情满意有可能就是促使助人者愿意继续留在这时常面临困难的职业中的主要动机和原因(Harr,2013)[1]。当助人者能够更多地获得助人的成功体验,利用优势视角从他们面对的消极环境中寻找积极因素,而不再是只关注服务对象身上的一些悲惨遭遇,就可以不断提高个人的职业心理弹性能力(Clark,2011)[2],努力维持好工作风险和工作回报之间的健康平衡,最终达到促进专业助人者职业健康的目的。

尽管我们都能认识到专业助人者的工作体验应该包含消极(如共情疲劳、倦怠、压力等)和积极(如共情满意、幸福感、职业使命感等)两个方面,但是一直以来大多数的研究都集中在倦怠、共情疲劳等消极结果上,对于后者的关注相对来说不是十分重视。对于共情满意,目前大多的研究还是停留在对不同职业群体的共情疲劳与共情满意的现状和水平的描述上,如Conrad 和 Kellar-Guenther(2006)[3]发现儿童保护工作者出现了中等水平的共情满意和较高水平的共情疲劳,而 Fontin 等人(2022)[4]对专门处理暴力案件个案工作者进行研究发现这个群体具有低水平的共情满意与高水平的共情疲劳。这说明不同职业群体因职业特征不同,其共情疲劳与共情满意状况存在着不同水平的组合。还有的研究是在探讨共情疲劳与共情满意之间的关系,如大多数的研究表明共情满意与共情疲劳之间呈现显著的负相关(Ortlepp & Friedman,2002;Sprang et al.,2007)[5][6],但也有学者认为两者的关系并不明确还需进一步探究(Harr,2013)[7],例如也会有高共情满

① Harr, C. Promoting workplace health by diminishing the negative impact of compassion fatigue and increasing compassion satisfaction. *Social Work and Christianity* (2013), 40 (1),71 – 88.

② Clark, E. J. The challenge of sadness in social work. *NASW News* (2011), 56(5),3.

③ Conrad, D., & Kellar-Guenther, Y. Compassion fatigue, burnout, and compassion satisfaction among Colorado child protection workers. *Child Abuse & Neglect* (2006), 30 (10),1071 – 1080.

④ Fontin, F. M., Pino, E. C., Hang, J., & Dugan, E. Compassion Satisfaction and Compassion Fatigue among Violence Intervention Caseworkers. *Journal of Social Service Research* (2020), 47(4),486 – 495.

⑤ Ortlepp, K., & Friedman, M. Prevalence and correlates of secondary traumatic stress in workplace lay trauma counselors. *Journal of Traumatic Stress* (2002), 15(3),213 – 222.

⑥ Sprang, G., Clark, J. J., & Whitt-Woosley, A. Compassion fatigue, compassion satisfaction, and burnout: Factors impacting a professional's quality of Life. *Journal of Loss and Trauma* (2007), 12(3),259 – 280.

⑦ Harr, C. Promoting workplace health by diminishing the negative impact of compassion fatigue and increasing compassion satisfaction. *Social Work and Christianity* (2013), 40 (1),71.

意与高二次创伤压力同时出现的情况(Stamm，2010)[1]，但高共情满意一般还是与低倦怠并存。而 Stamm 早在 1995 年(Stamm，1995)[2]就曾提出一种理论假想：共情满意可以作为调节倦怠和共情疲劳的重要变量，从而起到缓解助人工作对于工作者的负面影响的作用，这样才能保证从业者保持继续投身于该职业的工作动机。这个观点也得到了相关研究的支持，如Collins 和 Long(2003)[3]的研究结果显示共情满意可能是防止共情疲劳产生的一个保护因素，因此应该挖掘工作中的积极因素促进共情满意从而有效减轻助人工作的负面影响。

近年来个别研究者将共情满意与其他个人心理变量联结起来，探讨其具有的积极作用，如 Buceta 等人(2019)[4]发现：共情满意与安全型依恋、自我怜悯、自我善良、正念等积极的心理能量呈现正向相关，共情满意能够让助人者更容易接近服务对象并与之建立良好的联结，还可以帮助助人者更好地管理自己的情绪情感，从而向服务对象提供更为人性化的帮助和照顾从而避免倦怠的产生。另外，共情满意与自我效能感、团体感以及建设性的应对策略之间也存在积极相关(Cicognani et al.，2009)[5]。共情满意还可以带来一系列积极的工作结果，如热情且充满意义的医患关系(Branch & Klinkenberg，2015)[6]、服务对象的满意度(Burtson & Stichler，2010)[7]，并可以防止共情疲劳的产生以及维持良好的同理心和应对技巧(Craigie et al.，2016)[8]。因此作为一种内在

---

[1] Stamm, B. H. *The Concise ProQOL Manual* (2010)(2nd ed.). Pocatello, ID: ProQOL. org. Retrieved from https://proqol. org/uploads/ProQOLManual. pdf.

[2] Stamm, B. *Secondary Traumatic Stress: Self-care Issues for Clinicians, Researchers, and Educators*(1995). The Sidran Press.

[3] Collins, S., & Long, A. Too tired to care? The psychological effects of working with trauma. *Journal of Psychiatric and Mental Health Nursing*(2003), 10(1), 17 - 27.

[4] Buceta, M. I., Bermejo, J. C., & Villacieros, M. Enhancer elements of compassion satisfaction in healthcare professionals. *An Psicol*(2019), 35(2), 323 - 31.

[5] Cicognani, E., Pietrantoni, L., Palestini, L., & Prati, G. Emergency workers' quality of life: The protective role of sense of community, efficacy beliefs and coping strategies. *Social Indicators Research*(2009), 94(3), 449 - 463.

[6] Branch C, Klinkenberg D. Compassion fatigue among pediatric healthcare providers. *MCN: The American Journal of Maternal/Child Nursing*(2015), 40(3), 160 - 166.

[7] Burtson, P. L., & Stichler, J. F. Nursing work environment and nurse caring: Relationship among motivational factors. *Journal of Advanced Nursing*(2010), 66(8), 1819 - 1831.

[8] Craigie, M., Osseiran-Moisson, R., Hemsworth, D., Aoun, S., Francis, K., Brown, J., ... & Rees, C. The influence of trait-negative affect and compassion satisfaction on compassion fatigue in Australian nurses. *Psychological Trauma: Theory, Research, Practice, and Policy*(2016), 8(1), 88 - 97.

的满足感,共情满意可以让助人者持续地投入到自己的工作之中,成为长久坚守在助人行业中的一种重要动机(Graber & Mitcham,2004)[1]。

总之,共情满意的各种积极作用不断被发现和证实,这些结果都提醒着我们:在关注共情疲劳这一助人行为所带来的消极结果的同时,也不能忽视作为助人过程中积极结果的共情满意。因此值得开展更多的研究继续探明共情满意的具体作用和意义,以利于在实践工作中更好地利用其具有的积极保护作用来解决专业助人者所面临的一些职业健康问题。

(二) 工作资源与个人资源

尽管工作要求-资源模型和工作要求-控制模型从积极和消极两个方面比较全面地探讨了工作特征对于工作者的影响作用,但是他们存在一个共同的缺陷就是:都是采用静止的方式看待个体和环境之间的关系,过分强调了环境的作用,而忽视了人的主观能力。个体并非环境刺激的简单反应者,个体所具有的自身特点对于工作环境适应过程来说也是非常重要的决定因素。因此,很多研究者都建议将个人资源也引入工作要求-资源模型之中,从而深入发展具有个体适用性的工作特征模型。

个人资源指的是个体对于成功控制和影响工作环境的能力的自我感觉,与心理弹性有着广泛的关系。简单来说,如果个体缺乏个人资源,那么各种工作要求就会对个体造成消极影响,从而产生抑郁、工作压力等心理体验。关于个人资源的作用,研究结果之间存在一定的矛盾。Xanthopoulou等人(2007)[2]对三种重要的个人资源(自我效能感、基于组织的自尊、乐观)在工作要求-资源模型中的作用进行了深入探讨,结果发现个人资源在工作资源与工作投入之间发挥部分中介作用,工作资源能够进一步培养和催生相关个人资源的发展,但是并没有发现个人资源在工作要求与组织结果之间的缓冲作用。但是Jex和Elacqua(1999)[3]的研究结果却发现基于组织的自尊能够调节角色模糊与抑郁、身体紧张等消极行为结果之间的关系。还有研究发现,自我效能感、乐观能够调节工作要求、工作压力与身心健康结

① Graber, D. R. , & Mitcham, M. D. Compassionate clinicians: Take patient care beyond the ordinary. *Holistic Nursing Practice*(2004),18(2),87 - 94.

② Xanthopoulou, D. , Bakker, A. B. , Demerouti, E. , & Schaufeli, W. B. The role of personal resources in the job demands-resources model. *International Journal of Stress Management*(2007),14(2),121 - 141.

③ Jex, S. M. , & Elacqua, T. C. Self-esteem as a moderator: A comparison of global and organization-based measures. *Journal of Occupational and Organizational Psychology* (1999),72(1),71 - 81.

果之间的关系(Van Yperen & Snijders，2000；Mäkikangas & Kinnunen，2003)①②。

资源保存理论(Conservation of Resource Theory)将资源定义为："对于个体自身来说有价值的或者最终可以作为获得相关价值的途径的所有存在"(Hobfoll，2002)③。该理论提出两个假设：第一，个体会投入资源来应对威胁性环境，并保护自己不受负性结果的影响；第二，个体不仅会极力保护资源，还会极力地积累资源，而且资源还会衍生出其他资源，形成"资源大棚"(Resource Caravans)④，从而带来诸如积极应对、良好健康等积极的结果。Xanthopoulou等人(2007)⑤将资源保存理论的这一假设应用于工作要求-资源模型的动机过程之中，认为工作资源也可以带来更多资源的累积并引发积极结果的产生，并通过一项纵向研究证实(Xanthopoulou等，2009)⑥工作资源、个人资源和工作投入彼此之间的关系是一个动态的环形过程。比如，当员工能够获得足够的工作资源时，他们会觉得自己能够很好地完成他们的工作目标，从而产生自我效能感等一系列的个人资源；同样地，拥有自我效能感、乐观等较多个人资源的个体又更有能力创造一个充满资源的工作环境。而且在这个双向的过程中，个体都会产生工作投入，这样的积极工作状态又有利于他们辨认、激发或创造更多的资源。因此，工作资源与个人资源彼此之间是交互作用，互惠互利的，如果要把个人资源引入工作要求-资源模型，就必须要考虑它与工作资源之间的关系，以及两种资源在工作压力产生过程中的不同作用。因此有必要开展更多的研究，来进一步发现和验证个人资源在工作压力及相关心理和行为结果产生过程中的具体

① Van Yperen, N. W. , & Snijders, T. A. B. A multilevel analysis of the demands-control model: Is stress at work determined by factors at the group level or the individual level? *Journal of Occupational Health Psychology*(2000), 5(1),182-190.

② Mäkikangas, A. , & Kinnunen, U. Psychosocial work stressors and well-being: Self-esteem and optimism as moderators in a one-year longitudinal sample. *Personality and Individual Differences*(2003), 35(3),537-557.

③ Hobfoll, S. E. Social and psychological resources and adaptation. *Review of General Psychology*(2002), 6(4),307-324.

④ 柯江林,孙健敏,李永瑞. 心理资本：本土量表的开发及中西比较. 心理学报(2009),41(9),875—888.

⑤ Xanthopoulou, D. , Bakker, A. B. , Demerouti, E. , & Schaufeli, W. B. The role of personal resources in the job demands-resources model. *International Journal of Stress Management*(2007), 14(2),121-141.

⑥ Xanthopoulou, D. , Bakker, A. B. , Demerouti, E. , & Schaufeli, W. B. Reciprocal relationships between job resources, personal resources, and work engagement. *Journal of Vocational Behavior*(2009), 74(3),235-244.

作用。

(三) 作为个人资源的共情满意

尽管研究表明共情满意越高则工作满意度越高(Kelly et al.，2015)[①]，但是作为预防共情疲劳和职业倦怠的保护性因素，共情满意与工作满意度还是有很大差别的。并不像工作满意度仅仅是在认知评价层面上产生的一种简单的态度问题，共情满意更是一种积极的自我状态和自我品质，是一种创伤后成长的结果，更涉及一些深层次的行为动机问题。

首先，共情满意是一种以利他主义为基础的品质，与帮助他人的自我欣赏感有密切关系。当与服务对象一起工作并经历了一些积极情感回报时，个体更容易产生共情满意，所以说共情满意应该是一种因照顾他人而获得的奖励和反馈(Sacco & Copel，2018)[②]。

其次，共情满意与创伤后成长以及心理弹性等积极心理在概念上有交叉重叠的成分。如 Frey 等人(2017)[③]提出三个相互交叉又彼此不同的三个概念：替代性心理弹性、替代性创伤后成长和共情满意，并分析了他们之间的关系。替代性心理弹性指的是当与受创伤人员接触时，作为助人者角色的个体会受到受创伤人员本身的心理弹性的积极影响，从而改变对自身生活以及助人工作的看法并产生的积极成长和转变；替代性创伤后成长与共情满意都可以看作替代性心理弹性的组成部分，只不过前者则更倾向于助人者在个体内部发生的成长和改变，后者则更侧重于从观察到的服务对象的成长而获得的满足与快乐，即共情满意的获得更多来源于工作价值。然而与工作有关的成长与个人内部的成长并不是那么容易分开的，数据分析的结果显示发现替代性创伤后成长与共情满意存在共同变异，也就是说个人内部的成长与对助人工作的满意体验都是助人工作所带来的积极影响，因此共情满意从某种程度上也能反映出心理弹性之类的个体内在特质。

另外，共情满意还与个人的职业动机具有紧密关系。当个体从事某种

① Kelly, L., Runge, J., & Spencer, C. Predictors of compassion fatigue and compassion satisfaction in acute care nurses. *Journal of Nursing Scholarship* (2015)，47(6)，522 - 528.

② Sacco, T. L., & Copel L. C. Compassion satisfaction: A concept analysis in nursing. *Nursing Forum* (2018)，53(1)，76 - 83.

③ Frey, L. L., Beesley, D., Abbott, D., & Kendrick, E. Vicarious resilience in sexual assault and domestic violence advocates. *Psychological Trauma: Theory, Research, Practice, and Policy* (2017)，9(1)，44 - 51.

职业的内在动机越强烈,则其在工作中越容易获得更大的满意感(Pérez-Chacón et al.,2021)①。对于专业助人行业而言,强烈的、崇高的"使命感"是一种很重要的工作内在动机,因此把自己的工作看作是一种"天职"或"不可推卸的责任"的助人者可以更容易获得共情满意,而这种类型的工作动机在专业助人行业中其实是比较普遍存在、也是很容易产生的。反过来,共情满意也会增强工作者从事助人工作的使命感,这使得工作者相信哪怕是在工作中遇到逆境或障碍,也要继续坚持做好这项工作,此时工作对他们来说就不单单是一份养家糊口的职业,更像是一种来自精神层面上的召唤与指引(Friedman,2002;Zickar et al.,2008)②③。因此,共情满意能更多激发个体的积极感受,从而对助人工作者起到激励作用。

由以上观点来看,共情满意是一个具有资源性特征的因素,可以对个人和组织结果产生积极的影响,因此,从工作场所角度来看,共情满意是一种重要的个人资源(Tremblay,2009;Tremblay & Messervey,2011)④⑤。

三、专业助人者职业健康双过程模型的实证研究

(一) 专业助人者职业健康双过程模型的假设

本研究认为在专业助人者的工作过程中也存在着影响职业健康的双过程模型:首先,对于助人者的各种工作要求会引发各种压力的产生,为了抗

---

① Pérez-Chacón, M., Chacón, A., Borda-Mas, M., & Avargues-Navarro, M. L. Sensory Processing Sensitivity and Compassion Satisfaction as Risk/Protective Factors from Burnout and Compassion Fatigue in Healthcare and Education Professionals. *International Journal of Environmental Research and Public Health* (2021), 18(2), 611 – 630.

② Friedman, R. The importance of helping the helper. *Trauma and Child Welfare* (2002), 1 – 7.

③ Zickar, M. J., Balzer, W. K., Aziz, S., & Wryobeck, J. M. The moderating role of social support between role stressors and job attitudes among Roman Catholic priests. *Journal of Applied Social Psychology* (2008), 38(12), 2903 – 2923.

④ Tremblay, M. A. *Unit Morale Profile: A psychometric analysis* (2009). (Technical Memoranda 2009 – 2013). Ottawa, Ontario, Canada: Director General Military Personnel Research and Analysis.

⑤ Tremblay, M. A., & Messervey, D. The Job Demands-Resources model: Further evidence for the buffering effect of personal resources. *SA Journal of Industrial Psychology* (2011), 37(2), 10 – 19.

拒和缓解压力,则需要投入和消耗大量的精力,这就是消极的健康受损过程;同时,组织提供的可以利用的工作资源能够满足专业助人者的一些基本需要并不断实现自己的工作目标,助人目标的达成进而激励着助人者对于助人工作的投入,引发更为强烈的助人动机和积极的工作态度,因此助人者哪怕有遭遇各种职业风险的可能,也会继续坚守在助人行业之中而不愿离开,这个过程就是动机激发的积极过程。因此本研究提出专业助人者职业健康双过程模型的假设,消极的健康受损过程指的是:以角色压力作为工作要求变量,引发消极的工作结果即共情疲劳的产生,进而造成各种心理健康问题;积极的动机激发过程指的是:以组织支持作为工作资源变量,引起助人者积极的工作结果即工作投入,最终减少其对于专业助人工作的离职倾向。两个过程的具体情况见图6-5与图6-6。

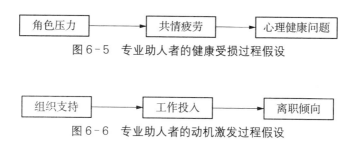

图6-5　专业助人者的健康受损过程假设

图6-6　专业助人者的动机激发过程假设

本研究的被试群体与本书第三章中被试群体二是同一批被试,相关人口学变量的具体信息见第三章表3-8。

(二) 相关变量的操作化与测量工具的信效度检验

1. 共情疲劳

选择 ProQOL 作为测量工具中的倦怠和二次创伤两个分量表来测量共情疲劳,这两个成分是助人工作压力对个体所带来的身心健康问题。此量表的信效度已在第三章得到了一定的验证。

2. 心理健康问题

采用 Kessler-10 量表(K10)对被试的身心健康进行评测。K10 是一个能够评定人群心理状况且适用于大规模人群心理疾病筛查的有效工具,由 Michigan 大学的 Kessler 和 Mroczek 等人于 1994 年编制而成,共包含10 个条目,要求被试对过去 1 个月中经历的焦虑和压力水平等非特异性的心理健康相关症状进行频率的自我评价,1 代表"几乎没有",5 代表"所有时间"。该量表被国内多个学者引入,在我国多个被试群体中进行了应用,并进行了信效度的相关评价（徐凌忠等，2005；周成超等，2008）[1][2]，成为一个可靠有效的适用于大规模人群心理健康状况调查的简易量表。

（1）Kessler‐10 量表的信度检验

表 6‐1　Kessler‐10 量表的一致性系数

	变量数	平均数	标准差	α
Kessler‐10	10	2.403	0.819	0.883

内部一致性系数检验结果表明，Kessler‐10 量表的 α 系数为 0.883，参考 Kline（1998）[3]的评价标准，α 大于 0.50 视为可接受，0.70 为适中，0.80 为很好，大于 0.90 为优秀。该量表的内部一致性系数在 0.8 以上，说明该量表内部一致性良好，具有较好的信度。

（2）Kessler‐10 量表的效度检验

使用结构方程模型对 Kessler‐10 量表进行验证性因素分析，模型拟合指数见表 6‐2。从统计结果来看，单维度的结构方程模型的各项指标均在可接受范围内，表明这一量表具有良好的结构效度。验证性因素分析模型见图 6‐7。

表 6‐2　Kessler‐10 量表验证性因素模型拟合指数

χ^2	df	χ^2/df	RMSEA	GFI	CFI	TLI	IFI
99.376	31	3.206	0.074	0.952	0.973	0.962	0.973

3. 工作要求——角色压力

本研究选择角色压力作为工作要求的一个重要变量。角色压力的测量采用 Peterson 等（1995）[4]编制的问卷，原问卷包括三部分：角色冲突（3 道题）、角色模糊（5 道题）和角色超载（5 道题）。根据本研究的研究对象的特性，选取角色模糊和角色超载两个分量表来衡量被试的角色压力。该量表

---

① 徐凌忠，王建新，孙辉等. Kessler 10 在我国的首次应用研究及其重要意义. 卫生软科学（2005），(06)，410—412＋421.

② 周成超，楚洁，王婷，等. 简易心理状况评定量表 Kessler10 中文版的信度和效度评价. 中国临床心理学杂志（2008），(06)，627—629.

③ Kline, R. B. *Principles and Practices of Structural Equation Modeling*（1998）. New York：Guilford.

④ Peterson, M. F., Smith, P. B., Akande, A., Ayestaran, S., Bochner, S., Callan, V., & Viedge, C. Role conflict, ambiguity, and overload：A 21-nation study. *Academy of Management Journal*（1995），38(2)，429‐452.

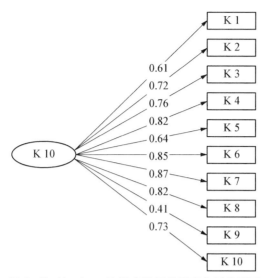

图 6 - 7 Kessler - 10 量表验证性因素分析模型图

的信效度在我国得到了一定的验证(李超平,张翼,2009)[①]。

(1) 角色压力量表的探索性因素分析与一致性系数检验

对角色压力量表进行探索性因素分析,KMO=0.853,达到适中的程度并接近良好的指标,即量表适合进行因素分析。Bartlett 球形检验的近似卡方分布为 2196.916,自由度为 45,显著性概率值 $p<0.01$,达到显著性水平,拒绝相关矩阵不是单位矩阵的假设,即 10 个题目变量有共同因素的存在,数据文件适合进行因素分析。

表 6 - 3 角色压力量表的探索性因素分析

	因子 1	因子 2
D9 我的工作负担太重	0.911	
D7 在工作中,我感到负担过多	0.905	
D8 在工作中,我承担了太多的职责	0.866	
D6 我很需要减轻我的部分工作	0.836	
D10 我所承担的工作量太大,以至于我很难保证工作质量	0.808	
D5 我清楚地知道自己在工作中应该承担多少责任		0.835

① 李超平,张翼.角色压力源对教师生理健康与心理健康的影响.心理发展与教育(2009),25(1),114—119.

续表

	因子1	因子2
D3 我很清楚自己在工作中的职责是什么		0.802
D2 我确切地知道案主对我的期望是什么		0.747
D4 我在工作中的责任已经被明确规定好了		0.731
D1 我的工作有明确的、计划好的目标与目的		0.707
因素命名	角色超载	角色模糊
变异解释率(%)	37.629	29.765
内部一致性系数	0.824	0.917
特征根	3.899	2.841

表6-3中的结果显示该量表因子结构清晰,具有较好的结构构想效度,共抽取了2个特征根大于1的共同因子,两个共同因子的累计贡献率为67.394%。采用最大变异法进行直交旋转,旋转后的因子矩阵见表。各个项目在各因子上的负荷与角色压力原量表的结构分类一致,第一个因子为角色超载,包含6、7、8、9、10五个题目;第二个因子为角色模糊,包含1、2、3、4、5五个题目。

内部一致性系数检验结果表明,角色超载分量表的 α 系数为0.824,而角色模糊分量表的 α 系数为0.917,参考 Kline(1998)[①]的评价标准,α 大于0.50视为可接受,0.70为适中,0.80为很好,大于0.90为优秀。两个分量表的内部一致性系数都在0.8以上,内部一致性良好,说明该量表具有较好的信度。

(2) 角色压力量表的验证性因素分析

使用结构方程模型,采用协方差矩阵对角色压力量表进行验证性因素分析,模型拟合指数见表6-4。从统计结果来看,角色压力量表的各项指标均在可接受范围内,表明这一量表具有良好的结构效度。验证性因素分析模型见图6-8。

表6-4 角色压力量表验证性因素分析拟合度指数

χ^2	df	χ^2/df	RMSEA	GFI	CFI	TLI	IFI
80.195	33	2.430	0.059	0.962	0.978	0.970	0.978

① Kline, R. B. *Principles and Practices of Structural Equation Modeling* (1998). New York: Guilford.

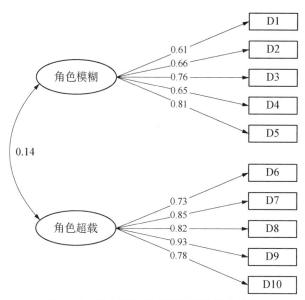

图 6 - 8　角色压力量表的验证性因素分析

4. 工作资源

本研究同样选择组织支持作为工作资源的一个变量代表。所用工具与研究三中的工具相同，其信效度信息详见第五章。

5. 工作投入

工作投入在本研究中的操作性定义是：工作在员工生活中的重要性程度，以及员工在心理上对于现有工作的认同程度或信念。本研究采用Kanuago(1982)[①]所设计的工作投入量表对该变量进行测量。原量表包含10 个项目，骆静(2007)[②]在其研究中对量表质量进行检验，保留了 8 道题目，所报告的内部一致性系数为 0.846，有较为理想的辐合效度、区分效度，且理论框架十分明确，可以有效地将工作投入的前因后果变量区分开来。

（1）工作投入量表的信度检验

表 6 - 5　工作投入量表的一致性系数

	变量数	平均数	标准差	α
工作投入	8	1.822	0.450	0.803

① Kanungo，R. N. Measurement of job and work involvement. *Journal of Applied Psychology*(1982)，67(3)，341 - 349.

② 骆静.知识员工绩效评估公平感及其对工作态度的影响研究(博士论文)(2007).华中科技大学.

内部一致性系数检验结果表明，工作投入量表的 α 系数为 0.803，参考 Kline(1998)[①]的评价标准，α 大于 0.50 视为可接受，0.70 为适中，0.80 为很好，大于 0.90 为优秀。该量表的内部一致性系数在 0.8 以上，说明该量表内部一致性良好，具有较好的信度。

（2）工作投入量表的效度检验

使用结构方程模型，采用协方差矩阵对工作投入量表进行验证性因素分析，模型拟合指数见表 6-6。从统计结果来看，单维度的结构方程模型的各项指标均在可接受范围内，表明这一量表具有良好的结构效度。验证性因素分析模型见图 6-9。

表 6-6　工作投入量表验证性因素模型拟合指数

χ^2	df	χ^2/df	RMSEA	GFI	CFI	TLI	IFI
20.841	16	1.303	0.027	0.988	0.995	0.991	0.995

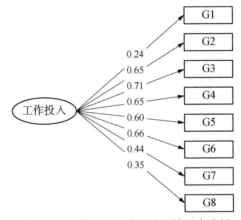

图 6-9　工作投入量表的验证性因素分析

6. 离职倾向

本研究采用"我经常想放弃目前从事的工作"一个题目对离职倾向进行测量，要求被试从 1 到 5 分进行自我评价，1 代表"非常不符合"，5 代表"非常符合"，即得分越高，则离职倾向越严重。

（三）研究结果

1. 各变量的描述统计结果与相关分析结果

采用 SPSS 23.0 对本研究中的各个变量进行 Pearson 简单相关分析，

[①]　Kline, R. B. *Principles and Practices of Structural Equation Modeling* (1998). New York：Guilford.

根据得到的相关系数来判断各个变量之间的关系。

表 6－7　变量的描述统计与相关分析结果

	1	2	3	4	5	6	7	8	9
M	14.36	12.28	9.29	10.76	24.92	24.24	25.90	24.04	2.39
SD	4.47	3.31	2.67	2.52	5.06	5.55	4.81	8.19	1.12
1 角色超载	1								
2 角色模糊	.105 (**)	1							
3 上级支持	−.061	−.242 (***)	1						
4 同事支持	−.140 (***)	−.311 (***)	.591 (***)	1					
5 倦怠	.539 (***)	.432 (***)	−.166 (***)	−.330 (***)	1				
6 二次创伤	.392 (***)	.147 (***)	−.017	−.136 (***)	.578 (***)	1			
7 工作投入	.135 (***)	−.276 (***)	.294 (***)	.310 (***)	−.132 (***)	.212 (***)	1		
8 心理健康问题	.533 (***)	.261 (***)	−.106 (**)	−.214 (***)	.664 (***)	.515 (***)	−.087	1	
9 离职倾向	.354 (***)	.226 (***)	−.115 (**)	−.244 (***)	.539 (***)	.305 (***)	−.226 (***)	.457 (***)	1

从相关分析的结果得知：首先，代表工作要求的角色压力量表的两个维度即角色超载、角色模糊，与共情疲劳的两个成分即倦怠、二次创伤，彼此之间存在均呈现显著正相关，也就是说角色压力越大则共情疲劳越严重，而共情疲劳与心理健康问题也呈现出显著正相关，即共情疲劳水平越高，则心理健康问题越严重；其次，工作资源即上级支持、同事支持，与工作投入之间分别存在显著正相关，也就是说工作资源水平越高，则工作投入水平越高，而工作投入与离职倾向之间呈现显著负相关，即工作投入水平越高，则越不想离开所在的工作岗位。

2. 健康受损过程的结构方程模型结果

以角色压力为自变量，共情疲劳为因变量，心理健康问题为最终的结果变量，构建代表健康受损过程的结构方程模型。模型结果分别见表 6－8 与图 6－10。

表 6 - 8　健康受损过程的结构方程模型拟合指数

χ^2	df	χ^2/df	RMSEA	GFI	CFI	TLI	IFI
152.933	68	2.249	0.055	0.948	0.974	0.966	0.975

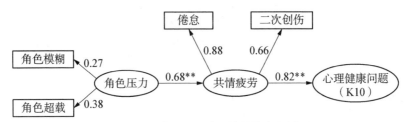

图 6 - 10　健康受损过程的结构方程模型

表 6 - 8 中的数据表明结构方程模型的各项拟合指数良好,图 6 - 10 显示角色压力对于共情疲劳具有显著正向预测作用,标准回归系数为 0.68,而共情疲劳对于心理健康问题具有显著正向预测作用,标准回归系数为 0.82。也就是说作为工作要求的角色压力会导致共情疲劳的产生,并进而引发心理健康问题。

3. 动机激发过程的结构方程模型结果

以组织支持为自变量,工作投入为因变量,离职倾向为最终的结果变量,构建动机激发过程的结构方程模型。模型结果分别见表 6 - 9 与图 6 - 11。

表 6 - 9　动机激发过程的结构方程模型拟合指数

χ^2	df	χ^2/df	RMSEA	GFI	CFI	TLI	IFI
132.059	38	3.475	0.078	0.946	0.927	0.894	0.928

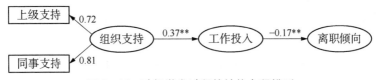

图 6 - 11　动机激发过程的结构方程模型

表 6 - 9 中数据表明结构方程模型的各项拟合指数良好,图 6 - 11 显示组织支持对于工作投入具有正向预测作用,标准回归系数为 0.37;而工作投入对于离职倾向具有负向预测作用,标准回归系数为 -0.17,也就是说,作为工作资源的组织支持会激励员工的工作投入,进而减少个体的离职倾向。

四、共情满意在健康受损过程中的调节作用研究

(一) 共情满意的描述统计及变量间的相关分析结果

采用 SPSS 23.0 对共情满意进行描述统计分析,并对其与本研究中涉及的其他各个变量之间的关系进行 Pearson 相关分析,根据得到的相关系数来判断各个变量之间的关系。结果见表 6 - 10 与 6 - 11。

表 6 - 10　共情满意的描述统计分析结果

	平均数 M	标准差 SD	最大值 Max	最小值 Min	Skewness	Kurtosis
共情满意	34.91	6.04	50	16	−.005	−.079

表 6 - 11　变量间的相关系数分析结果

	角色超载	角色模糊	倦怠	二次创伤
共情满意	−.268(∗ ∗ ∗)	−.544(∗ ∗ ∗)	−.653(∗ ∗ ∗)	−.152(∗ ∗ ∗)

从相关分析的结果得知,首先,个人资源即共情满意,与角色要求的两个成分之间存在显著负相关,也就是说角色要求越高,则共情满意水平越低;其次,共情满意与共情疲劳的两个成分之间也存在显著负相关,即共情满意水平越高,则共情疲劳水平也越低。

(二) 共情满意在健康受损过程中的调节作用分析

运用层级回归的方法考察个人资源对于角色压力与共情疲劳的调节作用,为避免共线性问题,研究中的所有变量都进行去中心化处理,即转化为 Z 分数进行后续运算。

分别以共情疲劳的两个成分即倦怠和二次创伤为因变量,以角色模糊和角色超载为自变量,个人资源即共情满意为调节变量,建立多元层次回归的交互作用分析。其步骤为:第一步引入人口学等控制变量,第二步引入自变量与调节变量,第三步引入交互项。如果交互项显著,则调节效应显著。因篇幅所限,本研究只展现第三步的回归方程系数,结果见表 6 - 12。

表 6 - 12　共情满意的调节效应分析

因变量		Beta	ΔR^2	ΔF
倦怠	自变量：角色模糊	0.073	0	0.041
	调节变量：共情满意	−0.587***		
	交互项：角色模糊 * 共情满意	0.007		
	自变量：角色超载	0.347***	0.002	1.559
	调节变量：共情满意	−0.528***		
	交互项：角色超载 * 共情满意	−0.043		
二次创伤	自变量：角色模糊	0.075	0.005	1.862
	调节变量：共情满意	−0.013		
	交互项：角色模糊 * 共情满意	0.065		
	自变量：角色超载	0.368***	0	0.125
	调节变量：共情满意	0.039		
	交互项：角色超载 * 共情满意	0.017		

从表 6 - 12 中的数据可以得知，共情满意在各种角色压力与共情疲劳之间关系的调节作用均不显著，因此个人资源的调节作用在本研究并未得到证实。同时，还发现共情满意对于共情疲劳直接具有显著的负向预测作用，高水平的共情满意能预测低水平的倦怠，但对于二次创伤压力的预测作用未达到显著。

五、共情满意在动机激发过程中的中介作用研究

（一）变量之间的相关分析

这里所涉及的变量的描述统计结果在上面几个部分都已经有所呈现，这里就不再赘述。对共情满意与动机激发过程中涉及的变量之间的关系进行 Pearson 相关分析，结果见表 6 - 13。从表中结果可知，首先，工作资源即组织支持的两个维度与共情满意之间存在呈现显著正相关，也就是组织支持越多，则共情满意水平越高，其中同事支持与共情满意之间的相关系数要大于上级支持与共情满意的相关系数；其次共情满意与工作投入之间呈现显著正相关，即共情满意水平越高，则工作投入也越高。

表 6‑13　变量间的相关系数分析结果

	上级支持	同事支持	工作投入
共情满意	.258(＊＊＊)	.388(＊＊＊)	.434(＊＊＊)

（二）共情满意在动机激发过程中的中介作用分析

构建以组织支持为自变量，工作投入为因变量，个人资源为中介变量的中介模型并进行结构方程模型的验证，相关结果见表 6‑14 和图 6‑12。结果显示，结构方程模型各拟合指数良好。组织支持对工作投入具有正向预测作用，对于共情满意具有正向预测作用，共情满意对于工作投入也具有正向预测作用。共情满意在组织支持与工作投入的联系中具有部分中介作用（中介效应值 ab＝0.40＊0.18＝0.072，$p<0.01$）。也就是说，作为工作资源的组织支持不仅可以直接促进工作投入，而且工作资源还能通过激发共情满意即个人资源的提升，间接对工作投入发挥影响作用。

表 6‑14　共情满意的中介效应分析

χ^2	df	χ^2/df	RMSEA	GFI	CFI	TLI	IFI
320.731	154	2.083	0.052	0.928	0.945	0.933	0.946

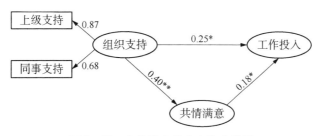

图 6‑12　共情满意的中介效应模型

六、研究结果与讨论

（一）关于共情疲劳的职业健康双过程模型

本研究结果发现，专业助人者的职业健康存在着积极和消极的双过程模型。一方面，助人者在工作中所感受到的工作要求会让他们产生一定的心理压力，比如工作量过多所造成的角色超载，或者由于责任划分不够明确带来工作者对自身工作角色的模糊性，都会成为工作压力的来源，从而让助人者在工作中不断消耗其情绪与体力，便会出现共情疲劳现象。当消耗和付出过多时，共情疲劳便会威胁到个人的身心健康，出现抑郁、焦虑等心理健康问题。Pope 和 Tabachnick(1994)[1]的研究表明，从事心理治疗的工作人员都报告了曾出现过抑郁、人际关系困难、焦虑和缺乏自信等问题，60%的人在职业生涯中都明显地体验过抑郁，29%的人感觉有自杀倾向，4%的人甚至尝试过自杀。这些都是健康受损过程所带来的职业健康消极结果，即助人工作会让个体过分消耗自身能量，从而产生了各种各样的心理健康问题，共情疲劳就是一种典型的表现。

另一方面，助人工作更是一个资源调动的过程，尤其是社会工作者、心理咨询师之类的行业特别注重在助人过程中对于内在与外在资源的挖掘与运用，当拥有的资源越丰富和充足，助人工作者就越能够得心应手地处理各种工作并取得更为良好的助人效果，而在此过程中所获得的这种能力感和成就感则是激发工作者投入工作、热爱工作的重要动机。如王彦峰和秦金亮(2009)[2]认为工作资源作为一种潜在动机，能够使员工产生高水平的工作投入和卓越的工作表现。对于专业助人行业来说，工作资源也是激发员工工作动机的重要因素。它不仅能满足人们的基本需要，还能够促进员工的成长、学习和发展等内在高级需要，同时它还是一种外在动机，促进工作目标的达成，助人效果的呈现如服务对象的好转与成长等，让助人者能够享受到助人工作带来的快乐从而更乐意继续投身于助人事业之中，继而带来更高水平的工作投入。因此工作资源性因素所对应的动机激发过程让助人工作者维持良好的工作投入状态，不仅避免了离职倾向的产生，甚至还可以让助人者对于自己所从事的助人工作产生一种由衷的使命感（Friedman，2002)[3]，支撑其在助人工作的道路上更长久地行走下去。

（二）共情满意在健康受损过程中的作用

尽管本研究并未发现共情满意在角色压力与共情疲劳之间的调节作用，但是并没有否认共情满意本身具有的积极作用，如共情满意对于共情疲

---

[1] Pope, K. S., & Tabachnick, B. G. Therapists as patients: A national survey of psychologists' experiences, problems, and beliefs. *Professional Psychology: Research and Practice*(1994), 25(3), 247-258.

[2] 王彦峰，秦金亮. 工作倦怠和工作投入的整合. 心理科学进展(2009),17(4),802—810.

[3] Friedman, R. The importance of helping the helper. *Trauma and Child Welfare*(2002), 1-7.

劳具有直接的负向预测作用,且与二次创伤压力相比,共情满意主要是对倦怠具有预测力。以往研究也有类似的结果。如 Yıldırım(2020)①在检验共情满意在心理资本与共情疲劳之间的中间作用时发现,共情满意在四种心理资本影响倦怠的过程中都可以发挥一定的调节作用,即强大的心理资本可以让护士拥有高水平的共情满意,经历更低的倦怠感,从而有助于组织目标的实现,但是在心理资本与二次创伤之间就不存在这样的影响。因此共情满意可能作为一个重要的内部来源,能够防止倦怠的产生,但是对于二次创伤就不具备保护作用了。Craigie 等(2016)②的研究也得到了类似的观点,比如他们在检查共情满意与二次创伤压力之间的关系时发现,这两者之间仅存在一个很小程度上的负相关,共情满意作为一种与积极情绪、积极评价和外向人格特征相关的因素,只是倦怠的保护因素。而 Figley(2002)③也曾提出假设:与共情满意相关的同理心特征可能还会让助人者更容易受到残存的共情压力的影响,也就是说共情满意较高的个体很可能是共情水平很强的个体,而共情水平越高也往往伴随着更高的共情压力,反而更容易面临共情疲劳的风险。因此关于共情满意对于共情疲劳的具体作用还有待今后更多的研究得以拓展和验证。

关于个人资源作为调节变量的作用,以往的研究结果之间存在一定的矛盾。Jex 和 Elacqua(1999)④的研究结果发现基于组织的自尊这种个人资源能够调节角色模糊与抑郁、身体紧张等消极行为结果之间的关系。还有研究发现,自我效能感、乐观能够调节工作要求、工作压力与身心健康结果之间的关系(Van Yperen & Snijders,2000;Mäkikangas & Kinnunen,2003)⑤⑥。但是

① Yıldırım, N. , Coşkun, H. , & Polat, Ş. The Relationship Between Psychological Capital and the Occupational Psychologic Risks of Nurses: The Mediation Role of Compassion Satisfaction. *Journal of Nursing Scholarship*(2021), 53(1),115 - 125.

② Craigie, M. , Osseiran-Moisson, R. , Hemsworth, D. , Aoun, S. , Francis, K. , Brown, J. , ... & Rees, C. The influence of trait-negative affect and compassion satisfaction on compassion fatigue in Australian nurses. *Psychological Trauma: Theory, Research, Practice, and Policy*(2016), 8(1),88 - 97.

③ Figley, C. R. *Treating Compassion Fatigue*(2002). New York, NY: Routledge.

④ Jex, S. M. , & Elacqua, T. C. Self-esteem as a moderator: A comparison of global and organization-based measures. *Journal of Occupational and Organizational Psychology*(1999), 72(1),71 - 81.

⑤ Van Yperen, N. W. , & Snijders, T. A. B. A multilevel analysis of the demands-control model: Is stress at work determined by factors at the group level or the individual level? *Journal of Occupational Health Psychology*(2000), 5(1),182 - 190.

⑥ Mäkikangas, A. , & Kinnunen, U. Psychosocial work stressors and well-being: Self-esteem and optimism as moderators in a one-year longitudinal sample. *Personality and Individual Differences*(2003), 35(3),537 - 557.

Xanthopoulou 等人（2007）[1]对三种重要的个人资源（自我效能感、基于组织的自尊、乐观）在工作要求-资源模型中的作用进行了分析，却并没有发现个人资源在工作要求与组织结果之间的缓冲作用。他们认为，偏向于情感-认知水平的个人资源对于工作要求的管理与职业倦怠的预防来说，其作用可能没有行为-实践水平上的个人资源的作用明显，后者主要包括：个人管理实践的能力，工作投入精力的程度等。本研究也未发现个人资源在健康受损过程中的调节缓冲作用，原因可能是我们所选择的个人资源因素过于单一，而且共情满意这个因素更倾向于与共情过程具有紧密连接，与工作过程中的自我评价与情感体验关系密切，却没有涉及与工作过程中具有更为广泛关系的人格特征方面的个人资源变量，因此，这也提醒我们注意在今后的研究中，应该继续关注其他类型的个人资源对于工作压力的缓冲作用。另一方面，借助工作要求-控制模型中关注工作要求与工作控制之间不同的组合对于工作者具有不同影响的研究思路来看，还可以假设资源与工作要求之间应该也存在着一些特定的组合作用，尤其是职业特征可能会影响不同因素组合所发挥的作用。如 Tremblay（2011）[2]在研究共情满意对于角色与工作压力之间的调节作用时，只发现了共情满意对于部分角色压力维度具有调节作用，在分析原因时他也认为可能是研究中所用的军队牧师这一职业所具有的特殊工作要求和工作特征限制了共情满意调节作用的发挥。因此，今后的研究还可以进一步寻找对于专业助人群体的共情疲劳更为关键的工作要求变量，从而探究共情满意可能具有的积极缓冲作用。

（三）共情满意在动机激发过程中的作用

本研究发现工作资源和个人资源对于工作投入均具有显著的正向预测作用，其回归系数分别为 0.27 和 0.18，并且工作资源还会通过个人资源的中介作用对工作投入产生影响。这一结果与 Xanthopoulou 等人（2007）[3]的研究结果基本是一致的。工作资源对于动机激发过程的作用在前面已经讨

① Xanthopoulou, D. , Bakker, A. B. , Demerouti, E. , & Schaufeli, W. B. The role of personal resources in the job demands-resources model. *International Journal of Stress Management*（2007），14(2),121 - 141.

② Tremblay, M. A. , & Messervey, D. The Job Demands-Resources model: Further evidence for the buffering effect of personal resources. *SA Journal of Industrial Psychology*（2011），37(2),10 - 19.

③ Xanthopoulou, D. , Bakker, A. B. , Demerouti, E. , & Schaufeli, W. B. The role of personal resources in the job demands-resources model. *International Journal of Stress Management*（2007），14(2),121 - 141.

论过,就不再赘述,这里重点探讨个人资源以及工作资源与个人资源的相互作用对于动机激发的影响。

　　个人资源作为一种与心理弹性相关的特质,指的是个体能够成功控制和影响环境的能力的感觉。共情满意作为助人工作所带来的积极产物,是对于从事和胜任助人工作的一种成就感和满足感。本研究发现共情满意对于工作投入具有正向预测作用,因此共情满意在动机激发过程中具有积极作用。资源保存理论的基本假设前提是,人们拥有一种先天的特性去保护自身资源,并避免那些可能威胁到资源的情况发生。当面临资源损失的时候,会导致一些消极的结果产生,比如产生心理压力和紧张,因此个体会把它看作一种威胁性的情境,那么个体就会运用他们已有的资源弥补未来损失的可能性。因此,当在助人工作中由于间接接触到创伤材料而产生压力感并对自身造成一定负面影响时,为了化解压力,个体也会同时寻找助人的快乐和成就感,从而获取新资源即共情满意。当拥有的个体心理资源越多,则应对压力的能力就越强,从而能够对工作产生更为积极良好的情绪和认知状态,即提高工作投入(段陆生,2008)[①]。

　　而且本研究还发现,工作资源对工作投入的影响除了直接作用之外,还会通过个人资源的中介作用对工作投入产生影响。这个中介作用的存在提醒我们,工作资源可以激发个人资源的产生。也就是说,一个良好的工作环境不仅可以为员工提供足够的工作资源,而且还可以激发员工的个人动机,使其更有自信地去完成工作任务。也就是说,对于助人工作者来说,当他们能够感受到来组织各方面的支持感时,会让他们对于助人工作具有更强的责任感和热爱感,从而激发其从工作本身寻找动力,如产生共情满意。这样能够进一步地促使助人者投入到助人事业之中,避免其因为受到共情疲劳的伤害而产生离开该行业的想法。这对于实践工作具有一定的启示意义。助人行业所面临的压力是非常独特的,一旦对人造成伤害后,就可能导致深层次的认知方式的改变。比如因为长时间接触一些负性事件的冲击,出现安全感缺失等认知扭曲现象,甚至其世界观,人生观也发生改变。所以一旦助人者因为共情疲劳的折磨而改变了自己对于助人工作的态度和价值判断,那么他可能会选择永远离开助人行业,从而造成助人行业的资源浪费和人才流失。因此提前预防共情疲劳的负面影响,对于员工与组织来说就显得更为迫切和必要,如果能够在消极影响和伤害产生之前就采取一些相关措施,那就再好不过了。而共情满意作为共情疲劳的积极对立面,是助人

---

　　①　段陆生.工作资源、个人资源与工作投入的关系研究(硕士论文)(2008).河南大学.

工作的一种重要收获，相关组织和管理人员应该向员工提供恰当的工作资源，让其处在一种良好的资源氛围之中，引导员工主动积极地寻找共情满意等积极的助人体验。比如通过规律化、结构化的案例分享会，一方面在案例探讨和分享的过程中，让员工能够感受到同事之间的工作技巧支持和情感支持，营造支持性的工作氛围；另一方面还可以引导员工分享和强化自己的工作感受，尤其是其从助人过程中所获得助人的快乐、自我成长的满足感等等，从而引发工作资源促进个人资源的互动效应，进而确保助人工作者的积极工作状态以及为助人事业甘愿奉献的精神状态。

总之，共情满意对专业助人者的职业健康具有着重要的积极作用，想要维持和保护专业助人者的职业健康，可能并不是只去避免共情疲劳等消极结果的产生，还要努力促进共情满意等积极感受的提高。甚至在某种程度上来说，因为助人行业拥有一些固有的职业风险（如经常需要处理和面对负性情绪、工作的内容可能就是处理创伤性事件或服务创伤受害者、工作的要求就是与困境中的个体产生共情并提供情感支持等），共情疲劳等消极体验并不能完全被消除，那么积极体验和消极体验的比例大小可能才是真正决定着助人者身心健康的关键。提升共情满意水平，让助人者积极体验的比例更高一些，可以提升从业者的工作士气，提供更高质量的助人服务（Radley & Figley，2007）[①]。因此，今后要转变研究的方向，结合积极心理学的理念，注重共情满意这一由助人工作所带来的积极结果对于职业健康的积极保护作用，为专业助人者职业心理健康问题的解决提供新思路和新方向。

[①] Radley，M.，& Figley，C. The social psychology of compassion. *Clinical Social Work Journal*（2007），35（3），207 - 214.

第七章　共情疲劳危害的缓解：自我怜悯在共情疲劳与心理健康关系中的调节作用

一、共情疲劳对个体身心健康的影响

　　当专业助人工作者面对求助者复杂的需求并长期暴露于求助者的痛苦和创伤经历之中时，会感到强烈的压力感，从而产生共情疲劳现象。共情疲劳不仅会对其工作行为表现产生消极影响，而且如果没有恰当的应对方式，则还会造成个人生理或心理的损伤，从而造成身心健康问题。如果缺乏组织的支持以及良好的自我照顾，那么助人者本身也可能会出现一系列与受害者相似的 PTSD 症状，主要表现为身体、情绪和认知上的功能失调：如入睡困难，惊跳反应或过度警觉、有意回避与创伤相关的刺激，抑郁或焦虑情绪等，从而造成一定的心理健康问题。如 Pope 和 Tabachnick(1994)①的研究表明，从事心理治疗的工作人员都报告曾出现过抑郁、人际关系困难、焦虑和自信问题，60%的人在职业生涯中都明显地体验过抑郁，29%的感觉有自杀倾向，4%的人甚至尝试过自杀。Jackson(2002)②对共情疲劳与个体健康之间的关系展开研究，结果表明，共情疲劳对于个体的心理健康具有强预测作用，但是共情疲劳与身体健康之间并不存在显著相关。尽管以往文献一致性认为 PTSD 与身体健康症状紧密相关，但 Jackson 的研究结果至少说明共情疲劳与 PTSD 虽然都是属于创伤造成的负面影响，但是他们两个

---

① Pope，K. S.，& Tabachnick，B. G. Therapists as patients：A national survey of psychologists' experiences，problems，and beliefs. *Professional Psychology：Research and Practice*(1994)，25(3)，247 – 258.

② Jackson，S. E. *Sleep，Compassion Fatigue，and Health Among Psychological Health Providers*（2010）（Doctoral dissertation），Alliant International University，California School of Professional Psychology，Fresno.

也存在一定差异，共情疲劳更多属于间接创伤的结果，而 PTSD 更多是直接创伤造成的。同时研究结果还发现，与 PTSD 相关的睡眠障碍与日间功能障碍等症状对身体健康具有严重损害作用，这两个问题影响的是个体最基本的认知能力，如记忆力、注意力以及支持加工能力，而这些能力对于助人过程中建立有效的专业关系、维持治疗联盟和确定有效的助人策略来说是至关重要的。因此，睡眠障碍等问题可能会破坏上述助人过程中的那些有效因素从而带来共情疲劳，进而对个体的身体健康产生危害，也就是说共情疲劳对于个体的身体与心理健康的影响作用可能是通过两条不同通路予以完成的。而且我们对于共情疲劳所包含的生理和心理症状也应该持不同的应对方式，就像是虽然 PTSD 的心理症状通常比身体症状更早出现，但是一些慢性疾病的身体症状却比急性发作的心理症状更能代表创伤影响（Yehuda，2002）[1]。因此，对于共情疲劳症状发展的监测中，虽然要重视共情疲劳直接带来的心理健康问题，但也要从长期发展的角度关注共情疲劳所造成的身体问题，尤其是如果能够及早察觉到助人者对于身体健康的抱怨，有可能会帮助我们更有效地阻止共情疲劳对于助人者健康造成更为持续长久的伤害。

二、自我怜悯对助人者的意义和作用

（一）自我怜悯对个体心理健康的积极保护作用

1. 自我怜悯及其作用

自我怜悯（Self-Compassion）是 Neff（2003）[2]汲取佛教有关思想后提出的一个关于个体自我观的概念，从字面来看，就是一种指向自我的怜悯。具体来说，在 Neff 的理论分析中，将自我怜悯定义为对自己的关心和关切，并提出自我怜悯可以分为三个成分：自我友善（Self-Kindness）、普遍人性感（Common Humanity）和正念（Mindfulness）。自我友善指的是关心和理解自我的倾向，不对自己进行严厉的批评和指责，因此自我友善的个体会在陷入艰难环境的时候转向从内部寻找自我宽慰，而不是死磕硬抗。普遍人性

---

① Yehuda, R. Post-traumatic stress disorder. *New England Journal of Medicine*(2002), 346, 108 - 114.

② Neff, K. D. Self-compassion: An alternative conceptualization of a healthy attitude toward oneself. *Self and Identity*(2003), 2(2), 85 - 102.

感是自我怜悯的中心，指的是对于"人无完人"的承认，只有认识到所有人包括自己都会失败、犯错，才会以更为宽容的视角看待自己以及自己的遭遇。正念指的是以一种清晰平衡的方式觉察当前情形，对于自我或生活中的不利方面既不轻视、忽视也不耿耿于怀，所以实质上正念包含了某种自我超脱的元视角。因此自我怜悯会让一个人在面对不愉快的情形时，不是用一种自我指责的态度来苛责自己，而是能够正确地看待痛苦，意识到自己的痛苦并不是独一无二的，并勇敢地承认自己的不足。简单来说，就是能够对自己表达出善良和同情。在日常生活中，我们有时候会很容易去同情和理解别人，却往往会跟自己过不去，其实这就是缺乏自我怜悯的一种表现。当然自我怜悯也并不等同于以自我为中心的自怜和自恋(彭彦琴，沈建丹，2012)[1]，因为自我怜悯不仅包含了自尊中所蕴含的对于自我的接纳和肯定，还把自我与他人关联了起来。也就是说，一方面自我怜悯可以让个体以平衡的方式对待自己的情绪体验，既不会逃避也不会沉湎于消极情绪之中，从而进行恰当的应对，所以并不会出现顾影自怜；另一方面自我怜悯还可以将自己的不幸遭遇与全人类的共有体验联系起来，从而个体更容易采择他人观点、以更宽恕的态度对待他人，避免出现盲目自大，最终可能影响人际知觉和社会互动(张耀华等，2010)[2]。

　　研究表明自我怜悯可以作为积极变量有效地预测和促进心理健康，它与幸福感、生活满意度等存在积极相关，而与抑郁、焦虑等存在负相关(Neff，2003)[3]，因此自我怜悯对于个体心理健康具有积极的保护作用。而这种保护作用是通过两方面机制来完成的(丁桂凤等，2016；陈曦梅等，2020)[4]：一方面，自我怜悯能够让个体更乐观地面对负性事件，从而缓冲它们带来的负面影响，减少负面情绪的产生，避免采取消极的应对方式，防止问题恶化，如高自我怜悯个体在遭遇失败或挫折时会更多地运用情绪聚焦应对方式中的接纳、积极再解释和成长的策略，而更少采用回避性的应对策略；另一方面，它还可以使个体更加关注自身需求、采取正确健康的行为解决问题，从而增强个体的积极心理力量，最终达到对于个体心理健康的保护

①　彭彦琴，沈建丹. 自悯与佛教慈悲观的自我构念差异. 心理科学进展(2012)，20(09)，1479—1486.

②　张耀华，刘聪慧，董研. 自我观的新形式：有关自悯的研究论述. 心理科学进展(2010)，18(12)，1872—1881.

③　Neff，K. D. The development and validation of a scale to measure self-compassion. *Self and Identity*(2003)，2(3)，223-250.

④　丁桂凤，候亮，张露，张丽，王曼，古茜茜. 创业失败与再创业意向的作用机制. 心理科学进展(2016)，24(7)：1009—1019.

和促进，如自我怜悯可以让饮食障碍患者更关心自身的饮食需求，这样就更容易采取有利于健康的饮食行为(Kelly & Stephen, 2016)[①]。

2. 本研究选择自我怜悯作为研究变量的原因

传统心理学大多关注生活压力事件如何导致了心理疾病的产生，而积极心理学的研究则越来越多地证实了个体积极的心理特质可以帮助个体在逆境中茁壮生长并维持心理健康，心理弹性就是一个被广泛提到的概念。尤其是对于专业助人者来说，积极的个体心理特质可能是一些很有利的从业素质，因此不管是在人才培养的课程设置中还是政策制度的导向中，都会强调对于个体心理弹性的重视，很多研究也证实了个体心理弹性对于专业助人者的积极作用(任敏敏等，2020；Atay et al.，2021)[②③]。然而目前对于心理弹性的研究中出现了一定的概念过度使用倾向，Pina Lopez(2015)[④]认为很多人在使用心理弹性概念时都出现了逻辑混乱从而导致了概念混乱、方法论混乱，然后又带来了解释的混乱，从而让相关的研究结论不仅可能出现一定的差异和矛盾，并且对于实践工作的指导意义也变得有所局限，最终可能把心理弹性变成了一个既没有用处、又与心理学无关的概念。而且心理弹性概念的情境化特征是非常明显的，不仅与个体层面的生活环境有关，也与社区、国家等宏观环境紧密联系，比如对于卫生资源的获取和控制能力将影响到个体生活中的生活方式和健康行为方式，进而影响到个体的身心健康状态。而西方新自由主义的兴起，一方面促进了创造力、独立、动机以及心理弹性等积极心理学及其相关概念的流行，因为这些概念与新自由主义的价值观是相一致的；但另一方面由于新自由主义的反语境化立场，又弱化了对于心理弹性的情境化特征的关注，从而可能带来权利失衡和歧视的风险。比如很多研究都会忽略掉心理弹性的情境本质，忘记了它与个体的社会、物理环境的关系，而简单作为一种个体心理特征来看待，这可能并不是很妥当和准确的。尤其是心理弹性的情境性特征决定了它应该是文化、

① Kelly, A. C., & Stephen, E. A daily diary study of self-compassion, body image, and eating behavior in female college students. *Body Image*(2016), 17, 152 – 160.

② 任敏敏，王广梅，张丽，杨瑶瑶，封丹珺. 335 名抗疫一线护理人员心理弹性对共情疲劳的影响. 山东大学学报(2021)(医学版). 59(02)：88—94.

③ Atay, N., Sahin, G., & Buzlu, S. The Relationship Between Psychological Resilience and Professional Quality of Life in Nurses. *Journal of Psychosocial Nursing and Mental Health Services*(2021), 59(6), 31 – 36.

④ Pina Lopez, J. A. A critical analysis of the concept of resilience in psychology. *Anales de Psicología*(2015), 31(3), 751 – 758.

社会、经济、政治、心理以及生理因素的产物，从而可能成为性别、社会经济地位、种族等维度结构化嵌入的社会不平等的产物。如个体的社会参与能力、劳动力价值、利益分享以及获取福利的能力等可能都会影响个体的心理弹性表现（Schwarz，2018）[①]。因此想要探讨保护心理健康的个体心理特质，心理弹性并不是一个特别合适的概念。而自我怜悯作为一种自我观，指的是个体面对困境时，自己向自己表达同情或怜悯的能力，更偏向于是一种个体稳定的心理特质，因此本研究认为自我怜悯可能是心理健康保护因素研究中一个更好的选择。

自我怜悯可以通过增强个体心理弹性促进心理健康（Trompetter et al.，2017）[②]，因此自我怜悯与心理弹性呈正相关，与心理健康问题呈现负相关（Hayter & Dorstyn，2014）[③]，也就是说自我怜悯和心理弹性都是心理健康的积极保护因素，但是对于助人者群体而言，自我怜悯可能是一个更为关键的保护因素。如 Kotera 等（2020）[④]对社会工作者的研究结果显示与心理弹性相比，自我怜悯与心理健康的相关更为密切。这可能是以下原因造成的：第一，社会工作作为助人性工作，不仅具有非常高尚、理想的职业价值观和职业目标，如挑战不公正和消除歧视；这类工作还具有较多的情感要求，如需要与同事和服务对象维持信任的人际关系，因此社会工作从业者容易在心目中树立一个理想的目标形象，并努力向其靠近。这就导致工作者在达不到理想要求的时候，更容易产生羞耻感与自我批评，进而出现各种心理健康问题（Kotera et al.，2019）[⑤]。而自我怜悯可以更为有效地消除这种羞耻感和自我批评的倾向，从而减少心理健康问题症状。第二，面对心理健康问题，社会工作者作为助人者角色，反而更不容易或者不愿意采取向外界

[①]　Schwarz，S. Resilience in psychology：A critical analysis of the concept. *Theory & Psychology*（2018），28（4），528－541.

[②]　Trompetter，H.，de Kleine，E. & Bohlmeijer，E. Why does positive mental health buffer against psychopathology? An exploratory study on self-compassion as a resilience mechanism and adaptive emotion regulation strategy. *Cognitive Therapy and Research*（2017），41（3），459－468.

[③]　Hayter，M. R. & Dorstyn，D. S. Resilience，self-esteem and self-compassion in adults with spina bifida. *Spinal Cord*（2014），52（2），167－171.

[④]　Kotera，Y.，Green，P.，& Sheffield，D. Roles of positive psychology for mental health in UK social work students：self-compassion as a predictor of better mental health. *The British Journal of Social Work*（2020），50（7），2002－2021.

[⑤]　Kotera，Y.，Green，P. and Sheffield，D. Mental health attitudes，self-criticism，compassion，and role identity among UK social work students. *The British Journal of Social Work*（2019），49（2），351－70.

求助等行为，而自我怜悯与健康行为关系密切(Dunne et al.，2016)[1]，它可能可以促进助人者采取更多的自我照顾行为，从而缓解心理健康问题。这样的观点也提醒我们要关注和研究自我怜悯在其他各种专业助人者职业心理健康中的积极作用，从而有助于对专业助人者职业心理健康工作指明干预的方向和内容。

所以本研究认为，在心理健康保护机制的研究中，尤其是对于专业助人者的职业心理健康问题而言，自我怜悯应该成为一个被重点关注的概念，也是一个比心理弹性更为合适的研究变量。

(二) 自我怜悯对于专业助人者的意义和作用

作为专业助人者，其工作的最终目标是要帮助服务对象更好地认同和积极地靠近自己的需要从而在根本上使其具有解决自己问题的能力，即达到"助人自助"。而为了完成这样的目标，专业助人者应该首先学会如何真实地面对自己的需要，以及做好自我照顾(Barnet et al.，2007)[2]，即"知人"才能更好地"助人"，而"自知"则是"知人"的重要前提。专业助人者首先是作为一个人的存在，所以他们也具有和我们一样的人性弱点，学习如何对自己的人性能够很好地进行共情，对于自我拥有一种宽容、接纳、同情和实事求是(不是合理化而是理性客观)的态度，这些对于助人工作者来说是非常重要和难得的事情。而这些在态度和行为上如何对待自我以及自我与他人的关系的内容，恰恰就是自我怜悯所包含的深刻内涵。如 Wiklund Gustin 和 Wagner(2013)[3]认为自我怜悯是护理工作中人文关怀产生的一个来源，对于病人的人文关怀不仅仅是照顾提供者要做的事情，它更应该是照顾活动双方彼此互动、参与到对方的世界中成为彼此并产生相互归属感的一个过程。在这个过程中，既要尊重照顾者作为共情付出者的角色，又要承认照顾者也应该是共情的接受者，也就是说照顾者和被照顾者都应该是人文关怀的受益者。因为护理工作与病痛是紧密联系在一起的，所以在护理工作

---

① Dunnagan, T., Peterson, M. & Haynes, G. Mental health issues in the workplace: A case for a new managerial approach. *Journal of Occupational and Environmental Medicine*(2001), 43(12),1073 - 1080.

② Barnett, J. E., Baker, E. K., Elman, N. S., & Schoener, G. R. In pursuit of wellness: The self-care imperative. *Professional Psychology: Research and Practice* (2007), 38 (6),603 - 612.

③ Wiklund Gustin, L., & Wagner, L. The butterfly effect of caring-clinical nursing teachers' understanding of self-compassion as a source to compassionate care. *Scandinavian Journal of Caring Sciences*(2013), 27(1),175 - 183.

中与痛苦有关的经历和体验是不可避免的，但自我怜悯可以帮助照顾者更好地处理与他人痛苦的密切接触。另外，自我怜悯有利于改善自己与他人的关系，从而提升共情关注能力与利他主义助人动机，这些对于助人工作来说都是非常重要的因素。比如作为护理工作来说，在照护临终的病人时，自我怜悯水平高的护士就不会对病人和家庭的痛苦视而不见、听而不闻；同时自我怜悯还意味着更强的自我掌控感从而避免护士出现对于病人和病痛产生听之任之的消极态度，最终有利于改善护患关系（Upton，2018）①。而这些在所有助人性工作中都是相通的，助人工作中经常遭遇的创伤性事件、共情疲劳会带来的压力性情绪体验以及原有认知图式的被侵扰都会让人产生不悦的体验，而自我怜悯可以让个体具备良好的自我调控能力，更好地处理间接创伤事件所带来的心理压力，避免间接创伤所带来的更为严重的负面结果。

自我怜悯对助人者的自我照顾与自我保护具有积极意义。比如在护理工作中，照顾病人的过程需要护士极具同理心和共情能力，这样才能更好地理解病人的需要并提供相应的护理服务，但这些临床实践工作也会大大地消耗护士的同理心从而可能导致共情疲劳等问题。因此，在保护自己的前提下再向病人提供照顾就变得非常必要了，而自我怜悯就可以发挥关键作用。自我怜悯可以让护士在困难情境中更加温暖地关心自己、善待自己，并用一种非批判的态度接受各种痛苦或难过的经历。当一个人对自己能够产生共情，他/她才可能对他人产生共情。比如自我怜悯中的正念这个成分可以让个体更清楚自己的痛苦，而正是这份清醒才能让个体主动采取必要的措施去缓解自己和他人的痛苦。因此自我怜悯是防止共情疲劳的一种重要保护机制。而且很多研究还表明，相比于个体的共情能力而言，个体的自我怜悯反而更容易通过一些干预措施予以提高和改善。如有研究者对大学一、二年级的医学生开展 11 周的身心训练课程（内容主要是瑜伽和神经科学指导下的冥想活动），结果发现，被试的自我怜悯水平得到很显著的提升，反而在共情性认知能力的增长上并没有达到显著效果（Bond et al.，2013）②。另外，很多研究还发现自我怜悯的提高可能仅仅通过非常短期的

① Upton，K. V. An investigation into compassion fatigue and self-compassion in acute medical care hospital nurses：A mixed methods study. *Journal of Compassionate Health Care*（2018），5(1),1-27.

② Bond，A. R.，Mason，H. F.，Lemaster，C. M.，Shaw，S. E.，Mullin，C. S.，Holick，E. A.，& Saper，R. B. Embodied health：The effects of a mind-body course for medical students. *Medical Education Online*（2013），18(1),1-18.

干预就可以产生效果，如 3 周的干预就可以显著提升女性大学生的自我怜悯水平(Smeets et al. , 2014)。因此，Mathad 等人(2017)[①]认为以往我们往往只意识到了指向患者的同理心与共情能力是护理工作从业者的必备专业素质，而现在更应该注意指向助人者本身的自我怜悯的干预和培训也应该成为护理专业课程体系中的必要内容。

由此来看，自我怜悯对于专业助人者具有非常重要的积极作用，因此，本研究假设自我怜悯在共情疲劳与心理健康之间具有调节作用，能够缓解或消除由共情疲劳所带来的消极影响。

三、自我怜悯调节作用的实证研究

(一) 研究设计

1. 被试

被试同研究一中的被试群体二，被试详细情况见第三章表 3 - 1。

2. 研究工具

(1) 共情疲劳

专业生活品质量表中的倦怠和二次创伤压力两个分量表作为共情疲劳的测量指标。

(2) 自我怜悯

Neff 在 2003 年编制了自我怜悯量表(Self-Compassion Scale, SCS)，主要是对特质性的自我怜悯进行测量，从而进一步推进了关于自我怜悯的实证研究。该量表由 26 个项目组成，分为 6 个子量表，分别是：①自我友善(Self-Kindness)，含 5 个条目；②自我评判(Self-Judgment)，含 5 个条目；③普遍人性感(Common Humanity)，含 4 个条目；④孤立感(Isolation)，含 4 个条目；⑤正念(Mindfulness)，含 4 个条目；⑥过度沉迷(Over-identified)，含 4 个条目。条目采用 1～5 级评分，将每个维度的题目得分进行加总可以分别得到每个分量表的得分。另外，将自我判断、孤独和过分沉迷三个分量表的题目得分进行反向计分，再与其它题目进行加总计算可以

---

① Mathad, M. D. , Pradhan, B. , & Rajesh, S. K. A journey from empathy to self-compassion: A prerequisite in nursing. *Indian Journal of Positive Psychology*(2017), 8 (4),670 - 672.

得到自我怜悯的总分,总分越高,则自我怜悯水平越高。自我怜悯量表具有较好的心理测量学属性,即较高的重测信度($r=0.93$)和内部一致性信度($\alpha=0.92$),聚合效度和辨别效度(张耀华等,2010;井凯等,2011;Neff,2003)[1][2][3]。

因自我怜悯量表的信效度已得到了良好的验证,本研究仅通过探索性因素分析对其结构效度进行验证,并提供该研究中的信度系数,以保证本研究结果的信效度。

① 自我怜悯量表的效度检验

采用 AMOS 7.0 对自我怜悯六因子模型进行验证性因素分析,以验证量表的结构效度。根据 AMOS 提供的修正指标对模型进行调整,从而得到修正后的自我怜悯六因子模型,该模型的拟合指标见表 7-1 所示。

表 7-1　自我怜悯量表验证性因素模型拟合指数

χ^2	df	χ^2/df	RMSEA	GFI	CFI	TLI	IFI
519.835	277	1.877	0.046	0.909	0.948	0.939	0.948

从表中数据可以得知,$\chi^2/df=1.877<3$,整体拟合优度良好,同时 GFI、CFI、TLI 和 IFI 均在 0.9 以上,而 RMSEA 的值为 0.046,达到了小于 0.08 的标准,各项指标均达到可接受的水平,说明问卷具有良好的结构效度。

② 自我怜悯量表的信度检验

对自我怜悯量表的六个量表和总量表的内部一致性系数进行分析,结果见表 7-2。参考 Kline(1998)[4]的评价标准,α 大于 0.50 视为可接受,0.70 为适中,0.80 为很好,大于 0.90 为优秀。同时,α 系数越高,问卷的内部一致性信度越好。由表中数据可知,本研究中自我怜悯六个维度的内部一致性系数均在 0.7 以上,总量表的内部一致性系数为 0.899,说明整个量表的信度良好。

---

① 张耀华,刘聪慧,董研. 自我观的新形式:有关自悯的研究论述. 心理科学进展(2010),18(12),1872—1881.

② 井凯,王敬群,刘芬. 大学生自我怜悯问卷的修订及信效度研究. 社会心理科学(2011),26(8),41—44.

③ Neff, K. D. Development and validation of a scale to measure self-compassion. *Self and Identity*(2003),2(3),223-250.

④ Kline, R. B. *Principles and Practices of Structural Equation Modeling* (1998). New York:Guilford.

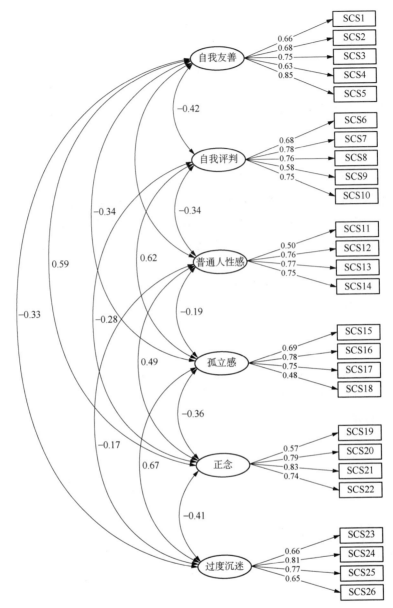

图 7-1 自我怜悯量表验证性因素分析模型

表 7-2 自我怜悯量表的一致性系数

	变量数	平均数	标准差	α
自我友善	5	18.22	3.05	0.834
自我判断	5	13.14	3.70	0.838
普通人性	4	14.14	2.69	0.787

续表

	变量数	平均数	标准差	α
孤独感	4	10.84	3.09	0.794
正念	4	14.46	2.56	0.813
过分沉迷	4	10.30	3.17	0.812
总量表	26	90.55	12.42	0.899

（3）心理健康

采用 Kessler - 10（K10）量表对心理健康进行评估。该量表主要是从焦虑、压力等方面对个体的整体心理健康状况进行评估，得分越高，则心理健康问题越严重，得分越低，则心理健康状况比较良好。该量表的信效度已在第六章得到验证，详情请参看第六章相关内容。

（二）研究结果

1. 专业助人者的心理健康现状

由于每道题目的赋分为 1～5，总分在 10～50 分之间，理论中值为 30，而整体被试在该量表总分上的平均数为 24.04，因此整体来看，专业助人者的心理健康状况还比较良好。然后依据心理健康状况等级标准：10～15 分（心理健康状况好），16～21 分（心理健康状况较好），22～29 分（心理健康状况较差），30～50 分（心理健康状况差）对被试进行分类，具体人数分布见表7-3。将前两种情况合并为心理健康组，后两种情况为心理不健康，结果发现 43% 被试心理健康，57% 被试心理不健康，其中 23.0% 被试的心理健康最差，也就是说接近四分之一的专业助人者的心理健康状况堪忧。

表 7 - 3　kessler10 量表得分均值及分布情况

	K10 总分（M±SD）	人数	比例
心理健康状况好	12.82±1.646	60	14.3
心理健康状况较好	19.18±1.60	120	28.7
心理健康状况较差	25.36±2.29	142	34.0
心理健康状况差	35.00±6.64	96	23.0

对被试在 K10 各题目上的得分进行高低排列，按照"得分越低，心理健康状况越好"的原则，可以发现，题目 10 得分最低，表明价值感对专业助人

者心理健康的威胁最低，而题目1得分最高，即莫名的劳累感是专业助人者最容易出现的心理健康问题。

表 7-4 Kessler10 量表各条目得分情况（按得分由低到高排序）

	平均数	标准差
B10. 我最近觉得自己没有什么价值	2.05	1.01
B6. 我最近感到坐立不安	2.12	0.94
B8. 我最近感到任何事情都很困难	2.22	0.96
B7. 我最近感到很沮丧	2.25	0.97
B9. 我最近感到任何事情都不能激起我的兴趣	2.34	2.22
B4. 我最近感到很无助	2.40	0.97
B3. 我最近觉得很难让自己平静下来	2.44	0.94
B2. 我最近觉得很紧张	2.60	0.97
B5. 我最近觉得休息不好	2.74	1.08
B1. 我最近无缘无故地感到劳累	2.84	0.98
总分	24.00	8.13

2. 共情疲劳、自我怜悯与心理健康的相关分析

对自我怜悯、共情疲劳与心理健康进行相关分析，结果发现各个变量之间均存在不同程度的显著相关，统计结果见表 7-5。具体来看，自我怜悯总分与共情疲劳的两个成分（即倦怠、二次创伤压力）之间分别存在显著负相关，其中自我友善、普通人性感和正念这三者与共情疲劳的两个成分之间均呈显著负相关，而自我评判、孤立感和过度沉迷三者与共情疲劳的两个成分之间均呈显著正相关。倦怠和二次创伤压力与心理健康之间分别存在显著正相关。自我怜悯总分与心理健康之间存在显著负相关，其中自我友善、普通人性感和正念与心理健康之间存在显著正相关，而自我评判、孤立感和过度沉迷三者与心理健康之间存在显著负相关。

表 7-5 共情疲劳、自我怜悯与心理健康的平均数以及相关分析结果

	1	2	3	4	5	6	7	8	9	10
平均数	24.90	24.90	18.22	13.14	14.14	10.83	14.47	10.30	90.55	24.00
标准差	5.04	5.04	3.05	3.69	2.69	3.09	2.57	3.17	12.42	8.13
1 倦怠	1									

续表

	1	2	3	4	5	6	7	8	9	10
2 二次创伤压力	.578 (***)	1								
3 自我友善	−.395 (***)	−.162 (***)	1							
4 自我评判	.433 (***)	.466 (***)	−.357 (***)	1						
5 普通人性感	−.284 (***)	−.143 (***)	.491 (***)	−.252 (***)	1					
6 孤立感	.467 (***)	.383 (***)	−.270 (***)	.514 (***)	−.129 (***)	1				
7 正念	−.379 (***)	−.190 (***)	.532 (***)	−.228 (***)	.410 (***)	−.282 (***)	1			
8 过度沉迷	.470 (***)	.430 (***)	−.264 (***)	.490 (***)	−.115 (**)	.529 (***)	−.365 (***)	1		
9 自我怜悯总分	−.602 (***)	−.454 (***)	.703 (***)	−.741 (***)	.558 (***)	−.690 (***)	.657 (***)	−.698 (***)	1	
10 心理健康	.664 (***)	.515 (***)	−.339 (***)	.422 (***)	−.194 (***)	.490 (***)	−.371 (***)	.467 (***)	−.569 (***)	1

3. 共情疲劳对于心理健康问题的回归分析

建构以共情疲劳的两个成分为自变量，心理健康问题为因变量的回归方程，结果见表7-6。结果发现，回归方程均显著，倦怠和二次创伤压力都可以正向预测心理健康问题。而且从回归系数来看，倦怠的标准回归系数为 $B=0.542$，$t=10.807$，$p<0.01$；而二次创伤的标准回归系数 $B=0.160$，$t=3.108$，$p<0.01$，因此，倦怠的回归系数要大于二次创伤，也就是说倦怠对于心理健康问题的预测作用更大，是影响心理健康问题更为关键的因素。

表7-6　共情疲劳对心理健康的回归分析

	模型一		模型二	
	β	B	β	B
第一步：控制变量				
职业类型	0.623	0.065	−0.165	−0.017
性别	−1.992	−0.099	−0.579	−0.029
是否结婚	−3.138***	−0.182***	−1.145	−0.066

	模型一		模型二	
	β	B	β	B
学历	−2.076***	−0.159***	−0.885	−0.068
有无职业资格	3.007***	0.187***	2.403***	0.150***
有无严重案例	−0.961	−0.06	−0.872	−0.054
第二步：自变量				
倦怠			0.903***	0.542***
二次创伤			0.237***	0.160***
R^2	0.073		0.456	
ΔR^2	0.073		0.383	
F	4.136		32.650	
ΔF	4.136		109.582	

4. 自我怜悯的调节作用分析

分别以共情疲劳中的两个成分即倦怠与二次创伤压力为因变量，运用层级回归的方法考察自我怜悯对于其与心理健康关系的调节作用，为避免共线性问题，研究中的所有变量都进行了去中心化处理，即转化为 Z 分数进行后续运算。

（1）自我怜悯总分对于倦怠与心理健康关系的调节作用分析

首先，检验自我怜悯总分的调节作用。以倦怠做自变量，心理健康做因变量，第一步将相关人口学变量作为控制变量纳入回归方程，第二步将自变量倦怠和调节变量自我怜悯纳入回归方程，考察自变量和调节变量对于因变量的主效应，第三步，将自变量（倦怠）×调节变量（自我怜悯总分）的交互项，纳入回归方程，考察两者的交互作用，如果交互项的效应显著，则表明调节效应显著。结果见表 7-7。

表 7-7　自我怜悯总分对于倦怠与心理健康关系的调节作用分析

	模型一	模型二	模型三
	B	B	B
第一步：控制变量			
职业类型	0.076	−0.002	−0.002
性别	−0.243	−0.07	−0.061

续表

	模型一	模型二	模型三
	B	B	B
是否结婚	−0.383***	−0.118	−0.122
学历	−0.254***	−0.092	−0.110***
有无职业资格	0.367***	0.297	0.299
有无严重案例	−0.117	−0.111	−0.114
第二步：			
自变量：BO		0.519***	0.503***
调节变量：自我怜悯		−0.237***	−0.242***
第三步：自变量*调节变量			
BO*自我怜悯			−0.107***
R^2	0.073	0.475	.489
ΔR^2	0.073	0.402	.012
F	4.136	35.289	32.860
ΔF	4.136	119.366	7.512

结果显示回归方程均显著，对表7-7中各项回归系数的显著性进行分析，自变量倦怠，调节变量自我怜悯对于心理健康的主效应均显著，倦怠对于心理健康具有负向预测作用，而自我怜悯对于心理健康具有正向预测作用。而且两者的交互项效应也显著，即调节效应存在，表明自我怜悯总分在倦怠与心理健康之间发挥调节作用。

为了进一步分析交互作用，对高自我怜悯组（高于平均分一个标准差）和低自我怜悯组（低于平均分一个标准差）的被试分别进行倦怠对心理健康的简单回归分析。结果表明，不管是高自我怜悯还是低自我怜悯的被试，倦怠对于心理健康都具有非常显著的正向预测作用，也就是倦怠水平越高，心理问题程度也越高，但是低自我怜悯情况下，倦怠对心理健康问题的影响作用更大。（低分组 $\beta=0.969$, $t=3.878$, $p<0.01$，高分组 $\beta=0.475$, $t=3.023$, $p<0.01$），根据回归系数绘制两组的回归线，结果见图7-2。

为了进一步清楚了解自我怜悯各维度是如何发挥调节作用的，分别以自我怜悯的六个因子为调节变量，构建回归方程。具体方法和步骤与上述相同。表7-8呈现了分维度的调节作用回归方程结果。因篇幅有限，将控制变量的回归结果略去，这里只呈现最后一步各项的回归系数，结果发现孤

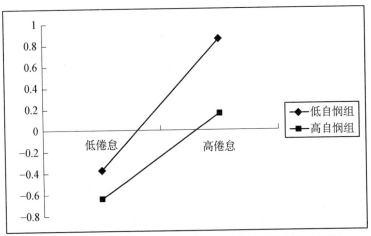

图 7-2　自我怜悯总分对倦怠与心理健康关系的调节作用图

立感、正念和过分沉迷的调节效应都达到显著水平。

表 7-8　自我怜悯六个维度对倦怠与心理健康关系的调节效应分析

调节变量		Beta	ΔR^2	ΔF
自我友善	自变量：倦怠	.619***	0	0.139
	调节变量：自我友善	−0.066		
	交互项：倦怠*自我友善	−0.016		
自我批判	自变量：倦怠	.597***	0.001	0.646
	调节变量：自我批判	.117**		
	交互项：倦怠*自我批判	0.031		
普通人性	自变量：倦怠	.643***	0	0.057
	调节变量：普通人性	0.025		
	交互项：倦怠*普通人性	0.009		
孤立感	自变量：倦怠	.537***	.014***	8.241***
	调节变量：孤立感	.188***		
	交互项：倦怠*孤立感	.110***		
正念	自变量：倦怠	.578***	.011**	6.402**
	调节变量：正念	−.138***		
	交互项：倦怠*正念	−.089**		

续表

调节变量		Beta	ΔR^2	ΔF
过分沉迷	自变量：倦怠	.522***	.006*	3.507*
	调节变量：过分沉迷	.227***	($p=0.062$)	
	交互项：BO＊过分沉迷	0.072		

  然后对调节效应达到显著的分维度变量进行进一步的交互作用分析。根据各分维度的得分，依次将被试分为高分组（高于平均分一个标准差）和低分组（低于平均分一个标准差），然后进行倦怠对心理健康的简单回归。

  ① 孤立感的调节效应分析：高孤立感组回归系数为 $\beta=1.458$，$t=7.664$，$p<0.01$，低孤立感组回归系数为 $\beta=0.640$，$t=6.508$，$p<0.01$。结果表明：不管是高孤立感还是低孤立感的被试，倦怠对于心理健康都具有非常显著的正向预测作用，也就是倦怠水平越高，心理问题程度也越严重。但对于高孤立感的被试来说，倦怠对心理健康问题的影响作用更大，具体交互作用见图。

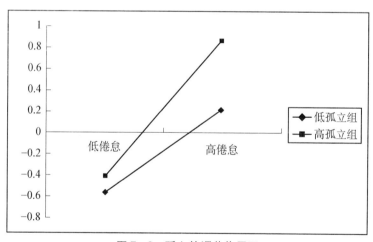

图 7-3 孤立的调节作用图

  ② 正念的调节作用：正念高分组 $\beta=0.620$，$t=4.098$，$p<0.01$，正念低分组，$\beta=1.104$，$t=3.431$，$p<0.01$，结果表明，正念高分组与低分组被试的倦怠对于心理健康问题都具有显著正向预测作用，但是正念低分组被试的倦怠对于心理健康问题的预测作用更大。

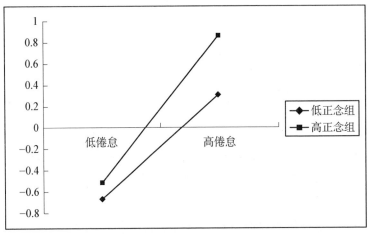

图 7-4 正念的调节作用图

③ 过分沉迷的调节效应：过分沉迷低分组 β＝0.570, t＝4.001, p＜0.01, 过分沉迷高分组 β＝0.997, t＝14.240, p＜0.01, 结果表明, 对于过度沉迷高分组和低分组的被试来说, 倦怠对于心理健康问题都具有显著的正向预测作用, 但是过分沉迷高分组被试的倦怠对于心理健康问题的预测作用更大。

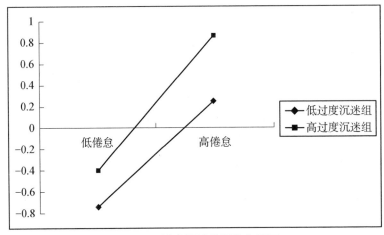

图 7-5 过度沉迷的调节作用图

（2）自我怜悯对二次创伤压力与心理健康关系的调节作用分析

首先也是先检验自我怜悯总分的调节效应。以二次创伤压力做自变量, 心理健康做因变量, 第一步将相关人口学变量作为控制变量纳入回归方程, 第二步将自变量二次创伤压力和调节变量自我怜悯纳入回归方程, 考察自变量和调节变量对于因变量的主效应,第三步,将自变量(二次创伤压力)×调节变量(自我怜悯总分)的交互项,纳入回归方程,考察两者的交互作用,如果交互项的效应显著,则表明调节效应显著。结果见表7-9。

表 7-9 自我怜悯对二次创伤压力与心理健康关系的调节作用分析

	模型一	模型二	模型三
	B	B	B
第一步：控制变量			
职业类型	0.076	0.004	−0.006
性别	−0.243	−0.132	−0.131
是否结婚	−.383***	−0.076	−0.104
学历	−.254***	−0.07	−0.082
有无职业资格	.367***	.324***	.338***
有无严重案例	−0.117	−0.121	−0.117
第二步：			
自变量：二次创伤压力		.304***	.295***
调节变量：自我怜悯		−.398***	−.403***
第三步：自变量 * 调节变量			
二次创伤压力 * 自我怜悯			−.102**
F	4.136	23.237	21.489
R^2	.073	.374	.384
ΔR^2	.073	.301	.010
ΔF	4.136	74.696	5.072

结果显示回归方程均显著,对表7-9中的各项回归系数的显著性进行分析,自变量二次创伤压力、调节变量自我怜悯对于因变量心理健康的主效应均显著,二次创伤压力对于心理健康具有负向预测作用,而自我怜悯对于心理健康具有正向预测作用。并且两者的交互项效应也显著,即调节效应存在,表明自我怜悯总分在二次创伤压力与心理健康之间发挥调节作用。

为了进一步分析交互作用,分别对高自我怜悯组(高于平均分一个标准差)和低自我怜悯组(低于平均分一个标准差)的被试进行二次创伤压力对心理健康的简单回归。结果表明,不管是高自我怜悯还是低自我怜悯的被试,二次创伤压力对于心理健康都具有非常显著的正向预测作用,也就是二次创伤压力水平越高，心理问题程度也越高，但是在低自我怜悯情况下，二次创伤压力对心理健康问题的影响作用更大。（低分组 $\beta=0.508$，$t=2.173$，$p<0.05$；高分组 $\beta=0.328$，$t=2.463$，$p<0.05$），根据回归系数绘制两组的回归线，见图 7-6。

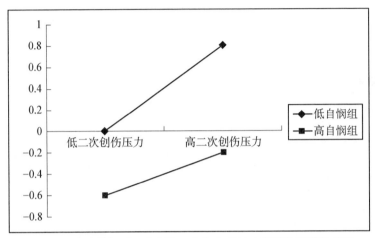

图 7-6 自我怜悯对二次创伤压力与心理健康关系的调节作用图

为了进一步清楚了解自我怜悯的各维度是如何发挥调节作用的，分别以自我怜悯的六个因子为调节变量，构建回归方程，具体方法和步骤与上述相同。表7-10呈现了分维度的调节作用回归方程结果，可以看到，只有正念这一个分维度变量对于二次创伤压力与心理健康问题之间关系的调节效应显著。

表 7-10　自我怜悯六维度对于二次创伤压力与心理健康关系的调节作用分析

调节变量		Beta	ΔF	ΔR^2
自我友善	自变量：二次创伤压力	.435***	0.309	0.001
	调节变量：自我友善	−.215***		
	交互项：二次创伤压力*自我友善	−0.027		
自我批判	自变量：二次创伤压力	.390***	0.001	0.363
	调节变量：自我批判	.169***		
	交互项：二次创伤压力*自我批判	−0.024		
普通人性	自变量：二次创伤压力	.445***	0.001	0.581
	调节变量：普通人性	−0.057		
	交互项：二次创伤压力*普通人性	−0.038		

续表

调节变量		Beta	ΔF	ΔR^2
孤立感	自变量：二次创伤压力	.340***	0.844	0.002
	调节变量：孤立感	.333***		
	交互项：二次创伤压力*孤立感	0.036		
正念	自变量：二次创伤压力	.416***	.016***	7.699***
	调节变量：正念	−.252***		
	交互项：二次创伤压力*正念	−.131***		
过分沉迷	自变量：二次创伤压力	.300***	0.008	0
	调节变量：过分沉迷	.354***		
	交互项：二次创伤压力*过分沉迷	−0.004		

然后对正念的调节效应进行交互作用分析。根据正念的得分，依次将被试分为高分组（高于平均分一个标准差）和低分组（低于平均分一个标准差），然后进行二次创伤压力对心理健康的简单回归。

结果发现，高正念感组 $\beta=0.298, t=1.716, p>0.05$，低正念感组 $\beta=1.197, t=3.585, p<0.01$，结果表明，对于高正念组的被试来说，二次创伤压力对心理健康问题的影响作用不显著，而对于低正念组的被试来说，二次创伤压力对心理健康问题具有非常显著的正向预测作用，具体交互作用见图 7-7。

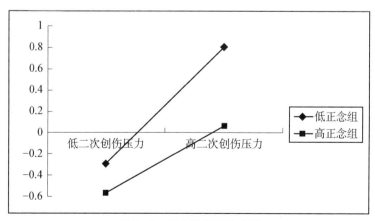

图 7-7 正念的调节效应图

四、研究结果讨论

（一）共情疲劳对于心理健康的影响作用

本研究关于 K10 的调查结果显示专业助人者群体出现心理健康问题的比例还是比较令人担忧的，将近四分之一的人都处于较为糟糕的心理健康状况之中。很多研究也表明助人者可能会表现出各种各样的心理健康问题，如 Figley(1995)[1]通过与助人者（尤其是咨询师）交流，发现他们在帮助受助者后会出现悲伤、沮丧、睡眠障碍、广泛性焦虑等与创伤工作有关的不良现象。陈美琴(2004)[2]研究台湾 9·21 震灾助人群体的心理援助工作时，调查了部队人员、医院的社工人员、护士、志愿者以及临床与心理咨询师等助人者的心理健康状况，发现他们在救助过程中出现心理疲倦、身体疲劳、情绪不稳定、心情忧郁、不自主出现灾难影像、睡眠不稳、梦中惊醒等不良反应。因此助人者的心理健康问题需要引起相关部门的重视。

而且本研究还发现，心理健康问题与倦怠、二次创伤压力之间均存在显著的高度正相关，相关系数分别为 0.664，0.515，也就是说共情疲劳水平越高，心理健康问题越严重，且回归分析中，倦怠和二次创伤压力对心理健康的预测作用均达到显著水平。这些结果与以往的相关研究结果比较一致。Rossi 等人(2012)[3]的研究发现在社区心理健康工作人员群体中，一般健康问卷(the General Health Questionnaire，GHQ-12)分数与共情疲劳呈负相关，倦怠和二次创伤压力与一般性心理痛苦之间存在显著的共变关系。Hooper 等人(2010)[4]在研究护士的共情疲劳中发现，遭受共情疲劳的护士会出现各种心理困扰（如受挫、沮丧、急躁、无望感等）、身体疾病以及酒精药

---

① Figley, C. A. Systemic traumatization: Secondary traumatic stress disorder in family therapists. In Mikesell, R. H., Lusterman, D., & McDaniel, S. H. (Ed.). *Integrating Family Therapy: Handbook of Family Psychology and Systems Theory*(1995), (pp. 571-581) Washington: American Psychological Association.

② 陈美琴. 921 助人者之替代性创伤与照顾——谈救灾经验整合. 辅仁医学期刊(2004), 2(增刊), 89—99.

③ Rossi, A., Cetrano, G., Pertile, R., Rabbi, L., Donisi, V., Grigoletti, L., ... & Amaddeo, F. Burnout, compassion fatigue, and compassion satisfaction among staff in community-based mental health services. *Psychiatry Research*(2012), 200(2-3), 933-938.

④ Hooper, C., Craig, J., Janvrin, D. R., Wetsel, M. A., & Reimels, E. Compassion satisfaction, burnout, and compassion fatigue among emergency nurses compared with nurses in other selected inpatient specialties. *Journal of Emergency Nursing*(2010), 36(5), 420-427.

物滥用等不良后果。孙炳海等人（2011）[1]在综合以往研究的基础上，总结了共情疲劳的主要临床症状有：情感上的压抑、衰竭；认知上的改变，如怀疑原有的价值观或世界观；行为上出现过激行为，或过度集中工作的行为等。

助人工作要求工作者通过提供情绪支持、应对策略和专业的照顾来改变服务对象的情绪和行为问题，在这个过程中，助人者会感受到明显的心理压力，从而付出"关爱的代价"。因此很多研究结果表明，由此所带来的心理健康问题不容忽视，尤其是会因为间接接触服务对象的创伤性事件，甚至会造成 PTSD 心理问题（Bride，2007；Nelson-Gardell & Harris，2003；Adams et al.，2008）[2][3][4]。我们之所以对于一件很特别的创伤事件会记忆特别牢固，是因为我们可能会出现一种叫做"闪光灯记忆"的现象（Flashbulb memories，指的是人们对于新奇而令人震惊的事件会激活大脑的一个特殊的记忆机制，这一机制又被形象地称为"现场拍照"机制）。因此，不管我们是作为旁观者、见证者还是治疗者，都会因为直接或间接接触到的创伤材料本身的特征而产生一定的痛苦，从而影响身心健康。

本研究的回归分析结果还显示，相对于二次创伤，倦怠对于心理健康问题的预测作用更大，是影响心理健康问题的更为关键的因素。这与Adams 等人（2012）[5]的研究结果不太一致，他们发现倦怠、二次创伤、倦怠与 GHQ 的得分均强烈相关，而且多元层次回归的结果表明，二次创伤和倦怠对于心理健康问题都有显著预测作用，且两者对于心理健康的预测作用是基本相等的。这可能是由所采用的研究工具不同所带来的。在他们的研究中，对于二次创伤压力和倦怠的测量是使用 30 个条目的 CF-R 量表（CF Scale-Revised）（Gentry et al.，2002）[6]，而有研究（Adams et

① 孙炳海,楼宝娜,李伟健,刘宣文,方侠辉.关注助人者的心理健康：共情疲劳的涵义,结构及其发生机制.心理科学进展(2011),19(10),1518—1526.

② Bride, B. E. Prevalence of secondary traumatic stress among social workers. *Social Work* (2007), 52(1),63-70.

③ Nelson-Gardell, D. , & Harris, D. Childhood abuse history, secondary traumatic stress, and child welfare workers. *Child Welfare* (2003), 82(1),5-26.

④ Adams, R. E. , Figley, C. R. , & Boscarino, J. A. The compassion fatigue scale: Its use with social workers following urban disaster. *Research on Social Work Practice* (2008), 18 (3),238-250.

⑤ Adams, R. E. , Figley, C. R. , & Boscarino, J. A. The compassion fatigue scale: Its use with social workers following urban disaster. *Research on Social Work Practice* (2008), 18 (3),238-250.

⑥ Gentry, J. E. , Baranowsky, A. B. , & Dunning, K. The Accelerated Recovery Program (ARP) for compassion fatigue. In Figley, C. R. (Ed.), *Treating Compassion Fatigue* (2002)(pp. 123-138). New York: Brunner-Routledge.

al.，2006)①表明这一版的共情疲劳量表所包含的潜在因素不止2个,而可能是7个,且该量表对于共情疲劳的定义更倾向于PTSD。而本研究对共情疲劳的测量采用的是ProQOL(Stamm,2010)②,不同量表题目所测量到的共同因子不同,可能造成了本研究结果中的倦怠预测作用要高于二次创伤。Shepherd和Newell(2020)③的研究中对二次创伤压力既采用了STSS(the Secondary Traumatic Stress Scale，STSS)(Bride et al.，2004)④也采用了ProQOL,结果发现,二次创伤压力确实会给助人者带来糟糕的生理与心理健康结果,但是两种量表测出来的二次创伤压力对于同一种身心健康问题的预测力是不一样的。比如在这个研究中,社会角色功能方面的问题被看作为一种由共情疲劳带来的主要心理问题,ProQOL测出来的二次创伤压力对其的预测回归系数(-0.18)要低于STSS量表测出来的二次创伤压力的回归系数(-0.44)。这也充分说明,要比较研究结果,要尽量和使用相同测量工具的研究进行对比。同时,我们还认为倦怠和二次创伤压力作为两个不同的共情疲劳成分,应该具有其不同的心理作用机制,会对心理健康造成不同的影响作用,这一点还需要后续研究的进一步深入和证实。

(二) 自我怜悯的积极作用

1. 自我怜悯对心理健康的积极保护作用

首先,我们发现自我怜悯对于K10所测量出来的心理健康问题具有负向预测作用,即高自我怜悯水平能预测低水平的心理健康问题。自我怜悯作为一种健康的自我观念,Neff(2003)⑤认为它可以预测心理健康水平,同焦虑、抑郁等负面情绪存在负相关。自我怜悯的心理功能主要体现在情绪调节上,主要是通过两个方面的心理机制来完成的:首先自我怜悯可以减少三种适应不良的情绪调节策略,即反刍思维、回避倾向和抑制;其次自我

① Adams, R.E., Boscarino, J.A., & Figley, C.R. Compassion fatigue and psychological distress among social workers: A validation study. *American Journal of Orthopsychiatry* (2006), 76(1),103-108.

② Stamm, B.H. *The Concise ProQOL Manual* (2010)(2nd ed.). Pocatello, ID: ProQOL. org. Retrieved from https://proqol. org/uploads/ProQOLManual. pdf.

③ Shepherd, M.A., & Newell, J.M. Stress and health in social workers: implications for self-care practice. *Best Practices in Mental Health*(2020), 16(1),46-65.

④ Bride, B.E., Robinson, M.M., Yegidis, B., & Figley, C.R. Development and validation of the secondary traumatic stress scale. *Research on Social Work Practice* (2004), 14(1),27-35.

⑤ Neff, K.D. Self-compassion: An alternative conceptualization of a healthy attitude toward oneself. *Self and Identity*(2003), 2(2),85-102.

怜悯可以促进两种适应性的情绪调节策略：接纳和认知重评（金国敏等，2020）①。如面对消极的情绪状态时，个体的防御机制会让个体有意或无意地逃避负面情绪，避免直接面对问题，但是如果能够采用更有建设性的情绪应对策略，就会进行更为积极的心理调节。Neff 等（2005）②发现在应对学业失败时，自我怜悯高的个体往往会采用情绪聚焦应对策略，而非回避应对策略。也就是自我怜悯会让个体对情绪维持一定的注意，但是这种注意是一种对消极情绪宽容和理解的过程，而不是对于痛苦情绪的简单逃避。当能够清楚理解负面情绪的时候，才会采取适当的、有效的行为从而将负面情绪转化为更为积极的情感状态。也就是说：并不是自我怜悯高的个体不会受到负面事件的影响，而是这样的个体不会长时间被这样的负面影响所压倒。

2. 自我怜悯及各成分在共情疲劳与心理健康关系之间的调节缓冲作用

本研究发现自我怜悯在共情疲劳与心理健康问题之间还发挥着调节作用，从总分上来看与自我怜悯水平低的被试相比，自我怜悯水平高的被试其倦怠和二次创伤对于心理健康问题的影响作用有所下降。自我怜悯各个成分的调节作用主要表现为：在倦怠与心理健康的关系中，孤立、自我沉迷和正念的调节效应显著，而在二次创伤压力与心理健康的关系中，只有正念的调节效应显著。且孤立和自我沉迷的调节方向为：高水平的孤立和自我沉迷导致共情疲劳对于心理健康的危害作用更加严重，而正念的调节方向则是：高水平的正念可以缓解共情疲劳对于心理健康的危害作用，即高正念的个体，其共情疲劳对于心理健康问题的正向预测作用变小。这说明，自我怜悯量表中的六个成分刚好反映了积极和消极两个方向的表现：自我友善、普遍人性和正念是自我怜悯的积极表现，而自我批判、孤立感和过度沉迷则是自我怜悯的消极表现。

整体来看，自我怜悯可以对于共情疲劳的消极影响发挥缓冲作用，这符合压力缓冲模型的理论假设。压力缓冲模型认为：某些特定的资源可以缓解压力事件对于健康的负面影响，因为缓冲资源可以减少一个人对于压力情境的情感反应，并增强应对压力的能力（Cohen & Wills，1985）③。最初

---

① 金国敏，刘啸莳，李丹. 何不宽以待己？自悯的作用机制及干预. 心理科学进展（2020），28（5），824—832.

② Neff, K. D. , Hsieh, Y. P. , & Dejitterat, K. Self-compassion, achievement goals, and coping with academic failure. *Self and Identity*（2005），4(3),263 - 287.

③ Cohen, S. E. , & Wills, T. A. Stress, social support, and the buffering hypothesis. *Psychological Bulletin*（1985），98(2),310 - 357.

对于这些缓冲资源的探讨多集中于社会支持等外部资源，而后扩展到了更宽泛的概念，并将内部资源也纳入其中进行考察从而扩展该模型（Creswell & Lindsay，2014）①，而自我怜悯可能就是其中一种重要的资源因素。本研究的结果也基本证实了自我怜悯所具有的压力缓冲作用，尤其是对于专业助人者来说，它可以作为个体自我保护和压力管理的方法，减少他们对于工作中遭遇到的创伤性痛苦的反应如共情疲劳，通过增强个体应对压力的弹性，并且保护和提升其他的缓冲资源，最终达到对于个体心理健康的保护作用。

以往很多研究也表明了自我怜悯具有一定的压力缓冲作用。如 Leary 等人（2007）②发现，当面对压力性事件的时候，自我怜悯能够缓冲其负性情绪体验，高自我怜悯个体能够充分认识到自己在负性事件中的角色处境，更准确地评价自己及其生活经验，从而不至于过分被负面情绪所包围。因此，自我怜悯可以帮助助人者更为客观地对待工作中接触到的间接创伤事件，不会过多地被共情疲劳所带来的消极心理体验所困扰，从而能够保持良好的专业自我形象，与服务对象之间的专业关系和界限也不会因为工作者的过度情绪卷入而变得模糊，从而避免工作过程中的消极体验威胁到个体日常生活，减少共情疲劳对于个体心理健康的毁坏作用。尤其是共情疲劳作为一种因为间接接触创伤事件而自然发生的心理现象，是不能完全避免和消除的，如果专业助人者只是逃避和否认，反而会对自己造成更深远更严重的伤害。然而我们在现实中往往发现，专业助人工作者会有一种顾虑：如果自己作为助人者也需要向他人求助，是不是说明自己的专业能力不够？这种对于自己的专业形象和地位受到威胁的担心会让助人者在面对共情疲劳时产生一种无能感和挫败感，所以助人者更多地倾向于对这些问题选择视而不见，甚至可能还会用更为投入的状态面对工作，给人一种甘愿奉献自我的"积极假象"。殊不知，这样的做法其实是对问题的逃避，不顾自身安危去帮助别人虽然从表面上看是一种无私和高尚的表现，但是从专业助人者的伦理要求和专业素养上进行判断的话，这反而是一种不负责任的表现：对自己不负责任、也对服务对象不负责任。真正专业的助人者在工作过程中应该时时刻刻体察自己和服务对象的心理变化，高水平的自我意识和自

---

① Creswell, J. D., & Lindsay, E. K. How does mindfulness training affect health? A mindfulness stress buffering account. *Current Directions in Psychological Science* (2014), 23(6), 401–407.

② Leary, M. R., Tate, E. B., Adams, C. E., Allen, A. B., & Hancock, J. Self-compassion and reactions to unpleasant self-relevant events: The implications of treating oneself kindly. *Journal of Personality and Social Psychology* (2007), 92(5), 887–904.

我觉醒不仅对于工作者个人的心理成长来说很重要，而且也是保障服务对象利益的关键因素。因此当工作中的创伤性事件对于助人者自己造成了明显的影响时，助人者应该有高度的警惕性，并能够从情感卷入的专业关系中恰当抽离出来，客观理智地审视自我，这样才能避免共情疲劳对于自己造成更严重的伤害，也能避免共情疲劳对于助人效益的伤害。而这种自我警觉能力在某个层面上来说就体现在了自我怜悯这种自我观上，因此在寻找关于共情疲劳的应对策略时，也要把自我怜悯作为一种专业助人者的专业技巧和专业素养进行教育和培训。

3. 自我怜悯中正念的积极作用

具体分析自我怜悯各维度的作用时，本研究发现正念是一个很关键的调节变量，对于共情疲劳两个成分与心理健康问题的关系都起到了调节作用，即正念水平较高的被试能够较好地抵抗住共情疲劳的负面影响，避免更为严重的心理健康问题的产生。

Creswell 和 Lindsay(2014)[1]在生物学层面上对正念的压力缓冲作用进行了解释，他们认为正念可以通过两种途径改变大脑对于压力的应激反应：第一，增加前额叶调节区域的募集作用，从而抑制应激处理区域的活动，这是一种自上而下的调节途径；第二，直接影响对于应激处理区域反应的调节作用，这是一种自下而上减少压力反应的途径。这两种途径都得到了各种生理心理学研究的证实(Creswel & Lindsay，2007；Modinos et al.，2010；Taren et al.，2015)[2][3][4]。总之，正念可以让个体更加平和地接受和观察各种压力源，不仅可以缓冲压力源初级评估所带来的威胁感，同时让个体储备更多的资源来对压力源进行再次评估，从而降低压力感。而且有研究进一步指出，当个体承受的压力负担越大，则正念对于健康的积极作用才会越突

---

[1] Creswell, J. D., & Lindsay, E. K. How does mindfulness training affect health? A mindfulness stress buffering account. *Current Directions in Psychological Science*(2014), 23(6), 401 - 407.

[2] Creswell, J. D., Way, B. M., Eisenberger, N. I., & Lieberman, M. D. Neural correlates of dispositional mindfulness during affect labeling. *Psychosomatic Medicine*(2007), 69(6), 560 - 565.

[3] Modinos, G., Ormel, J., & Aleman, A. Individual differences in dispositional mindfulness and brain activity involved in reappraisal of emotion. *Social Cognitive and Affective Neuroscience*(2010), 5(4), 369 - 377.

[4] Taren, A. A., Gianaros, P. J., Greco, C. M., Lindsay, E. K., Fairgrieve, A., Brown, K. W., ... & Creswell, J. D. Mindfulness meditation training alters stress-related amygdala resting state functional connectivity: a randomized controlled trial. *Social Cognitive and Affective Neuroscience*(2015), 10(12), 1758 - 1768.

出，进行正念训练干预的效果才会越好，在低压力群体中这种效果反而并不明显。如 Brown 等(2012)[1]发现当被试暴露于高压力情境下时，高正念特质水平与低水平的皮质醇反应(一种应激源诱发的生理反应)之间是相关的，但是在低压力情境下，正念与皮质醇反应之间反而并没有关联。

从正念在自我怜悯概念结构中的地位和角色来看，作为自我怜悯的第三个正向成分，正念指的是一种清晰和平衡的觉察状态，它可以让个体既不忽视自己所遭受的痛苦又不会对这些不利的方面耿耿于怀，因而能够更现实客观地看待自己的经历。张耀华等(2010)[2]把它看作是一种高级的调节控制成分，可以将自我友善和普遍人性感调节到一个合适的水平，而监控和接受则是被广泛承认和接受的有关于正念的两个典型特征，因此正念可能是自我怜悯缓冲器作用中的关键成分。如 Schaafsma(2018)[3]的研究把自我怜悯和正念作为两个独立的复杂概念来探索其对于压力的缓冲作用，结果发现与自我怜悯相比较，正念的调节缓冲作用更突出。他认为这是因为自我怜悯更侧重于作为一种体验者的感觉，以及如何从体验到的痛苦中摆脱出来，而正念则更强调对于内部和外部体验所持有的一种清醒意识，因此对于助人者来说，作为专业助人者的体验肯定比仅仅作为体验者本身所获得的体验更为重要。进一步的分析也发现，正念中描述个体体验的能力是唯一一个可以起到缓冲压力作用的心理成分，也就是说个体对自己情绪状态具有清醒意识的能力才是协助专业助人者抵御压力伤害的关键成分。而研究显示这种成分其实是情绪智力的一种表现，广义上的自我怜悯和正念这两个概念又都与情绪智力具有密切关系(Brown & Ryan，2003；Heffernan et al.，2010)[4][5]。因此该研究并没有否认自我怜悯的缓冲作用，而是提出要从真正发挥压力缓冲作用的具体成分出发，培训和开发对于专

① Brown, K. W., Weinstein, N., & Creswell, J. D. Trait mindfulness modulates neuroendocrine and affective responses to social evaluative threat. *Psychoneuroendocrinology*(2012), 37(12), 2037 - 2041.
② 张耀华，刘聪慧，董研. 自我观的新形式：有关自悯的研究论述. 心理科学进展(2010)，18(12)，1872—1881.
③ Schaafsma, J. L. *Compassion-Fatigue and Satisfaction：The Stress Buffering Effects of Mindfulness and Self-Compassion for Mental Health Professionals* (2018). University of Missouri-Kansas City.
④ Brown, K. W., & Ryan, R. M. The benefits of being present：Mindfulness and its role in psychological well-being. *Journal of Personality and Social Psychology*(2003)，84(4)，822 - 848.
⑤ Heffernan, M., Quinn Griffin, M. T., McNulty, S. R., & Fitzpatrick, J. J. Self-compassion and emotional intelligence in nurses. *International Journal of Nursing Practice*(2010)，16(4)，366 - 373.

业助人者更有用的积极心理成分，比如情绪智力、观点采择能力等。这也提醒我们，在推广研究结果的实践应用价值时，一定要将问题具体化，而在重复验证相关实证研究的基础上也要更深入地探讨概念中每个成分的具体作用，这样才能够对实践干预工作进行更加具体有效、有针对性的指导。

本研究中自我怜悯尤其是正念这一成分对于共情疲劳危害心理健康的消极影响具有缓冲作用这一发现就具有非常重要的实践意义。目前关于如何应对共情疲劳的讨论大多还是一些非常简单化和程式化的建议，比如不要把工作带回家，要更好地自我照顾等等，却很少去真正关注助人者如何才能真正提高自我照顾的意识和能力。其实自我怜悯、正念都是指导个体开展良好自我照顾的基础和原则，而且这些内容都是一些可以通过培训和教育予以改善和提高的个人能力。如 Newsome 等人（2012）[1]将正念看作是一种重要的自我照顾形式，他们对 31 名即将成为专业助人者（如护士、社会工作者、心理咨询师、教师等）的大学生进行了为期 6 周的正念训练小组，通过冥想、瑜伽、身体扫描练习、气功等活动，来提高学员的自我照顾能力。结果发现：干预训练之后的被试在正念注意力量表上的得分发生显著提高，而且正念训练可以让成员学会如何评价不同的情况，并向他们提供了一些应对问题的新方法，因此干预结果还表明，参与训练后的个体所感受到的压力水平也有所下降。这说明，正念训练可以让助人者掌握一些具体的自我保护技巧，从而有利于其在工作过程中既能与服务对象保持有效亲密的联结关系，又不会因为专业关系过分亲密而危害到两者之间必要的区分与独立（Thomas & Otis，2010）[2]。

因此本研究结果再次为相关的干预训练提供了理论支撑，提醒我国的专业助人行业管理者应该针对工作者的正念、自悯等个人能力进行相关的培训和学习，帮助从业人员更好地进行自我照顾，减少共情疲劳带来的伤害，从而更好地维护该群体的职业心理健康状况。

---

[1] Newsome, S. , Waldo, M. , & Gruszka, C. Mindfulness Group Work: Preventing Stress and Increasing Self-Compassion Among Helping Professionals in Training. *The Journal for Specialists in Group Work*(2012), 37(4),297 - 311.

[2] Thomas, J. T. , & Otis, M. D. Intrapsychic correlates of professional quality of life: mindfulness, empathy, and emotional separation. *Journal of the Society for Social Work and Research*(2010), 2(1),83 - 98.

第八章 共情疲劳的干预体系构建与研究展望

一、共情疲劳的干预体系构建

共情疲劳作为一种特殊的职业倦怠被提出来后，它的干预和治疗也一直与职业倦怠领域的干预研究分不开。另外，由于共情疲劳也与创伤学有着密切联系，它的核心成分二次创伤压力就脱胎于替代性创伤压力这一概念，因此干预与治疗工作也一直遵循和依赖于创伤治疗的相关方法发展。随着对于共情疲劳的心理发生机制的认识越来越深入，人们越发意识到对于共情疲劳的干预应该是一个系统化的工程，从工作环境到个人专业技能，再到个人的心理特质，都是影响共情疲劳产生的重要因素，因此相关的研究也开始从社会支持、正念、心理弹性、自我照顾技能等与共情疲劳产生相关的各种因素入手制定和实施干预措施，干预方法更加丰富、细致和具有针对性。

（一）共情疲劳干预模式回顾

1. 基于创伤学的干预治疗方法——眼动脱敏与再处理法

以往关于创伤后应激障碍（PTSD）的治疗多以暴露疗法为主，但是这种疗法大多只能改变一些特定的症状，比如涌入性症状（Flooding），而且由于每次暴露程序都会带给患者极大的冲击和挑战因此其痛苦性也比较大。Shapiro(1989)[①]创立了一种融合眼动、暴露和认知加工过程的有效方法，即眼动脱敏和再加工（Eye Movement Desensitization and Reprocessing，简称EMDR），又被称为"快速眼动疗法"。该疗法的大致原理是：创伤事件破坏

---

① Shapiro, F. Eye movement desensitization: a new treatment for post-traumatic stress disorder. *Journal of Behavior Therapy and Experimental Psychiatry* (1984). 20(3), 211 – 217.

了左右大脑之间正常的信息传递,而 EMDR 可以通过交替刺激主管动作的左半球和主管语言的右半球,促进个体对于创伤性刺激的再次表达,从而减轻或消除 PTSD 的有关症状。也就是说 EMDR 可以重新激活和整理大脑的信息加工系统,改变患者对于创伤事件的陈述和认知,并促使其建立新的认知方式,最终达到对于创伤性事件的再适应和再学习。EMDR 的治疗主要分为病史检查、准备期、评估、敏感递减、植入、关照、结束与反馈和再评估等八个阶段(张小培等,2010)[①]。其中敏感递减阶段作为关键的治疗环节是和眼动治疗配合完成的,如要求患者尽可能细致地回想一个最严重的创伤画面,并陈述自己对于此画面的认知以及不适的身心反应,然后由治疗师指示患者进行一定的眼动活动,再来评估一下自己的感受是否发生了改变,这个过程被不断地重复直到不适感降到比较合理的水平(Vaughan et al.,1994)[②]。由于 EMDR 在创伤治疗工作中具有比较良好的效果,因此如果对从事创伤治疗工作的专业人员进行有关于 EMDR 等技术的培训,会让工作者获得一种授权感,从而在出现共情疲劳的时候就不会不知所措了。并且如果专业助人者的共情疲劳症状中有非常典型的创伤应激表现的话,EMDR 也适合用来帮助助人者进行自我调节和自我治疗。比如 Gentry(2008)[③]谈到自己在参与对 9·11 恐怖袭击亲历者进行心理干预活动的过程中,由于倾听到服务对象所描述的亲身经历的恐怖袭击场景中的细节内容,自己也不免出现了一些激发性应激创伤症状,如在脑海中反复出现一些侵扰性的画面,所以 Gentry 自己就采用了 EMDR 对自己进行干预和治疗。因此这个治疗技术也被整合到很多的共情疲劳干预模式之中,成为其中一个重要环节或技术。

2. 基于共情压力与疲劳模型专门针对共情疲劳的干预建议

共情压力与疲劳模型作为专门解释共情疲劳产生过程的一个重要理论模型,它同时也兼顾了关于如何防止共情疲劳产生的问题讨论。因此Figley(2002)[④]在此理论模型基础上提出了一些减少共情疲劳的简单建议,

---

① 张小培,史慧颖,李丹,王水静. 快速眼动疗法的治疗研究述评. 中国健康心理学杂志(2010),18(11),1401-1404.

② Vaughan, K., Wiese, M. G., & Tarrier, N. Eye-movement desensitisation: Symptom change in post-traumatic stress disorder. *The British Journal of Psychiatry: The Journal of Mental Science*(1994),164(4),533-541.

③ Gentry, J. E. Compassion fatigue: A crucible of transformation. *Journal of Trauma Practice*(2002),1(3-4),37-61.

④ Figley, C. R. Compassion Fatigue: Psychotherapists' Chronic Lack of Self Care. *Psychotherapy in Practice*(2002),58(11),1433-1441.

尽管没有足够的系统化，但是对于共情疲劳干预的实践工作非常具有启发意义，目前很多有关于共情疲劳干预的实证研究也借鉴到了其中的一些内容。

相关的建议主要有：首先，应该引起专业助人者对共情疲劳的重视。现实情况中很多从事助人工作的人员可能正在遭受着共情疲劳，但是自己却没有意识到，那么何谈对其进行应对。所以让更多人能了解和认识这个概念是预防和干预的第一步。其次，可以对专业助人者进行创伤压力的脱敏训练。专业助人者不可避免地会在工作中遭遇到服务对象的各种创伤性事件，因此在培养专业助人者的相关专业培训与教育过程中，可以预先通过脱敏训练的方法提高其对于创伤性事件的应对能力。对助人者进行脱敏的方法与心理咨询中对来访者进行的脱敏治疗是相似的：即不断增大刺激暴露的程度从而不断减少个体对于刺激的反应程度。当然，如果助人者已经产生了共情疲劳，那么也可以通过脱敏程序减少或消除助人者面对创伤事件所出现的一些不正常的情绪反应，从而对共情疲劳起到治疗作用。第三，在脱敏训练时要注意选择恰当的暴露量。很多的研究结果证明，脱敏过程中最主要的有效成分便是暴露，但是过多的暴露可能会造成伤害，而过少的暴露可能引不起刺激反应进而达不到脱敏效果。因此在治疗共情疲劳的时候，也要选择恰当的暴露量，再与放松训练结合起来形成交互抑制反射，从而达到良好的脱敏效果。第四，注意评估和提高专业助人者的社会支持。当从事助人工作一段时间以后，专业助人者自己也会像其他人看待这个职业的方式一样来看待自己：即会觉得既然自己已经是助人领域的专家，那么自己就可以应对生活中的所有挑战。这个时候，他们忘记了他们也是人，助人者遇到问题时也需要他人的帮助，就像是医生也会生病，也需要另一个医生帮忙进行治疗。而很多的专业助人者除了同事和一些亲密关系之外，其社会支持系统是非常有限的。因此应该有意识地增加助人者的社会支持数量、种类以及范围。不仅仅要把他们看作是助人者，还要认识到他们还应该拥有工作以外的其他社会身份，因此也要建立和维护好工作范围之外的各种人际关系。

3. 系统化、项目制的共情疲劳干预模式——共情疲劳的加速恢复计划（ARP）与共情疲劳专家认证训练（CCFST）

伴随着社会的发展以及学科的成熟，对专业助人者心理健康的关注和研究越来越专业化，从而出现了各种专门的组织和项目来应对共情疲劳问题。绿十字创伤学会最早是在1995年4月19日俄克拉何马城爆炸案发生后，为了满足各种创伤治疗需求而成立的，2004年该学会与绿十字基金会合并,随后发展成为一个国际非营利人道主义救援组织。绿十字集合了大量训练有素的创伤学专家和共情疲劳干预服务提供者,致力于帮助创伤事件后处于危机中的各种人员,其中就包括了被间接创伤和共情疲劳所困扰的专业助人者(Green Cross Academy of Traumatology, 2014)①。1997 年,在 Figley 教授的指导和监督下,绿十字的学者开展了共情疲劳的加速恢复计划(Accelerated Recovery Program for Compassion Fatigue,ARP),并形成了规范的操作手册和计划草案,在一定的实践操作之后,获得了良好的临床效果。ARP 是一组干预方法集成的工具包,其中包括了引导想象训练(Guided Imagery,GI)、神经语言心理疗法(NeuroLinguistic Programming,NLP)、思维现场疗法(Thought Field Therapy,TFT)、自我管理计划和自我分析等五种已经被证实可以提高助人者临床能力、促进个体健康的具体治疗方法。ARP 作为一个持续 5 周的个性化标准治疗方案一共可以通过 5 次会面开展活动,每次会面持续 90~120 分钟。第一次会面主要针对个人的环境、生活目标、冲突以及自我照顾策略和压力源展开评估,并开展相关主题的引导想象训练;第二次会面主要发展出一个有关于个人生活和职业生活的时间线来讲述个体在生活和工作中取得的成就以及需要克服的障碍;第三次会面则通过自我管理计划、TFT 以及神经语言心理疗法来处理和解决共情疲劳的相关症状;第四次会面通过向参与者提供"一份来自于好主管的信"来进行自我监督和自我反省;第五次会面则对干预方案的目标和解决方法进行评估。此干预方案提出之后,不断有学者开展研究来证实其对于共情疲劳干预的有效性,如 Rajeswari 等(2020)②对护士群体实施了 ARP 干预方案,结果显示这一方案可以显著降低共情疲劳、提升共情满意。

ARP 的第一次正式使用,是针对一群持续参与俄克拉何马城爆炸案幸存者救援工作的 10 名专业助人者(分别是 5 名牧师、3 名心理学家、1 名紧急服务人员和 1 名博士级别的医疗心理治疗师)的共情疲劳进行干预和介入,取得了良好的治疗效果,并在国际创伤应激研究学会第 15 届年会的会前研讨会上公布了相关的结果(Gentry & Baranowsky 1999;Gentry,

---

① Green Cross Academy of Traumatology. *History of Green Cross* (2014). Retrieved from http://www.greencross.org/history.html.

② Rajeswari, H., Sreelekha, B. K., Nappinai, S., Subrahmanyam, U., & Rajeswari, V. Impact of accelerated recovery program on compassion fatigue among nurses in South India. *Iranian Journal of Nursing and Midwifery Research* (2020), 25(3), 249–253.

2000)①②。这个计划草案在国际创伤研究会上一经发布，就被美国联邦调查局的一位官员所关注，随后被不断运用到各种危机事件干预后的援助人员的共情疲劳治疗事件中。

为了更好地推广和应用 ARP，随后一个更为系统的、规范化并更具操作性的训练项目被开发出来，这就是共情疲劳专家认证训练项目（the Certified Compassion Fatigue Specialist Training，CCFST），从而可以为受共情疲劳困扰的各种助人者提供更为全面的干预训练活动。总体来看，CCFST 其实是一个倡导"培训即治疗"（Training-as-Treatment）理念的共情疲劳培训项目，即向助人从业者开展一种综合性的培训，教会他们如何对那些受到共情疲劳影响的工作者进行干预，在培训过程也获得了对于自己共情疲劳问题的解决。在培训中会向参与者提供详细的逐步式教学和体验式培训，从而帮助他们熟练掌握 ARP 的五个阶段，同时对共情疲劳、反移情、创伤后应激障碍、替代性创伤和二次创伤压力等相关概念的理论发展及目前的定义等内容进行讲解，成功完成培训的参与者可以被弗罗里达州立大学创伤学研究所认证为共情疲劳专家。Gentry(2000)③通过研究证实了 CCFST 是一种有效的干预措施，参与培训的人员不仅能够获得共情疲劳的知识以及减少他人共情疲劳的干预技巧，并且课程培训参与者本身的共情疲劳也得到了治疗效果。尤其是后者作为 CCFST 项目的副产品来说，其实是一个隐藏的优势。因为在实际工作中，一些已经受到共情疲劳困扰的专业助人者可能因为担心被暴露或被污名化从而对于接受治疗是非常犹豫和纠结的，但是以参加培训的名义来进行治疗就避免了上面提到的各种威胁，可以以提升专业技能或收入的名义参与其中从而更热切地投入到该培训项目之中(Gentry et al.，2004)④。

该项目不仅注重项目培训整体的有效性，同时也关注 ARP 中涉及的各种具体干预方法的干预效果，尤其是后期在 CCFST 中又扩展和丰富了一些

---

① Gentry, J. E. & Baranowsky, A. *Accelerated Recovery Program for Compassion Fatigue*. Pre-conference workshop presented at the 15th Annual meeting of the International Society for Traumatic Stress Studies(1999). Miami, FL.

② Gentry, J. E. *Certified Compassion Fatigue Specialist Training：Training-as-treatment* (2000)(Unpublished doctoral dissertation). Florida State University, Florida.

③ Gentry, J. E. *Certified Compassion Fatigue Specialist Training：Training-as-treatment* (2000)(Unpublished doctoral dissertation). Florida State University, Florida.

④ Gentry, J. Eric, Baggerly Jennifer & Baranowsky Anna. Training-as-treatment：effectiveness of the Certified Compassion Fatigue Specialist Training. *International Journal of Emergency Mental Health*（2004).(3),147-155.

具体干预方法，因此更应该提炼并评估这些干预方法的有效成分。Gentry（2002）①总结了在 ARP 及 CCFST 中对于共情疲劳具有积极作用的七个治疗成分：（1）意向性（Intentionality）：对于共情疲劳症状要进行有意识地认识与接纳，而不是逃避。很多体验到共情疲劳的助人者会试图忽视自己的痛苦，但是由于共情疲劳相关症状的危害作用会让他们无法像以前一样完成自己的工作，忽视不仅不能减轻痛苦反而会逐渐加深自我无力感的体验，进而可能导致更为严重的行为结果。因此有意识地承认并说出自己的共情疲劳反而是成功应对的关键。而且如果能够再通过目标设置、个人表述或工作任务陈述等方式来有意识地对共情疲劳进行应对和管理，那就更难得了。（2）关系建立（Connection）：正在遭受共情疲劳的工作者会担心同事或案主认为自己很软弱无力，于是很可能会故意与周围人保持一定的距离，从而产生隔离状态。而实际上，健康人际关系的维持对于解决和应对共情疲劳来说非常关键。因此在 CCFST 认证训练中，会有目的地采用一些消除人际障碍、加强自我暴露的训练，让助人者能够意识到自己的共情疲劳状态并不是自己所特有的一种病理状态，而是接触创伤事件后而产生的一种自然结果，而且如果处理得当的话，共情疲劳还可以成为助人行为发生发展性变化的标志和起点。（3）焦虑管理或自我缓解（Anxiety Management/Self-soothing）：即压力的舒缓与调节。从事助人服务过程中人们会体验到强烈的焦虑感，这也是共情疲劳症状产生以及严重化的重要原因。因此助人者对于焦虑与压力要具有一种自我调节和舒缓的能力，这也是个体成熟的一个重要标志。CCFST 和 ARP 计划会帮助助人者不断发展自我的压力管理能力，从而获得和维持一种机体内的非焦虑表现，并能够在遭遇痛苦、恐惧、丧失和无能等创伤性体验时，也能够冷静地忍受和面对。（4）自我照顾（Self-care）：这个概念与自我管理紧密相关，它指的是能够以健康的方式让自己重新恢复活力、添加新能量的一种能力。如通过有规律的锻炼、充足的营养摄入、恰当的艺术表达（如钢琴课等）、适度的户外娱乐等方式，达到自我调节的目的。（5）叙述（Narrative）：很多研究都证实，按照具有时间顺序的语言或者形象化的语言去描述和叙说自我的感受，这对于创伤压力的治疗具有非常关键的作用。因此对于助人者来说，如果能够创造一个具有时间序列的叙述结构，让他们自由表达自己所经历的直接创伤或间接创伤，这对于成为一名专业助人者来说是非常有用的。比如，研究者可以使用录

---

① Gentry, J. E. Compassion fatigue：A crucible of transformation. *Journal of Trauma Practice*（2002），1（3-4），37-61.

像的方式记录下来他们的叙述，然后在同一天稍后的时间再放给他们看，从而帮助他们确认带给他们各种创伤体验的原因到底是什么。（6）心理脱敏疗法和再加工（Desensitization and Reprocessing）：在上面一个环节中进行了详细叙述之后，就要想办法来解决这些创伤性记忆内容。在 ARP 中，一般使用的是眼动分离和再加工技术（Eye Movement Dissociation and Reprocessing），在 CCFST 中，还会使用神经语言加工锚定技巧（Neuro-Linguistic Programming Anchoring Technique），从而完成对于创伤记忆的再加工和再处理。其实不管是哪种方法，其本质都是达到对创伤记忆进行交替暴露与放松的目的，即进行脱敏训练。（7）自我督导（Self-supervision）：这个方法是针对扭曲的和强迫性的认知模式进行纠正。研究发现对于自我和世界的扭曲认知方式如果没有被纠正的话，那么共情疲劳就无法解决，因为认知图式的改变所带来的影响是十分深刻和持久的。因此如何使处于共情疲劳中的助人者所具有的挑剔的、强迫性的自我对话变得柔软起来，以及如何将他们强烈急迫的动机模式转化为更倾向于自我接纳和自我肯定的动机模式，这些问题都是解决共情疲劳的关键所在。因此，对于这些因为共情疲劳而发生认知变形的助人者来说，认知行为治疗中对于非理性认知的临床治疗技术可能会具有很好的实践指导作用。

4. 遵循实验设计的共情疲劳干预研究现状

随着研究的深入发展，旨在减少共情疲劳等相关症状的干预研究数量一直在增加，有的是从个体层面出发，比如采用认知行为疗法（Esther，等，2020）[1]、心理弹性训练（Delaney，2018）[2]、艺术治疗（Van der Vennet，2002）[3]等方法对共情疲劳症状进行治疗，也有的是从组织层面出发，如通过提供督导、开展工作坊或支持型组织文化等形式来预防和减少共情疲劳症状（Inbar & Ganor，2003）[4]，也取得了一定的成就。但是此类实验研究还

---

① Esther, D., Pollio, E., Cooper, B., & Steer, R. A. Disseminating trauma-focused cognitive behavioral therapy with a systematic self-care approach to addressing secondary traumatic stress: PRACTICE what you preach. *Community Mental Health Journal* (2020), 56(8),1531 - 1543.

② Delaney, M. C. Caring for the caregivers: Evaluation of the effect of an eight-week pilot mindful self-compassion (MSC) training program on nurses' compassion fatigue and resilience. *PLoS One*(2018), 13(11), e0207261.

③ Van der Vennet, R. *A Study of Mental Health Workers in an Art Therapy Group to Reduce Secondary Trauma and Burnout* (2002) (Doctoral dissertation). Capella University.

④ Inbar, J., & Ganor, M. Trauma and compassion fatigue: Helping the helpers. *Journal of Jewish Communal Service*(2003), 79(2/3),109 - 111.

是存在一定的缺陷和难点,比如研究设计并不是特别的严格和规范,被试的选取难以达到随机实验的要求,实验设计中没有设置对比组,或者没有对干预目标作明确规定,从而没有严格比较干预前后的共情疲劳的变化情况。以至于 Bercier 和 Maynard(2015)[①]在对 1983～2012 年的文献进行回顾时,发现针对心理健康工作者的共情疲劳干预研究发表的英文文献中,没有一篇完全符合他所设定的实验研究设计的标准,最后不得已作出了一篇"空白研究综述"(Empty review)(Lang et al.,2007)[②]。虽然这篇文章的结论仅仅是针对心理健康工作者这种特定类型的专业助人者在某种范围下的共情疲劳干预研究,但"管中窥豹,可见一斑",这也反映出整个共情疲劳干预研究的实验设计确实存在各种各样的问题。正如 Bercier 和 Maynard 所认为的,作为心理健康领域中的一个重要现象,共情疲劳往往因为标签化或羞耻感等原因从而被一些从业者有意或无意地忽略或逃避(Jorgensen,2012)[③],他们进行的这个综述性研究最终没能找到一篇符合要求的实证研究,这也是提醒我们今后应该更加促进和加强有关共情疲劳及其干预等相关问题的讨论和研究,从而累积到足够充分和丰富的研究成果。

(二) 共情疲劳干预体系的构建

尽管目前对于共情疲劳的干预方法和干预策略非常多,但大多数的研究都是集中于某个层面、采取某种具体的方法开展一定的验证性研究。这些研究尽管对于实践干预工作也具有一定的推动作用,比如相关研究结果可以丰富我们对于共情疲劳干预问题的认识;但是缺乏一个系统全面的共情疲劳干预体系来统领和整合这些干预方法,会让此领域的相关研究过于散乱,从而使同行们难以对相关的研究结果进行交流和比较,从根本上可能阻碍共情疲劳干预研究的进展。另外,虽然也有一些比较系统综合性的共情疲劳干预体系,如 CCFT,但还是难以摆脱创伤治疗的套路,往往都是直接针对二次创伤压力采取针对性的处理,所聚焦的问题也比较狭隘。随着对于共情疲劳理解的加深,人们越来越意识到共情疲劳不仅仅对个体会造

---

① Bercier, M. L., & Maynard, B. R. Interventions for secondary traumatic stress with mental health workers: A systematic review. *Research on Social Work Practice*(2015), 25 (1), 81-89.

② Lang, A., Edwards, N., & Fleiszer, A. Empty systematic reviews: Hidden perils and lessons learned. *Journal of Clinical Epidemiology*(2007), 60(6), 595-597.

③ Jorgensen, L. B. *The Experiences of Licensed Mental Health Professionals Who Have Encountered and Navigated Through Compassion Fatigue* (2012)(Unpublished doctoral dissertation). Oregon State University.

成伤害，同时在组织层面也会带来很多负面影响，因此我们认为更应该把共情疲劳看作是专业助人行业的一种特殊的职业风险来看待，其干预工作应该与职业心理健康学的相关知识挂钩，从宏观到微观、从组织到个人、从工作环境到个体心理特质，建立一个全面、系统的共情疲劳干预体系。

本部分将借鉴职业健康干预的相关理论架构，结合共情疲劳现有的干预方法，并在本书中所开展的实证研究结果的基础上，构建一个共情疲劳干预体系。一方面用来拓展本书实证研究结果的实践应用价值，另一方面，为今后更多的共情疲劳干预研究提供一个可以用来对比和交流的理论框架。

1. 职业健康干预研究及其启示

共情疲劳不仅是专业助人职业中存在的一种特殊的职业倦怠，同时是在共情压力这种特殊的工作压力之下产生的一种职业心理健康问题，因此与职业健康相关的干预研究可以为我们构建共情疲劳干预体系提供一定的参考意义。

对倦怠做出经典三成分划分的著名学者 Maslach 早就指出，对于职业倦怠的预防和干预必须同时关注个体和工作场所两个方面，将问题的来源设定为个体与工作的不匹配，提出了解决职业倦怠的两种策略：个人策略和组织策略，从而将工作环境和个体因素同时联系起来。并且有学者也指出职业倦怠的干预和预防同等重要，既要面对已经成为客观事实的倦怠采取相关措施进行危机干预从而解决现实问题，也要从倦怠的发生可能性出发，降低风险并促进个体成长（李永鑫，2008）[1]。

Hurrell 和 Murphy(1996)[2]认为职业压力作为由工作场所所导致的工作者出现的一些健康或福利问题，对其的干预和控制不仅仅需要工作者本人的努力，同时也应该是政策制定者、公众和研究人员都要关注的问题。可能是工作场所的某些特征、也可能是在工作场所中发生的某些事件，总之工作场所的各种环境特征都可能成为一种压力源，都是引发个体心理或身体健康问题的风险因素。用于促进职业心理健康、避免与压力相关的健康问题的方法和策略，根据其目的可以分为三级：一级预防干预的目的是减少风险因素或改变工作压力源的性质；二级预防干预的目的是改变个人对风险或工作压力源的反应方式；三级预防干预的目的是治愈已经受到创伤的个体。从控制层次原则来看，一级策略应该是最优先被采用和实施的方法，

---

① 李永鑫. 工作倦怠的心理学研究(2008). 北京：中国社会科学出版社.

② Hurrell Jr, J. , & Murphy, L. R. Occupational stress intervention. *American Journal of Industrial Medicine*(1996), 29(4), 338 - 341.

但是在以往的实践工作与研究中,往往会因为一级预防干预措施要涉及整个组织的变革和工作环境的系统变化而让管理者感觉代价太高,反而显得没有后两个级别的方法具有吸引力。

一级策略强调积极主动地在工作压力背景下防止或减少个体在压力源下的暴露,因此往往是由组织推动、并在组织环境层面上进行一些系统化的措施与方法,如工作重塑、工作时间的再设计、加强组织或社会支持、成立相关的管理机构等。当然也有一些针对个体的措施也属于一级策略,如对医院工作人员进行冲突管理技能的培训从而学习处理医患矛盾,要注意的是,这种针对个体的策略主要是从提升个体应对压力源的能力出发的,而不是着眼于改变个体面对压力源的具体反应。因此一级策略都是涉及"压力预防"这一本质目的的做法。二级策略则是从调整个体对于压力源的反应方式出发的,它建立在这样的假设之上:当无法移除或减轻压力源时,教会个体如何应对压力源可能更重要。如发展员工的肌肉放松或冥想等具体技能,改变其面对压力时的一些错误或无效反应。而三级策略主要是为了应对和治疗压力所导致的相关症状和疾病,将压力造成的负面影响降到最低,包括诸如员工援助计划(EAP)、重返工作岗位之类的康复性项目。因此二级和三级策略的本质是"压力管理",而且在这两个层级中所发现的问题还可以反馈到一级预防干预工作中,从而为压力预防工作提供重点内容。Lamontagne 等(2007)[①]通过对 90 余项工作压力介入研究进行评估,发现同时关注组织和个体两个层面的介入研究变得越来越多,而且以组织为重点的介入方法往往在个人和组织层面上都能带来良好的干预效果,而以个人为中心的介入方法则往往可能只能改变个人层面的问题。而且系统回顾文献中也发现能将三个级别的策略完整地结合在一起进行实践应用的研究特别少见,目前大多数的研究可能只关照到了前两个级别的干预策略。

由以上有关工作压力与职业倦怠的介入研究总结来看,我们可以得到以下启发:第一,所有的干预工作中,都应该将预防问题与解决问题并重,即既要防患未然从而达到有备无患,也要亡羊补牢尽量做到为时不晚;第二,介入工作的目标一定要既着眼于个体,又聚焦于组织,不能顾此失彼;第三,推动和实施介入工作的主体应该以组织为单位,或者说负责干预工作的管理者在组织架构中所处的管理层级越高越好,因为只有站在整个组织

---

① Lamontagne, A. D., Keegel, T., Louie, A. M., Ostry, A., & Landsbergis, P. A. A systematic review of the job-stress intervention evaluation literature, 1990 - 2005. *International Journal of Occupational and Environmental Health* (2007), 13(3), 268 - 280.

环境和组织架构的高度上实施一些变革与政策，才能带来最佳的干预效果。

2. 专业助人者共情疲劳干预体系的构建

长久以来，助人者的职业心理健康问题一直受到忽视，一方面外界不关心助人者，仅仅把他们看作助人者，却未曾想过他们也有普通人的一面，助人者也有被助的需要；另一方面助人者自己也不关心自己，助人情结等工作动机让助人者很容易将自己拖入自恋的困境之中，从而忽视了自己的正常需要。而这样的现象，不仅会使得专业助人者个体遭受到职业伤害，也会对该行业本身造成一定的危害。因此对于共情疲劳这一助人行业中的特殊心理健康问题，从事助人工作的个人与组织机构要共同努力予以应对和解决。

基于以上有关于共情疲劳现行干预模式的总结与职业健康干预研究现状的启示，再结合本书中所展现的实证研究结果，我们认为应该构建一个专业助人者共情疲劳四级干预体系：

(1) 教育培训：普及相关知识，提升防范意识

共情疲劳干预体系的第一层级应该是针对专业助人者以及相关组织机构进行共情疲劳知识的普及和教育工作，从意识层面上提升整个行业对于共情疲劳现象的了解和重视程度。本书中研究结果显示 29.4% 的被试出现了共情疲劳阳性，其他的很多研究也证实了专业助人者确实面临着共情疲劳风险。而在我们进行问卷调查的过程中，也与很多的专业助人从业者以及相关组织机构的领导进行了简短的访谈，结果发现大家对于"共情疲劳"这一概念的了解知之甚少，很多人甚至根本没有听说过，还有人仅仅用"职业倦怠"来表述自己的一些疲劳、倦怠、无助等消极工作状态。但是当我们向其简单地进行共情疲劳的概念介绍后，他们往往恍然大悟，发现共情疲劳这个名词才能更准确地描述自己在助人工作中的一些特定的负面体验和感受。也有研究表明，尽管美国社会工作教育委员会要求把"自我照顾"作为社会工作课程的一部分(CSWE, 2008)[1]，但许多毕业的社会工作学生还是对共情疲劳等相关问题的迹象和症状没有足够的了解，也不知道如何利用"自我照顾"来预防或缓解这些职业伤害(Shackelford, 2006)[2]，这种意识的缺乏增加了他们受到各种职业伤害影响的脆弱性。而实际上，学者们一致认为理解和识别共情疲劳的表现和症状，其实是预防或干预工作的第一

---

[1] CSWE. *Educational Policy and Accreditation Standards* (2008). Washington, DC: CSWE.

[2] Shackelford, K. K. *Preparation of Undergraduate Social Work Students to Cope with The Effects of Indirect Trauma* (2006)(Doctoral dissertation). University of Mississippi.

步(Bride & Walls,2006;Shackelford,2006)①②。

专业助人工作常常会被不合理地神圣化,似乎作为助人者就不需要别人的帮助,而助人者本身也会因此而将自己看作是刀枪不入的,一旦自己出现问题便可能会采用逃避或忽视的态度来对待,从而导致问题越拖越严重。共情疲劳作为一种特殊的职业伤害,是专业助人者都可能遇到的问题,但目前行业内对于该现象的认识和重视程度还很不充足。对于共情疲劳的预防和应对的第一步就是要对该现象要有所认识和了解,掌握共情疲劳现象的相关知识,对其具备一定的鉴别能力,从而使专业助人者对于自我的职业心理健康有所重视。而且对于共情疲劳的关注不仅仅对助人者自身心理健康是有益的,从职业道德准则的角度来看,专业助人者也有义务去做好一定的认识和预防工作。因为专业助人者是通过与求助者建立深入良好的人际关系才能传递助人服务,因此专业关系的维护对于助人者来说既是一种工具,也是一种责任。而当助人者遭遇共情疲劳时,有可能会对专业治疗关系产生消极影响,当专业关系出现问题时,则会导致助人者出现一些工作失误,或者给服务对象带来一些有害结果。如美国咨询协会(The American Counseling Association,ACA,2005)③对于职业道德标准准则的规定中对心理咨询师提出了这样的要求:"对于由自身的身体、心理或情绪问题所带来的损害要有所警觉,当这些损害有可能伤害到案主或他人的时候,咨询师要有意识地限制专业服务的提供",而且还建议咨询师"如果问题已经达到了损害专业的程度,那么就要寻求帮助,如果有必要的话,可以限制、延缓或终止专业责任,只有确认安全了才可以重返工作。"而美国全国社会工作者协会道德准则中也提到"社会工作者不应该让他们自己的个人问题、心理社会困境、法律问题、物质滥用、精神障碍干扰其专业判断与实务工作,或者损害他们对其有专业责任的人的利益。那些因个人问题、心理社会困境、法律问题、物质滥用、精神障碍损害了其实务工作的社会工作者应该迅速寻求咨询并采取适当的措施,例如寻求专业人员的帮助、减轻工作量、结束实务工作或者采用任何其它必要的办法来保护案主与他人。"我国的心理咨询师职业道德准则在职业责任中也提到:"心理咨询师应关注自我保健,当意识到

---

① Bride, B. E., & Walls, E. Secondary traumatic stress in substance abuse treatment. *Journal of Teaching in the Addictions*(2006),5(2),5-20.

② Lerias, D., & Byrne, M. K. Vicarious traumatization: Symptoms and predictors. *Stress and Health: Journal of the International Society for the Investigation of Stress*(2003),19(3),129-138.

③ American Counseling Association. *ACA Code of Ethics*(2005). Alexandria, VA: Author.

个人的生理或心理问题可能会对来访者造成伤害时，应寻求督导或其他专业人员的帮助，必要时应限制、中断或终止临床专业服务。"因此，助人行业的从业者及相关机构既有义务也有责任去预防和消除共情疲劳，从而维护专业关系的健康发展，实现有效专业服务的传递。那么，加强助人工作者本人对于共情疲劳的认识和重视，不仅仅是保护个人心理健康的一种权利，而且也是专业助人行业的职业伦理准则所赋予的一种责任和义务。

研究表明，通过合理的、有组织的学习和培训，可以有效提高人们对于共情疲劳的认识，如 Koenig 等人（2017）[1]通过一次持续 2 小时的参与式工作坊就显著地提升了参与者关于共情疲劳的知识、技能和相关意识。因此很多学者（Newell & MacNeil，2010）[2]都一致认为应该在专业教育和培训的过程中，把共情疲劳及其相关内容作为必备的专业知识纳入到职业培训之中，尤其是如果能在接受相关专业教育的学生阶段或者是职业生涯早期就开始的话，所需要付出的成本和代价可能会最小，收获的成效也最大。很多研究也表明年纪越轻、受教育程度越低的救援人员，遭受共情疲劳的可能性越高，而且他们还会因为没有足够的社会支持和生活经验，没有更好的应对策略，也不能很好地理解自己正在遭遇的这些创伤压力，从而更难以得到恢复（Green et al.，1985）[3]。这也说明在职业生涯中，助人者接受有关于共情疲劳等相关知识的教育越早，则受益越多。Newell 和 MacNeil（2010）[4]在他们的文章中以社会工作专业教育课程设置为例，给出了非常具体且可操作化的建议：比如将职业倦怠、共情疲劳等职业伤害的概念引入社会工作的基础课程"人类行为与社会环境"中，把职业生活轨迹与个人发展轨迹相并列，从而使学生更加深刻地理解：社会环境的相互作用是影响人类行为的关键因素，职场作为人们生活中的一种环境对个体行为也会造成深刻影

① Koenig, A., Rodger, S., & Specht, J. (2018). Educator burnout and compassion fatigue: A pilot study. *Canadian Journal of School Psychology*, 33(4), 259 - 278.

② Newell, J. M., & MacNeil, G. A. (2010). Professional burnout, vicarious trauma, secondary traumatic stress, and compassion fatigue: A review of theoretical terms, risk factors, and preventive methods for clinicians and researchers. *Best Practices in Mental Health*, 6(2), 58 - 68.

③ Green, B., Grace, M., & Glesser, G. (1985). Identifying survivors at risk: long term impairment following the Beverly Hills Supper Club Fire. *Journal of Consulting and Clinical Psychology*, 53(5), 672 - 678.

④ Newell, J. M., & MacNeil, G. A. (2010). Professional burnout, vicarious trauma, secondary traumatic stress, and compassion fatigue: A review of theoretical terms, risk factors, and preventive methods for clinicians and researchers. *Best Practices in Mental Health*, 6(2), 58 - 68.

响,共情疲劳便是职场环境和成长环境相互作用的一种结果。另外,在诸如"社会工作行政"之类宏观的社会工作课程中融入一些引发职业伤害的组织层面风险因素的知识,帮助学生在进入实践实习工作之前就有所意识,从而减少对于共情疲劳的易感性;而微观社会工作课程则刚好可以向学生传授一些预防职业伤害的知识和技能,如在危机干预和危机管理的学习中可以加入自我关爱技术的培训。最后,在社会工作实习实践训练环节,可以通过研讨交流等方式让学生结合自己的实习经历和感受对之前学习到的这些知识进行更好地整合。而这样的建议和做法对于其他类型的专业助人者教育和培养过程也有很好的参考价值。

对于共情疲劳的承认和接纳,不仅仅是专业助人者要做的事,也是组织机构开展预防职业伤害工作的第一步。组织机构必须树立一种意识:共情疲劳作为助人工作的一个现实问题,是因为向创伤服务对象提供帮助后所产生的一种自然结果,而不是因为工作者本身的个人缺陷和能力不足所造成的(Bride & Walls, 2006)[1]。Bell 等(2003)[2]把组织的这种意识上升到了组织文化的高度进行论述,他们认为,当工作者遭受共情疲劳时,会产生一种技不如人甚至是无能为力的耻辱感,这会大大地打击他们的工作热情和工作效能。因此组织应该努力营造"每个人都不可避免地会受到工作的负面影响"的氛围,从而将工作者遭受到的共情疲劳等创伤性体验正常化,为工作者提供一个支持性的工作环境。这样的组织文化还有利于工作者在自己的工作和生活中慢慢地消化和解决这些消极影响和体验,并且也允许工作者可以采取各种方式进行自我关爱。比如一个承认和接纳共情疲劳的机构应该倡导并保障员工休假的行为和权利,甚至要监督和督促休假行为的落实,这才能真正体现出支持工作者自我关爱的组织文化。而如果我们把"员工不加班就代表他们没有努力工作"当作一种规则,就像是现在流行的 996 加班文化,则一定会阻碍员工进行各种自我关爱的努力与尝试。所以助人性行业的组织机构要主动创造各种机会和条件让员工进行各种自我关爱行为,比如生病时允许休息、鼓励参与继续教育等,甚至不用去在乎各种规章制度是否规范或严格,而是要通过细节渗透人文关怀的组织价值导向让员工感受到组织的承诺和关爱,这也是组织文化的魅力所在。

---

① Bride, B. E. , & Walls, E. Secondary traumatic stress in substance abuse treatment. *Journal of Teaching in the Addictions*(2006), 5(2),5 - 20.

② Bell, H. , Kulkarni, S. , & Dalton, L. Organizational prevention of vicarious trauma. *Families in Society*(2003), 84(4),463 - 470.

（2）风险预防：防患未然、有备无患

共情疲劳干预体系的第二层级应该从组织和个人两个层面上对相关风险因素进行筛查和干预，从而达到防患未然、有备无患。

① 在组织层面上针对风险因素进行工作重塑

工作要求-资源模型提示我们：工作要求过高和工作资源的缺乏都是引发职业压力并造成倦怠感产生的重要工作特征。我们的研究结果则表明该理论模型也适合于解释引发共情疲劳发生的风险因素，因此我们可以以工作要求-资源模型为理论框架，通过减少阻碍性工作要求、提升挑战性工作要求和寻找工作资源进行工作重塑干预，从而对风险因素进行预防（Van Den Heuvel et al.，2015；Petrou et al.，2012；田喜洲等，2017）。[1][2][3]

尽管工作要求是压力产生的重要来源，但不是所有的压力都是糟糕的，毕竟压力也是动力的来源，因此工作要求也可以分为两种类型：阻碍性要求和挑战性要求。阻碍性要求指的是一些与过度的或不良的约束有关的，可能干扰或妨碍个人实现目标的能力的要求；而挑战性要求则是指可能导致个体产生压力反应，但是这种压力可能促使个体采取更多有益的尝试和探索。那么在风险因素干预上也应该从两个方面对工作要求进行工作重塑：

第一，减少阻碍性工作要求。主要可以从工作内容的安排入手。我们的研究结果表明，工作任务的性质可能比工作任务的数量更容易引发共情疲劳，而且还有研究表明多样化的工作任务有利于减少二次创伤压力（Chrestman，1995）[4]，因此可以从工作内容的安排上着手。具有创伤性的工作任务与一般性的工作任务可以进行交叉安排，以及不同类型的创伤性材料可以交替进行处理，而不要在一段时间内过于集中地去处理某一种类型的创伤性材料。而想要做到这些，不仅需要专业助人者个人有意识地进行自我工作节奏的调整，更需要组织的支持和配合。组织层面上可以考虑

---

① Van Den Heuvel, M., Demerouti, E., & Peeters, M. C. The job crafting intervention: Effects on job resources, self-efficacy, and affective well-being. *Journal of Occupational and Organizational Psychology* (2015), 88(3), 511 – 532.

② Petrou, P., Demerouti, E., Peeters, M. C., Schaufeli, W. B., & Hetland, J. Crafting a job on a daily basis: Contextual correlates and the link to work engagement. *Journal of Organizational Behavior* (2012), 33(8), 1120 – 1141.

③ 田喜洲，彭小平，郭新宇. 工作重塑干预：概念、设计与影响. 外国经济与管理 (2017), 39 (12), 112—126.

④ Chrestman, K. R. Secondary exposure to trauma and self reported distress among therapists. B. H. Stamm (Ed.), *Secondary Traumatic Stress: Self-care Issues for Clinicians, Researchers, and Educators* (1995) (pp. 29 – 36). Lutherville, MD: Sidran.

由相关管理人员预先进行工作性质的评估,然后根据不同员工所储备的相关方面的技能特长进行工作任务分配,达到个人-工作的匹配并尽量照顾到个人的多样化需求,而且在分配任务的过程中要提前预判可能带来的创伤风险并做一些预防性工作。

第二,提升挑战性工作要求。在提升挑战性工作要求上,可以考虑助人工作本身的性质,增加工作者的赋权感。如 Regehr 和 Cadell(1999)[①]发现:服务于创伤者的社会工作者在向案主提供直接服务的同时,如果还能参与一些与创伤群体有关的社会变革活动,那么他们会更容易获得一种希望感和授权感,从而中和掉创伤工作所带来的负面影响,充满活力地投入工作中。也就是说有的时候扩展工作者的工作范围和工作领域,并不会增加他们的工作负担,这些新的工作领域和任务反而会让工作者跳出自己原有的认知,从更高的层面上看到自己的工作意义与价值。比如为受虐待妇女提供心理治疗或心理支持的心理咨询师,在提供个案咨询与治疗服务的工作内容之外,组织机构还可以要求他们定期参加一些倡导男女平等、提升女性地位的社会活动。尽管这样的工作内容和要求可能超出了心理咨询的工作范畴,但是这样的工作要求会让咨询师从更宏观的社会层面上看到自己的工作意义与价值,进而促进其对于工作的投入与热爱,抵消工作给自己带来的负面影响。Ray 等人(2013)[②]的研究也表明工作场所中的控制感与心理健康专业工作者的高共情满意之间显著相关。因此工作设计中应该从提升挑战性工作要求出发,通过各种措施提升工作者的控制感,比如允许助人者根据自己的专业判断进行助人方案的设计和选择,在工作时间和工作任务的要求上更加弹性自主等。

第三,寻找工作资源。本研究发现组织支持对于共情疲劳来说是一种重要的工作资源,因此在寻找工作资源时,可以主要从各种组织支持入手。从组织物理环境的营造上就可以充分体现出对于员工的支持感(Pearlman & Saakvitne, 1995)[③],比如优美环境的创设可以让员工更容易心情愉悦;设置专门的员工休息空间、提供咖啡机等设施为员工的自我关爱提供硬件

① Regehr, C. , & Cadell, S. Secondary trauma in sexual assault crisis work: Implications for therapists and therapy. *Canadian Social Work*(1999), 1(1), 56 - 63.

② Ray, S. L. , Wong, C. , White, D. , & Heaslip, K. Compassion satisfaction, compassion fatigue, work life conditions, and burnout among frontline mental health care professionals. *Traumatology*(2013), 19(4), 255 - 267.

③ Pearlman, L. A. , & Saakvitne, K. W. *Trauma and the Therapist: Countertransference and Vicarious Traumatization in Psychotherapy with Incest Survivors* (1995). New York: Norton.

支持；允许员工在工作场所布置一些具有个人意义的物品如全家福，可以时刻提醒助人者在工作之外的角色有利于其更好地保持工作-生活平衡而不至于被工作淹没；等等。而且这些物理环境的营造其实也在潜移默化地向助人者传递组织所允许的心理氛围和价值导向，从而更容易感受和利用各种社会支持。尤其是本研究还发现同事支持是一种重要的组织资源，所以专业助人行业可以注重同事中支持小组的建立，通过团队建设、案例讨论等方式有组织有计划地开展活动。比如 Bell(1999)[①]通过在受虐妇女收容所工作的咨询师中组织阅读小组，规定其定期阅读并讨论同一本专业书籍，就可以让他们获得一定的支持来源，而这样的活动可能并不需要过多的资金投入，也不会影响正常工作，非常值得推荐和学习。目前我国的社会工作行业在这方面也有做得比较好的经验和做法，比如在我们的调研过程中发现很多的社会工作机构会依托自身的专业优势，注重定期开展团建活动，在促进工作者之间私人情感关系的同时也达到了良好的组织氛围和组织文化的传递效果。还有就是，目前在我国发展较晚的社会工作行业开始逐渐重视专业督导工作，而这项工作也恰好是组织支持的一种强有力的体现形式，不仅可以从专业技能上也可以从心理和情感上给予强大的组织正式支持。因此，专业助人行业应该意识到自己工作的特色就是与人打交道，那么在对待自己的工作员工时也应该更注重"人情味儿"，从正式支持入手向非正式支持扩展，努力构建支持氛围浓厚的组织环境。

② 在个人层面上对从业者的专业共情技巧开展训练

正如职业健康三级干预体系所认为的，尽管一级策略中组织层面的改变至关重要，但是个体层面也是应该兼顾到的，尤其是从个体应对压力的具体方式进行干预，可以让个体拥有更为有效、正确的压力处理方式。针对专业助人者而言，沉重的共情压力成为共情疲劳主要的来源，有时候是因为助人者的共情方式不恰当所引发的，因此从风险预防角度来看，我们应该对专业助人者的共情技能进行教育和训练，让他们的共情方式既具有一般人类行为的特征，又与其有所区别，从而彰显共情的专业水平和专业特征。虽然说共情压力作为助人职业的典型特征不可能完全消除，但是正确、专业的共情技巧会避免一些不必要的共情压力的产生。专业助人者在应对共情疲劳风险的时候，除了需要组织机构的配合和支持外，也需要个人采用最佳的方式去处理和加工他们的工作材料。共情疲劳是个体接触创伤服务对象并给

---

① Bell, H. *The Impact of Counseling Battered Women on the Mental Health of Counselors* (1999)(Unpublished doctoral dissertation). University of Texas at Austin.

予共情的一种副产物,共情可以说是引起共情疲劳的其中一个前提条件和产生源头,所以要预防共情疲劳,肯定要从源头采取措施。早期的研究者往往将共情看作是个体对于某种情境的一种自动激活的自主反应,但随着相关研究的进展以及现实中对于共情调节的需求,人们开始越来越认同"共情是一个选择"这种观点。共情作为一个结构复杂的心理能力和心理过程,它既包含了自下而上的情感共情过程,又包含有自上而下的认知共情过程,可以说是一个理性与感性并存的过程;另外,共情还包括了一个充满了改善他人状态的利他主义价值倾向的行为动机过程,即共情关注(曹思琪等,2020)①。其中对于理性的自上而下的心理过程的理解尤其有助于我们更好地找到调节共情的方法和途径。有研究表明,在共情的过程中,情绪调节的策略和能力可能会影响共情的结果,如情绪调节能力高的人在重复和繁重的需要共情的照顾劳动后比较不容易产生疲惫(Zeidner et al.,2013)②,而使用认知重新评价的情绪调节策略可以增强与共情相关脑区的活动,尤其是激活了与奖赏相关的共情活动(Hallam et al.,2014)③。而且情绪调节策略则又会受到情绪目标的影响,因此人们可能会针对不同层次的目标进行权衡,从而调整自己做出最佳的共情形式选择,比如维护道德、承担责任和义务的高层次目标会促进个体对于他人产生共情,并更多地实施共情关怀。所以我们可以通过训练助人者的情绪应对策略,帮助其提升应激管理能力,从而达到预防共情疲劳产生的目的。Thomas(2011)④对作为专业助人者代表的社会工作者进行研究,他指出在其教育和培训的教科书和实践课程中,虽然都强调了共情和同理心对于助人者的重要意义,而且也指出过少或过多的同理心可能都存在一定的问题,但是却很少有内容涉及对于共情的结构和过程的解释,也没有说明共情的各个成分和心理过程的具体作用是什么,因此他们可能在将来的工作中难以完成有效的共情管理以及根据情况选择恰当的共情方式。因此,与共情有关的这些自上而下的认知加

① 曹思琪,刘勋,伍海燕.共情可控? 以自上而下视角考察共情的可调节性.心理科学进展(2021),29(08),1420—1429.

② Zeidner, M., Hadar, D., Matthews, G., & Roberts, R. D. Personal factors related to compassion fatigue in health professionals. *Anxiety, Stress & Coping* (2013), 26(6), 595–609.

③ Hallam, G. P., Webb, T. L., Sheeran, P., Miles, E., Niven, K., Wilkinson, I. D., et al. The neural correlates of regulating another person's emotions: An exploratory fMRI study. *Frontiers in Human Neuroscience* (2014), 8, 376.

④ Thomas, J. T. *Intrapsychic Predictors of Professional Quality of Life: Mindfulness, Empathy, and Emotional Separation* (2011) (Doctoral dissertation). University of Kentucky.

工过程可能是一个很好的切入口，由此着手可以开发一些相关课程和项目对共情中的认知过程进行训练，完善专业助人者的培训和教育体系，改善和提升专业助人者的共情技巧和能力。

总之在专业助人者的共情过程中，可以通过对助人者的共情过程进行训练和调整，增强认知共情、减少情感共情状态的负面影响，最终实施共情关注，从而减少共情疲劳发生的可能性。

（3）平衡风险：提升共情满意，平衡共情疲劳

干预体系的第三层级应该从个人资源的角度入手，尤其是注重共情满意的产生与提高。工作要求-资源模型帮我们更好地认识到了共情疲劳的风险因素，而此模型近些年也开始将个人资源包含进来并探讨其作用。我们认为风险因素尽管可以尽力减少，但是并不可能被完全消除。尤其是对于共情疲劳而言，从某种程度上是助人工作中共情压力的自然产物，而共情压力又与助人动机紧密连接在一起，所以如果完全消除共情压力，也就破坏了助人工作最重要的工作动机即助人动机，因此在预防风险因素出现的同时还要形成一定的抵抗风险危害的缓冲区域。在助人者职业心理健康问题上，不仅要努力消除引发共情疲劳产生的消极因素，还应该从积极的角度入手激发助人者的积极能量。随着积极心理学的不断发展，组织行为的研究趋势也开始从原来的"补短"转向了"取长"，从关注如何应对压力与倦怠，转向了如何开发有助于提升绩效的积极导向的人力资源优势与心理能力。因此在组织健康方面上，积极取向的健康研究不仅要探讨如何调动员工的积极品质从而克服相关心理问题的发生，还要探讨如何帮助员工培养和提升个人的积极心理品质以及更好地发挥自己的潜能（王兴琼，陈维政，2008）[①]。对于共情疲劳的预防和应对，也要将积极心理学的观念纳入其中。我们的研究发现：作为共情疲劳的对立面即共情满意，不仅与倦怠、二次创伤消极的共情疲劳现象存在负向相关，而且作为一种特殊的个人资源也有激发工作投入等积极状态的作用。因此建议助人行业的组织机构要特别关注共情满意这一个人资源。

如果向专业助人者提出"为什么要从事助人的行业"这样一个问题，你会发现答案可能存在惊人的一致性，即"我想帮助别人"。助人动机是从事助人行业最常见的一种职业动机，也是助人者最愿意公开承认的一种从业理由。尽管在现实中，助人行业的从业动机其实还包含有自我治疗、照顾他

---

① 王兴琼，陈维政.积极组织行为学视野下的组织健康研究.管理现代化(2008),(5),13—15.

人、寻求亲密关系、获得控制感等成分(许丹,2010)[1],当然也会有社会资源、经济收入等方面的诱因,但是助人动机是最为根本也是最为重要的,这也是助人职业与其他类型职业的本质区别。而在助人工作中,共情是一种必备的工作能力和工作过程,因此与其想办法避免由共情所带来的压力与疲劳症状,不如去思考如何将共情转化为一种自我成就感,将共情压力看作一种潜在的积极能量从而激发更高的共情满意。而且在实践工作中,每一个从事助人工作的人都或多或少体验到过助人的快乐,这也成为工作动力的一个重要来源。因此共情满意可以提升个人的专业生活品质,让个体能够充满活力,并更好地维持一定的职业热情。

Coetzee 和 Laschinger(2018)[2]利用资源保存理论(the Conservation of Resources Theory,COR)提出了一个理论模型更好地解释了共情疲劳产生中的资源平衡、共情方式和压力评价的问题,尤其是强调了共情满意作为资源要素的重要作用。这个理论模型认为并不是共情把助人者置于共情疲劳的风险之下,而是匮乏的资源、不充足的积极反馈和对于个人痛苦的过多关注,才导致了共情疲劳的产生。正如资源保存理论所假设的,每个助人者都有不同水平的资源,如果助人者本身就资源匮乏,则容易将工作中的各种要求看作是一种对于资源的威胁,高资源投入和低资源收益让个体很容易产生高度的共情压力,从而可能引发共情疲劳,也就是发生了资源损失的过程;而当各种资源十分充足时,助人者则就不会把服务对象的需求看作是对其资源的威胁,反而会看作是获得资源的一个机会,并可能达到资源增益。比如采取聚焦他人的共情方式指的是对服务对象进行共情时,能够深刻感知他人的痛苦感受并且不混淆自己和他人的界限,即他人导向的共情关注。这种共情方式会促进助人者与服务对象的情感联结以及助人动机,促使个体投入更多的资源对服务对象进行具有同理性的照顾行为、建立富有同理心的专业关系,而这样的照顾关系也是可以获得一些资源收益的:即能体会到各种积极的反馈,比如助人的成就感与愉悦感,服务对象及其家人的赞扬和感谢,同事或上级领导对自己的赞扬,在工作过程中体会到的效能感与控制感,等等,而这些内容其实全部都属于共情满意的概念范畴。同时,这些资源收益又反过来促使助人者更愿意与服务对象、工作及同事建立更深刻亲密的联结,从而促发了资源收益螺旋式上升。由此可见,共情满意作为

① 许丹.我国心理咨询师的职业动机研究(2010)(博士论文).南开大学.
② Coetzee, S. K., & Laschinger, H. K. Toward a comprehensive, theoretical model of compassion fatigue: An integrative literature review. *Nursing & Health Sciences*(2018), 20(1),4-15.

一种重要的资源，在整个助人过程中发挥着积极的影响作用。如 Gleichger-rcht 和 Decety(2013)[①]的研究发现共情满意与共情关注以及共情准确性等积极的共情成分紧密相关。Lacson 和 Agnes(2021)[②]以此模型为理论基础，设计了一个系统化、结构化的干预计划在内科实习医生群体进行实施，结果表明共情疲劳的下降与共情满意的提升都得到了非常显著的效果，这也证明了共情满意是一个可以通过干预予以改变的变量。

因此，我们可以根据职业特点的不同，设计相应的干预计划来提升共情满意，让个体产生更多的共情积极结果，作为一种个体资源性要素对共情消极结果即共情疲劳进行缓冲和平衡。正如积极心理学所认为的：幸福感并不意味着没有不愉快，愉快与不愉快的情绪情感都是主观幸福感的主要构成成分，只要大多数时候感觉愉快情绪，偶尔经历不愉快，是不会影响幸福感的主观报告的(Diener,2000)[③]。那么对于助人者来说，维护个体的职业心理健康，不一定要完全消除共情疲劳现象，而是要增加共情的积极结果如共情满意，提高其与消极结果的比例，平衡共情疲劳体验，那么个体的职业健康状况依然可以维持良好状态。

(4)消减伤害：亡羊补牢、为时不晚

共情疲劳干预的第四层级就是针对已经产生的或无法避免的共情疲劳现象进行干预，尽量减少其对于个体整体健康的伤害，即做到亡羊补牢、为时不晚。

正如我们的研究结果所展现的，共情疲劳的产生过程就是个体职业健康损毁的过程，共情疲劳可以带来各种各样的生理、心理和社会层面上的问题。尤其是当共情疲劳产生之后，如果没有及时地进行调整和应对，那么还会产生时间上的累积效应，从而对个体造成更为严重的伤害。因此共情疲劳干预的最后一个层面应该是降低共情疲劳的伤害作用。在这个层面上我们主要建议在专业助人者群体中普及和提倡全方位的自我照顾，训练和提升自我怜悯、正念等自我应对与自我调节能力。

---

① Gleichgerrcht, E. , & Decety, J. Empathy in clinical practice: how individual dispositions, gender, and experience moderate empathic concern, burnout, and emotional distress in physicians. *PloS One*(2013), 8(4), e61526.

② Lacson, D. A. G. , & Agnes, M. C. A. The Effects of Development of Compassion (DOC) Intervention Program on Compassion Fatigue and Compassion Satisfaction of Medical Interns. *North American Journal of Psychology*(2021), 23(2), 209 - 224.

③ Diener, E. Subjective well-being: The science of happiness and a proposal for a national index. *American Psychologist*(2000), 55(1), 34 - 43.

① 普及和提倡自我照顾技能

为了能够更好地预防和消除共情疲劳,要鼓励专业助人者需要具备和发展一定的自我照顾能力。Richards 等人(2010)①把自我照顾广泛定义为"能让人们自我感觉良好的任何活动",并把它分为四类:身体的、心理的、精神的和支持的。

第一,身体层面的自我照顾:指的是有利于助人者提高全面健康的活动。即通过身体运动从而达到精力的有效利用,比如锻炼、运动、家务劳动等,它们不仅对一般的健康有好处,而且还可以减少焦虑、抑郁等症状。还有研究发现随着锻炼的数量和频次的增加,生活质量也发生了改变,比如可以提高对于自我身体机能的满意度,以及增加对于日常压力的应对能力。

第二,心理层面的自我照顾:在文献中被认为最重要的一个方法是参加个人咨询,也就是说助人者去参加一定的心理治疗或咨询,即使助人者本身就是心理咨询师。有定性研究的结果表明,参加个人咨询不仅仅可以帮助助人者缓解痛苦和损害的相关症状,而且对于个人成长和职业成长都有好处,比如学会更好地理解如何去关爱别人、对于个人的界限和局限有清晰的自我意识、提高共情技巧等等。

第三,精神层面的自我照顾:一般被认为是那些能够促进对于生活的目的感与意义感的理解的活动。这方面的活动被定义得很宽泛也很模糊,因此所有与精神信念相关的活动都可以包含在内,比如宗教、冥想。有研究发现精神信念对于个体的身体健康有积极的促进作用,而且也可以积极影响心理健康。另一项定性研究发现,助人行业从业者认为提高个人的精神性可以给自己带来很多好处,不仅可以提高生活质量,还可以提高自我意识感,而后者对于助人行业来说是非常重要的一点。针对专业助人者来说,坚定崇高的职业价值观与职业信念可能可以在精神层面给予自我很好的支撑,发挥自我照顾作用。

第四,支持层面的自我照顾:这个层面包含了来自于职业支持系统与个人支持系统的所有人际关系与人际互动。职业支持指的是来自于同事、同行、和督导群体的讨论与督导,以及持续、系统的职业教育;而个人支持则来自于配偶、同伴、朋友和其他家庭成员。各种支持系统对于助人者的个人

---

① Richards, K. C., Campenni, C. E., & Muse-Burke, J. L. Self-care and well-being in mental health professionals: The mediating effects of self-awareness and mindfulness. *Journal of Mental Health Counseling*(2010), 32(3), 247 - 264.

和职业发展都有积极作用。Koocher 和 Keith-Spiegel(1998)[①]的研究表明心理健康从业者参与到规律的职业交流之中，可以减少倦怠的发生，通过与同行、督导群体的咨询与督导，可以发现自我的疏忽与错误，而且职业支持还有助于助人者更好地处理职业伦理和其他方面的工作问题。与个人咨询的作用一样，职业方面的支持还可以让助人者提高个人的自我意识这一重要的专业技能和品质。另外，对于个人支持的研究表明，个人支持可以增强归属感从而有利于个体建立工作范围之外的人际关系，这可以让助人者保持工作与生活之间维持一种健康的平衡关系，而这种平衡可以预防或缓解倦怠、心理衰竭等问题，避免其成为一个工作狂。

如果助人者能够比较全面地进行自我照顾，那么就可以减少共情疲劳的发生或者避免共情疲劳的恶化。另外，还要注意的是，自我照顾的开展不仅仅是助人者个人应该做的事情，而是组织层面上也要采取相关措施、制定相应政策予以支持，比如在支持层面上提供充足的督导、创造更多的专业交流机会等。也就是说不要把自我照顾的责任完全推给从业者个人，组织也要负起责任。

② 加强自我应对与自我调节技能的训练

对于专业助人者的培养要重视除了专业助人技巧之外，还要注重关于自我应对与自我调节方面的能力训练。助人者在进入行业之前都要接受一定的培训，比如接受系统的学校专业教育，或者在职培训。正如上面关于自我照顾技巧讨论中所说，为了更好地传递助人服务，专业关系是一个非常重要的途径，而在专业关系的建立和维护中，不仅仅需要一些直接性的助人技巧，还需要一些与自我意识相关的能力。那么这些能力一方面需要助人者自己有意识地进行培养和提高，比如通过上面所提到的一些自我照顾技巧；另一方面也提醒我们，在助人者的培养工作中，也要通过系统、专业的教育方法，让助人者预先做好一些相关的准备。

共情疲劳对于从业者所造成的一种极端结果就是使助人者最终选择离开该行业，那么之前他们所接受的各种培训和教育就都会成为一种社会资源的浪费。因此国外一些相关文献提出，在教育和培训的阶段就要让助人者做好充分的准备去有效地迎接各种职业挑战。有研究表明正念作为自我

---

① Koocher, G. P. , & Keith-Spiegel, P. *Ethics in Psychology*：*Professional Standards and Cases* (1998)(2nd ed.). New York：Oxford University Press.

怜悯的一种成分,对于情绪耗竭能够起到有力的缓冲作用(Ying,2008)[1],本书也得到了相似的结果。因此如果能够在助人者接受专业教育过程中,相关的组织和机构就能开展自我怜悯或正念训练,那么对于专业助人者以后的工作和职业生活来说,相当于提供了又一种强有力的武器。Ying(2009)[2]对美国某大学的社工专业硕士进行研究发现,自我怜悯中的过分沉迷成分对于自我一致感以及心理健康具有消极作用,因此建议在社会工作培训课程中要增加个体对于过分沉迷的确认能力,而冥想训练就是一种有效的措施。冥想作为一种自我调节训练,主要是通过训练注意力与自我意识从而让个体的心理过程变得更加具有自控性。这些研究结果对于各种专业助人者的教育培训都具有一定的启示意义。

培养自我怜悯的治疗项目目前也得到了一定的开发和应用,已有研究表明,很多的干预治疗效果还是很显著的,说明自我怜悯是一个可以通过教育和培训予以改进的变量。如 Neff 及其同事(2007)[3]曾开展过一项为期一个月的"自我怜悯体验变化"的研究,通过格式塔双椅技术来降低被试的自我批评,增强自我怜悯。Gilbert 和 Procter(2006)[4]则通过团体治疗的方式开发了一种"怜悯心理训练",让被试学会如何进行自我抚慰和自我照顾,从而形成自我怜悯的技能,结果发现该训练可以很好地降低被试的抑郁、自我攻击和自卑等消极自我体验。而 Murphy(2011)[5]在其博士论文中利用瑜伽对社会工作者进行正念干预训练,他认为共情涉及多种认知加工过程,不仅有对于他人经历的一种自动化的理解加工过程,也有对所获得的信息进行二次认知加工的过程,以及作为观察者还要与所观察的对象保持独立的一种自我意识。如果共情过程中只是发生了创伤性信息的自动加工认知过程,那么就很可能出现过度认同等危害专业关系的情况发生,并可能引发共

---

① Ying, Y. W. The buffering effect of self-detachment against emotional exhaustion among social work students. *Journal of Religion & Spirituality in Social Work*: *Social Thought* (2008), 27(1-2), 127-146.

② Ying, Y. W. Contribution of self-compassion to competence and mental health in social work students. *Journal of Social Work Education*(2009), 45(2), 309-323.

③ Neff, K. D., & Rude, S. S., & Kirkpatrick, K. An examination of self-compassion in relation to positive psychological functioning and personality traits. *Journal of Research in Personality*(2007), 41(4), 908-916.

④ Gilbert, P. & Procter, S. Compassionate mind training for people with high shame and self-criticism: Overview and pilot study of a group therapy approach. *Clinical Psychology & Psychotherapy*(2006), 13(6), 353-379.

⑤ Janys M. Murphy. *A Yoga Intervention for Counselors with Compassion Fatigue*: *A Literature Review and Qualitative Case Study*(2013). Oregon State University.

情疲劳。而通过瑜伽进行的正念训练可以提高个体对于自动加工过程的控制力，也就是避免情绪传染的发生，让助人者在助人关系中保持应有的客观和独立，从而减少共情疲劳发生的可能性。

因此，我们认为助人专业的相关课程计划中应该包含自我怜悯、正念等的临床训练计划，将它们作为促进注意力控制、情绪调节和压力管理的一种核心能力进行教育培训。

二、共情疲劳研究的未来展望

（一）本研究的研究局限

1. 样本的代表性

尽管本研究力图选择最有代表性的三种助人职业作为研究对象，但是用三种职业来反映助人群体的心理健康问题的全貌，依然是不足够的。另外，由于研究者个人能力有限，在抽样过程中只能采用目的抽样的方法，因此样本的代表性不足，抽取范围不够广泛。对于工作年限、年龄等一些关键性的人口学变量无法达到较好的样本比例分布，比如护士群体只选择了在校学习的实习护士，这在一定程度上影响了研究结论的普遍性。

2. 横断研究的问题

本研究采用的是横向研究设计，阻碍了变量间因果关系的推论。在时间维度上，共情疲劳产生和发展的不同阶段会具有不同的特点与影响因素，而本研究的数据收集方式决定了无法更好地探讨共情疲劳的发展变化规律。

3. 职业倦怠理论框架对于共情疲劳研究的局限性

本研究将共情疲劳看作一种独属于助人行业的特殊的职业倦怠，在研究过程中主要是借用工作要求-资源模型的理论框架考察了共情疲劳的发生机制，尽管有一定的理论依据，但是与以往研究提出共情疲劳的某些成分如二次创伤压力与倦怠具有很大的差异性。而且本研究结果也表明，有的资源因素并未起到应有的缓冲作用，这再次提醒我们还要注重共情疲劳与一般职业倦怠的差异性，今后的研究尤其要特别关注二次创伤压力这一成分的独特发生机制。

（二）共情疲劳研究的未来展望

我国对于助人者心理健康问题的研究才刚刚起步，尽管在经历了汶川地震之后，这个问题引发了各领域研究者的重视，但是未来还有很长的路需要走。除了上述的相关不足要在今后的研究中予以弥补和改进之外，在共情疲劳的研究上还要有以下几个值得探讨和深思的问题：

首先，各种助人职业面临的服务对象不同，工作内容不同，接触到的创伤事件性质也有所不同，因此各行业的共情疲劳应该具有不同的特点和内在机制。目前研究尽管也关注到了社会工作者、心理咨询师、精神医生、护士等多个行业的共情疲劳，但是对于职业之间的比较很少，或者仅有一些人口学变量上的差异分析，没有结合职业特征进一步分析不同职业共情疲劳的本质差异。因此今后的研究可以从职业特征入手，深入分析造成各种助人职业共情疲劳的根本原因和发展特点。

第二，针对我国目前的实践情况，对于共情疲劳的研究还要结合该行业的发展状况和本土的文化特征。我国的助人行业发展才刚刚起步，除了医疗行业这一最古老的助人行业发展比较成熟之外，很多人类服务行业都属于新兴行业。比如心理咨询在十几年的发展后才刚刚被大众接纳，而社会工作者还在被很多人误以为只是义务的志愿者，甚至不知道是做什么的，这些因素都会影响助人者传递助人服务的具体过程。从业人员的外部报酬、社会地位不高等外部因素都可能造成一定的工作压力，从而对于共情疲劳的产生和发展过程也会带来一定的影响。另外，在中国文化之中，我们对于人性观、助人动机、仁慈观会有一些比较具有东方文化特色的理解，这些会影响专业助人关系的本质特征，而专业助人关系与共情疲劳之间的关系又是一个非常重要的问题。因此，在我国对于共情疲劳的研究还要注重与一定的文化背景进行结合，可能会发现更为本土化的共情疲劳研究成果。

第三，除了采用问卷调查等横断性研究以外，今后还要注重采用更多的多样研究方法来关注共情疲劳。目前有研究表明共情疲劳的产生和发展可能具有一定的过程性，有可能是倦怠先发生，然后才是二次创伤压力，经典的共情压力与共情疲劳模型也揭示了整个共情疲劳发生过程中不同因素在不同阶段的介入作用。因此今后可以采取实验设计的方法从时间纵向上对某些影响因素进行控制，从而更深刻地把握共情疲劳的发生机制。

第四，要重视干预性的实验研究。目前对于共情疲劳的实证研究更多是采用问卷调查，尤其是中国更多停留在现状描述和问题分析的阶段，少量的干预研究也多聚焦在医护群体之中，对于其他助人群体并未涉足。本书也仅在实证研究结果的基础上结合以往的干预经验和相关的理论框架构建了一个理论上的专业助人者共情疲劳干预体系，并没有进行进一步的验证。干预体系中的某些具体干预方法是否符合中国文化背景下的助人组织，对于中国的专业助人者是否有效，还有待于考察。如关于自我怜悯与正念的训练，以往西方心理学仅仅是从正念的角度解释自我怜悯的自我调控功能，而当前研究则在关注认知重建的同时也加入了"行为"的自我调适，更注重知行合一。那么对于共情疲劳的正念训练来说，东西方文化差异可能会造成其干预训练的重点是不同的，因此未来的研究可以尝试在东方文化背景下开展正念的干预训练，为我国的助人者提供更行之有效的职业心理健康维护方法。

第五，要注重理论研究与实践需要的结合。国外关于共情疲劳的研究起步其实都是从实践问题出发，往往与一定的实践需求相结合，比如9·11恐怖事件的发生对共情疲劳概念的推广起着不可忽视的作用，越战老兵的心理服务、还有一些重大的自然灾害心理干预工作等，都为共情疲劳的研究提供了坚实的实践土壤，所以累积了一些具有启发意义的干预经验。我国对于专业助人者职业心理健康的关注也与5·12汶川地震中不同种类助人者的涌现有关，让我们在享受助人者提供的帮助的同时，也开始意识到助人者所提供的"关爱"工作是一种需要付出巨大代价的行为，因此也要关爱助人者。目前，新冠肺炎疫情肆虐全球，大量专业助人者都投身于这场战斗之中，他们用自己的专业知识和专业技术与病毒抗击，帮助我们免受病痛困扰与心理折磨，而我们也要关爱这些抗疫工作者，也应该思考如何为他们构筑一道安全屏障，维护和促进其身体与心理健康。这些都提醒着我们，对于共情疲劳的研究要时刻与实践需要相结合，并不断地将相关的研究结果反馈和服务于一定的实践工作中。

参考文献

Babara F. Okun 著.高申春,魏连娣,冯晓杭译.(2009).如何有效地助人:会谈与咨询的技术.北京:高等教育出版社.

白玉苓.(2010).工作压力、组织支持与工作倦怠关系研究.首都经济贸易大学.

曹思琪,刘勋,伍海燕.(2021).共情可控? 以自上而下视角考察共情的可调节性.心理科学进展,29(08),1420-1429.

曹智雨.(2015).心理咨询师共情疲劳与工作卷入、自我复原力关系研究.河南大学.

陈华英,王卫红.(2012).护士同情疲劳的研究现状.解放军护理杂志,29(13),39-43.

陈晶,史占彪 & 张建新.(2007).共情概念的演变.中国临床心理学杂志(06),664-667.

陈美琴.(2004).921助人者之替代性创伤与照顾——谈救灾经验整合.辅仁医学期刊,2(增刊),89-99.

陈雪峰,王日出,刘正奎.(2009).灾后心理援助的组织与实施.心理科学进展.17(3),499-504.

陈志霞,陈传红.(2010).组织支持感及支持性人力资源管理对员工工作绩效的影响.数理统计与管理,29(4),719-727.

陈增鹏,梁晖烂,罗京滨.(2016).广东省狱警共情疲劳与幸福感的调查分析.中国健康心理学杂志,24(3),371-374+321.

程德华,杨治良.(2009).移情能力与内隐助人倾向的相关研究.心理科学,32(06),1314-1317.

邓林园,李蓓蕾,武永新,许睿,靳佩佩.(2018).家庭环境对初中生助人行为的影响——自我效能感和共情的中介作用.北京师范大学学报(社会科学版),(05),83-91.

丁凤琴,陆朝晖.(2016).共情与亲社会行为关系的元分析.心理科学进展,24(08),1159-1174.

丁桂凤,候亮,张露,张丽,王曼,古茜茜.(2016).创业失败与再创业意向的作用机制.心理科学进展,24(7),1009-1019.

杜柯萱.(2015).心理咨询师自悯、应对方式与共情疲劳的关系研究.河北师范大学.

段陆生.(2008).工作资源、个人资源与工作投入的关系研究.河南大学.

付慧欣.(2008).助人行为研究综述.前沿,(7),156-158.

何玉羊.(2019).关注心理咨询师的能力提升——中国心理卫生协会心理咨询师能力提升工程.心理与健康,(12),16-18.

黄亮,齐巍,孙时进.(2020).社会心理服务体系的多视角反思与整合构建策略.心理科学,43(06),1483-1489.

[美]吉拉德·伊根著,郑维廉译.(1999).高明的心理助人者.上海:上海教育出版社.

鞠鑫,邵来成.(2004).职业倦怠的工作要求-资源模型.应用心理学,10(3),58-62.

姜文海.(2021).有的放矢建好社会心理服务体系.健康报,006.

金国敏,刘啸莳,李丹.(2020).何不宽以待己？自悯的作用机制及干预.心理科学进展, 28(5),824-832.

井凯,王敬群,刘芬.(2011).大学生自我怜悯问卷的修订及信效度研究.社会心理科学, 26(8),41-44.

柯江林,孙健敏,李永瑞.(2009).心理资本：本土量表的开发及中西比较.心理学报,41 (9),875-888.

赖丽足,任志洪,颜懿菲,牛更枫,赵春晓,罗梅 & 张琳.(2021).共情的双刃剑效应： COVID-19心理热线咨询师的继发性创伤应激和替代性创伤后成长.心理学报,53 (09),992-1002.

李超平,张翼.(2009).角色压力源对教师生理健康与心理健康的影响.心理发展与教育, 25(1),114-119.

李培培,王莹,于子荞,陈志强,张丽.(2017).ICU护士共情能力及自我同情与同情疲劳 的相关研究.护理研究,(26),3244-3248.

李侨明.(2017).社会工作者职业伦理困境与风险：基于实践场域的多主体分析.社会工 作,(03),48-65+110.

李珊,李陶幸子.(2020).ICU护士共情疲劳与社会支持及职业认同的相关性研究.护理 与康复,19(03),77-80.

李莹,付岩,张淼,刘彩.(2019).医务人员共情疲劳与职业倦怠相关研究中英文文献计量 学分析.中国职业医学(03),371-375.

李迎生.(2007).加快与和谐社会建设相配套的社会政策建设.河北学刊,(03),69- 71+73.

李永鑫.(2008).工作倦怠的心理学研究.北京：中国社会科学出版社.

李资.(2010).基于心理资本和工作要求资源模型的工作倦怠的研究(硕士论文).浙江 大学.

廖荣利.(1987).社会工作理论与模式.台北：五南图书出版公司.

刘聪慧,王永梅,俞国良,王拥军.(2009).共情的相关理论评述及动态模型探新.心理科 学进展,17(05),964-972.

骆静.(2007).知识员工绩效评估公平感及其对工作态度的影响研究(博士论文).华中科 技大学.

潘绥铭,侯荣庭,高培英.(2012).社会工作伦理准则的本土化探讨.中州学刊(01), 98-102.

彭彦琴,沈建丹.(2012).自悯与佛教慈悲观的自我构念差异.心理科学进展,20(9), 1479-1486.

任敏敏,王广梅,张丽,杨瑶瑶,封丹珺.(2021).335名抗疫一线护理人员心理弹性对共情 疲劳的影响.山东大学学报(医学版),59(02),88-94.

任巧悦,孙元森,吕雪靖,黄超,胡理.(2019).基于心理生理学视角的共情研究：方法与特 点.科学通报 64,(22),2292-2304.

沈洁,姜安丽.(2011).医护人员同情心疲乏研究现状.中华护理杂志,46(9),939-941.

苏逸人,陈淑惠.(2013).核心假定量表：心理计量特性检验及其与创伤和创伤后压力症 状之关联.中华心理学刊,55(2),255-275.

孙炳海,江奕儒,楼宝娜,李伟健,周晓怡.(2014).医护人员共情疲劳的发生机制：有中介的调节效应模型.心理研究,7(01),59－65.

孙炳海,楼宝娜,李伟健,刘宣文,方侠辉.(2011).关注助人者的心理健康:共情疲劳的涵义、结构及其发生机制.心理科学进展,19(10),1518－1526.

田喜洲,彭小平,郭新宇.(2017).工作重塑干预:概念、设计与影响.外国经济与管理,39(12),112－126.

王娜,李龙倜,徐圣康,王文杰,詹艳,姚虹.(2019). ICU护士共情疲劳与职业认同的相关性研究.湖北医药学院学报,38(02),167－169.

王思斌.(2007).和谐社会建设迫切需要社会工作的参与.河北学刊,(03),64－67＋73.

王兴琼,陈维政.(2008).积极组织行为学视野下的组织健康研究.管理现代化(5),13－15.

王彦峰,秦金亮.(2009).工作倦怠和工作投入的整合.心理科学进展,17(4),802－810.

魏华,董越娟,邹涛,王永革.(2015).安阳市院前急救护士共情疲劳感现状调查分析.齐鲁护理杂志,21(21),44－45.

吴亮,张迪,伍新春.(2010).工作特征对工作者的影响——要求-控制模型与工作要求-资源模型的比较.心理科学进展,18(2),348－355.

吴明隆.(2010).问卷统计分析实务——SPSS操作与应用.重庆:重庆大学出版社.

谢莹莹,曹姗姗,王艾红,秦晶,尹安春.(2018).肿瘤内科护士共情疲劳与人格特征的相关性研究.护理学报,25(21),1－4.

许丹.(2010).我国心理咨询师的职业动机研究(博士论文).南开大学.

徐凌忠,王建新,孙辉,张希玉,王兴洲,周成超,姜少敏,李瑞英.(2005). Kessler 10在我国的首次应用研究及其重要意义.卫生软科学,(06),410－412＋421.

徐敏.(2011).大学生共情、情绪智力、人际效能感的测量及共情的干预研究.浙江师范大学.

许思安,杨晓峰.(2009).替代性创伤:危机干预中救援者的自我保护问题.心理科学进展,17(3),507－573.

杨东,张进辅,黄希庭.(2004).青少年学生疏离感的理论构建及量表编制.心理学报,34(4),407－413.

杨文登,张小远.(2017).心理治疗中的共同要素理论与特殊成分说:争议与整合.心理科学进展,25(02),253－264.

杨东,张进辅,黄希庭.(2002).青少年学生疏离感的理论构建及量表编制.心理学报(04),407－413.

杨眉.(2019).西南某市民警共情疲劳与自我复原力调查.职业与健康,35(18),2512－2515.

叶丽青.(2018).消防员的自尊、工作压力对共情疲劳的影响.华东师范大学.

尹绍雅,赵静波,陈熔宁.(2016).临床医生共情疲劳现况及其影响因素分析.中国全科医学,19,(02),206－209.

尹绍雅,赵静波,赵久波,刘勉,曾海萍,刘县兰.(2016).领悟社会支持在临床医生工作压力与共情疲劳间的中介作用.中华行为医学与脑科学杂志,25(05),452－455.

詹志禹.(1987).年级,性别角色,人情取向与同理心的关系.台湾政治大学教育研究所.

张超凡.(2020).心理咨询师核心自我评价量表的编制及其与共情疲劳的关系研究.河北师范大学.

张凤凤,董毅,汪凯,詹志禹,谢伦芳.(2010).中文版人际反应指针量表(IRI-C)的信度及效度研究.中国临床心理学杂志,18(02),155－157.

张敏.(2019).关爱的代价：助人者共情疲劳的概念内涵及其理论模型解读.前沿,(02),
　　105－113.

张敏,杨杨,乔晓熔.(2020).高校辅导员的共情疲劳问题研究——一种特殊的职业倦怠.
　　上海：上海三联书店.

张卫东.(2001).应对量表(COPE)测评维度结构研究.心理学报,33(1),55－62.

张耀华,刘聪慧,董研.(2010).自我观的新形式：有关自悯的研究论述.心理科学进展,18
　　(12),1872－1881.

张昱.(2007).社会工作：由个体自身和谐通向社会和谐的桥梁.河北学刊(03),71－73.

赵国祥,许波.(2009).职业健康心理学研究的新成果——评李永鑫的《工作倦怠的心理
　　学研究》.心理科学,32(1),254.

张小培,史慧颖,李丹,王水静.(2010).快速眼动疗法的治疗研究述评.中国健康心理学
　　杂志,18(11),1401－1404.

张耀华,刘聪慧,董研.(2010).自我观的新形式：有关自悯的研究论述.心理科学进展.18
　　(12),1872－1881.

张玉曼,祝筠,刘进,刘聪聪,王萍,辛梅,苗娜.(2013).济南市三级甲等医院 ICU 护士专
　　业生活品质现状及影响因素研究.护理研究,27(31),3481－3485.

赵环.(2009).督导手记——直面黑暗的力量.社会工作(实务版)(5),45－46.

赵静波,马幸会,侯艳飞,尹绍雅.(2017).临床医生正念与共情疲劳的关系.广东医学,38
　　(21),3323－3326＋3332.

赵静波,梁舜薇,侯艳飞,尹绍雅.(2017).临床医生共情疲劳与创伤后应激障碍的关系.
　　广东医学,38(24),3841－3844.

赵静波,陈熔宁,尹绍雅,赵久波.(2018).临床医生情绪调节效能感：在共情疲劳与抑郁
　　间的中介效应研究.现代预防医学,45(03),476－479.

赵青.(2011).观点采择对助人行为的影响：共情关注和个体忧伤的中介作用.浙江师范
　　大学.

赵旭东.(2004).助人者自身的心理健康问题.中国医刊,39(11),55－58.

郑杏,杨敏,高伟,陈菲菲.(2013).中文版护士专业生活品质量表的信效度检测.护理学
　　杂志,28(5),13－15.

郑日昌,李占宏.(2006).共情研究的历史与现状.中国心理卫生杂志,20(4),277－279.

周成超,楚洁,王婷,彭倩倩,何江江,郑文贵,刘冬梅,王兴洲,马宏峰,徐凌忠.(2008).简
　　易心理状况评定量表 Kessler10 中文版的信度和效度评价.中国临床心理学杂志,16
　　(06),627－629.

庄琳丽,王佳琳,贺惠娟,李军文.(2020).新型冠状病毒肺炎疫情下护理人员共情疲劳现
　　状及其相关因素.医学与社会,33(05),115－119.

应对新型冠状病毒感染的肺炎疫情联防联控工作机制.(2020).关于印发新型冠状病毒
　　感染的肺炎疫情紧急心理危机干预指导原则的通知.中华人民共和国国家卫生健康委
　　员会公报,(01),11－15.

中国卫生健康统计年鉴.(2019). Retrieved from 中国政府网 www. gov. cn(2020－6－
　　16).

卫计委：护士性别比例失衡,男护士严重紧缺. Retrieved from www. cankaoxiaoxi. com/
　　china/20170511/1981332. shtml(2017－5－11).

《心理咨询师成长指南》发布,职业成长划分为四阶段.(2019). Retrieved from http://
　　news. sina. com. cn/o/2019-10-15/doc-iicezuev2426495. shtml(2019－10－15).

英文参考文献:

Abu-Bader, S. H. (2000). Work satisfaction, burnout, and turnover among social workers in Israel: A causal diagram. *International Journal of Social Welfare*, 9(3), 191–200.

Adams, R. E., Boscarino, J. A., & Figley, C. R. (2006). Compassion fatigue and psychological distress among social workers: A validation study. *American Journal of Orthopsychiatry*, 76(1),103–108.

Adams, R. E., Figley, C. R., & Boscarino, J. A. (2008). The compassion fatigue scale: Its use with social workers following urban disaster. *Research on Social Work Practice*, 18(3),238–250.

Allen, S. M. (2010). *The Relationship Between Perceived Levels of Organizational Support and Levels of Compassion Fatigue and Compassion Satisfaction among Child Welfare Workers*. Capella University.

Alzheimer's Association and National Alliance for Caregiving. (2004), *Families Care: Alzheimer's Caregiving in the United States*, Chicago, IL: Alzheimer's Association. Retrieved from http://www. alz. org/national/documents/reportfamiliescare. pdf. .

American Association of Critical-Care Nurses. (2005). AACN standards for establishing and sustaining healthy work environments: a journey to excellence. *American Association of Critical-Care Nurses*. 14(3),187–197.

American Counseling Association. (2005). *ACA Code of Ethics*. Alexandria, VA: Author.

American Psychiatric Association APA (2000). *Diagnostic and Statistical Manual of Mental Disorders*, *Text Revision*. *DSM-IV-TR* Washington DC: AP.

Anderson, J. C., & Gerbing, D. W. (1984). The effect of sampling error on convergence, improper solutions, and goodness-of-fit indices for maximum likelihood confirmatory factor analysis. *Psychometrika*, 49(2),155–173.

Atay, N., Sahin, G., & Buzlu, S. (2021). The Relationship Between Psychological Resilience and Professional Quality of Life in Nurses. *Journal of Psychosocial Nursing and Mental Health Services*, 59(6),31–36.

Badger, K., Royse, D., & Craig, C. (2008). Hospital social workers and indirect trauma exposure: An exploratory study of contributing factors. *Health and Social Work*, 33(1),63–70.

Bakker, A. B., & Demerouti, E. (2007). The job demands-resources model: State of the art. *Journal of Managerial Psychology*, 22(3),309–328.

Bakker, A. B., Demerouti, E., De Boer, E., & Schaufeli, W. B. (2003). Job demands and job resources as predictors of absence uration and frequency. *Journal of Vocational Behavior*, 62(2),341–356.

Bakker, A. B., Demerouti, E., & Euwema, M. C. (2005). Job resources buffer the impact of job demands on burnout. *Journal of Occupational Health Psychology*, 10(2),170–180.

Bakker, A. B., Demerouti, E., Taris, T. W., Schaufeli, W. B., & Schreurs, P. J. (2003). Amultigroup analysis of the job demands-resources model in four home care organizations. *International Journal of Stress Management*, 10(1), 16 – 38.

Baranowsky, A. B., & Gentry, J. E. (2014). *Trauma Practice: Tools for Stabilization and Recovery*. Hogrefe Publishing.

Barnett, J. E., Baker, E. K., Elman, N. S., & Schoener, G. R. (2007). In pursuit of wellness: The self-care imperative. *Professional Psychology: Research and Practice*, 38(6), 603 – 612.

Bastawrous, M. (2013). Caregiver burden — A critical discussion. *International Journal of Nursing Studies*, 50(3), 431 – 441.

Batson, C. D., Turk, C. L., Shaw, L. L., & Klein, T. R. (1995). Information function of empathic emotion: Learning that we value the other's welfare. *Journal of Personality and Social Psychology*, 68(2), 300.

Bell, H. (1999). *The Impact of Counseling Battered Women on the Mental Health of Counselors*. Unpublished doctoral dissertation, University of Texas at Austin.

Bell, H., Kulkarni, S., & Dalton, L. (2003). Organizational prevention of vicarious trauma. *Families in Society*, 84(4), 463 – 470.

Bell, S., Hopkin, G., & Forrester, A. (2019). Exposure to traumatic events and the experience of burnout, compassion fatigue and compassion satisfaction among prison mental health staff: An exploratory survey. *Issues in Mental Health Nursing*, 40(4), 304 – 309.

Bercier, M. L., & Maynard, B. R. (2015). Interventions for secondary traumatic stress with mental health workers: A systematic review. *Research on Social Work Practice*, 25(1), 81.

Bonach, K., & Heckert, A. (2012). Predictors of secondary traumatic stress among children's advocacy center forensic interviewers. *Journal of Child Sexual Abuse*, 21(3), 295 – 314.

Bond, A. R., Mason, H. F., Lemaster, C. M., Shaw, S. E., Mullin, C. S., Holick, E. A., & Saper, R. B. (2013). Embodied health: The effects of a mind-body course for medical students. *Medical Education Online*, 18(1), 1 – 18.

Boscarino, J. A., Figley, C. R., & Adams, R. E. (2004). Compassion fatigue following the September 11 terrorist attacks: A study of secondary trauma among New York social workers. *International Journal of Emergency Mental Health*, 6(2), 57 – 66.

Brady, J. L., Guy, J. D., Poelestra, P. L., & Brokaw, B. F. (1999). Vicarious traumatisation, spirituality, and the treatment of sexual abuse Survivors: A national survey of women psychotherapists. *Professional Psychology: Research and Practice*, 30(4), 386 – 393.

Branch C, Klinkenberg D. (2015). Compassion fatigue among pediatric healthcare providers. *Am J Maternal Child Nurs*, 40(3), 160 – 166.

Bride, B. E. (2004). The Impact of Providing Psychosocial Services to Traumatized Populations. *Stress, Trauma, and Crisis*, 7(1): 29 – 46.

Bride, B. E. (2007). Prevalence of secondary traumatic stress among social workers. *Social Work*, 52(1), 63 – 70.

Bride, B. E., Radey, M., & Figley, C. (2007). Measuring Compassion Fatigue. *Clinical Social Work Journal*, 35(3), 155 – 163.

Bride, B. E. , Robinson, M. M. , Yegidis, B. , & Figley, C. R. (2004). Development and validation of the secondary traumatic stress scale. *Research on Social Work Practice* 14(1),27 – 35.

Bride, B. E. , & Walls, E. (2006). Secondary traumatic stress in substance abuse treatment. *Journal of Teaching in the Addictions* , 5(2),5 – 20.

Brown, K. W. , & Ryan, R. M. (2003). The benefits of being present: Mindfulness and its role in psychological well-being. *Journal of Personality and Social Psychology* , 84 (4),822 – 848.

Brown, K. W. , Weinstein, N. , & Creswell, J. D. (2012). Trait mindfulness modulates neuroendocrine and affective responses to social evaluative threat. *Psychoneuroendocrinology* , 37(12),2037 – 2041.

Buceta, M. I. , Bermejo, J. C. , & Villacieros, M. (2019). Enhancer elements of compassion satisfaction in healthcare professionals. *Anales de Psicología* , 35(2),323 – 331.

Burtson, P. L. , & Stichler, J. F. (2010). Nursing work environment and nurse caring: Relationship among motivational factors. *Journal of Advanced Nursing* , 66 (8), 1819 – 1831.

Cetrano, G. , Tedeschi, F. , Rabbi, L. , Gosetti, G. , Lora, A. , Lamonaca, D. , ... & Amaddeo, F. (2017). How are compassion fatigue, burnout, and compassion satisfaction affected by quality of working life? Findings from a survey of mental health staff in Italy. *BMC Health Services Research* , 17(1),1 – 11.

Chrestman, K. R. (1995). Secondary exposure to trauma and self reported distress among therapists. In B. H. Stamm (Ed.), *Secondary Traumatic Stress: Self-care Issues for Clinicians, Researchers, and Educators* (pp. 29 – 36). Lutherville, MD: Sidran.

Cicognani, E. , Pietrantoni, L. , Palestini, L. , & Prati, G. (2009). Emergency workers' quality of life: The protective role of sense of community, efficacy beliefs and coping strategies. *Social Indicators Research* , 94(3),449 – 463.

Clark, E. J. (2011). The challenge of sadness in social work. *NASW News* , 56(5),3.

Coetzee, S. K. , & Laschinger, H. K. (2018). Toward a comprehensive, theoretical model of compassion fatigue: An integrative literature review. *Nursing & Health Sciences* , 20(1),4 – 15.

Cohen, S. E. , & Wills, T. A. (1985). Stress, social support, and the buffering hypothesis. *Psychological Bulletin* , 98(2),310 – 357.

Coke, J. Batson, C. , & McDavis, K. (1978). Empathic mediation of helping: A two-stage model. *Journal of Personrality and Social Psychology* , 36(7),752 – 766.

Cole, D. A. (1987). Utility of confirmatory factor analysis in test validation research. *Journal of Consulting and Clinical Psychology* , 55(4),584 – 594.

Collins, S. , & Long, A. (2003). Too tired to care? The psychological effects of working with trauma. *Journal of Psychiatric and Mental Health Nursing* , 10(1),17 – 27.

Craig, C. D. , & Sprang, G. (2010). Compassion satisfaction, compassion fatigue, and burnout in a national sample of trauma treatment therapists. *Anxiety, Stress, & Coping* , 23(3),319 – 339.

Craigie, M., Osseiran-Moisson, R., Hemsworth, D., Aoun, S., Francis, K., Brown, J., ... & Rees, C. (2016). The influence of trait-negative affect and compassion satisfaction on compassion fatigue in Australian nurses. *Psychological Trauma: Theory, Research, Practice, and Policy*, 8(1), 88 – 97.

Creamer, T. L. & Liddle, B. J. (2005). Secondary traumatic stress among disaster mental health workers responding to the September 11 attacks. *Journal of Traumatic Stress*, 18(1), 89 – 96.

Creswell, J. D., & Lindsay, E. K. (2014). How does mindfulness training affect health? A mindfulness stress buffering account. *Current Directions in Psychological Science*, 23(6), 401 – 407.

Creswell, J. D., Way, B. M., Eisenberger, N. I., & Lieberman, M. D. (2007). Neural correlates of dispositional mindfulness during affect labeling. *Psychosomatic Medicine*, 69(6), 560 – 565.

CSWE. (2008). *Educational Policy and Accreditation Standards*. Washington, DC: CSWE.

Cunningham, M. (2003). Impact of trauma work on social work clinicians: Empirical findings. *Social Work*, 48(4), 451 – 459.

Danieli, Y. (1994). *Countertransference and Trauma: Self-healing and Training Issues*. Connecticut: Greenwood Press: Westport.

Day, J. R., & Anderson, R. A. (2011). Compassion fatigue: an application of the concept to informal caregivers of family members with dementia. *Nursing Research and Practice*, ID—408024.

Conrad, D., & Kellar-Guenther, Y. (2006). Compassion fatigue, burnout, and compassion satisfaction among Colorado child protection workers. *Child Abuse & Neglect*, 30(10), 1071 – 1080.

Davis, M. H. (1980). *A Multidimensional Approach to Individual Differences in Empathy*. The University of Texas at Austin.

Davis, M. H. (1983). Measuring individual differences in empathy: Evidence for a multidimensional approach. *Journal of Personality and Social Psychology*, 44(1), 113 – 126.

Davis, M. H. (1994). *Empathy: A social Psychological Approach*. Westview Press.

Davis, M. H., Conklin, L., Smith, A., & Luce, C. (1996). Effect of perspective taking on the cognitive representation of persons: a merging of self and other. *Journal of Personality and Social Psychology*, 70(4), 713.

Deighton, R. M., Gurris, N., & Traue, H. (2007). Factors affecting burnout and compassion fatigue in psychotherapists treating torture survivors: Is the therapist's attitude to working through trauma relevant? *Journal of Traumatic Stress*, 20(1), 63 – 75.

Delaney, M. C. (2018). Caring for the caregivers: Evaluation of the effect of an eight-week pilot mindful self-compassion (MSC) training program on nurses' compassion fatigue and resilience. *PLoS One*, 13(11), e0207261.

Demerouti, E., Bakker, A. B., Nachreiner, F., & Schaufeli, W. B. (2001). The job demands-resources model of burnout. *Journal of Applied Psychology*, 86(3),

499 – 512.

Diener, E. (2000). Subjective well-being: The science of happiness and a proposal for a national index. *American Psychologist*, 55(1), 34 – 43.

Duan, C., & Hill, C. E. (1996). The current state of empathy research. *Journal of Counseling Psychology*, 43(3), 261.

Dunnagan, T., Peterson, M. & Haynes, G. (2001) Mental health issues in the workplace: A case for a new managerial approach, *Journal of Occupational and Environmental Medicine*, 43(12), 1073 – 1080.

Eastwood, C. D., & Ecklund, K. (2008). Compassion fatigue risk and self-care practices among residential treatment center childcare workers. *Residential Treatment for Children & Youth*, 25(2), 103 – 122.

Ehlers, A., & Clark, D. M. (2000). A cognitive model of post-traumatic stress disorder. *Behavior Research and Therapy*, 38(4), 319 – 345.

Eisenberg, N., & Miller, P. A. (1987). The relation of empathy to prosocial and related behaviors. *Psychological Bulletin*, 101(1), 91 – 119.

Elklit, A., Shevlin, M., Solomon, Z., & Dekel, R. (2007). Factor structure and concurrent validity of the world assumptions scale. *Journal of Traumatic Stress: Official Publication of The International Society for Traumatic Stress Studies*, 20 (3), 291 – 301.

Esther, D., Pollio, E., Cooper, B., & Steer, R. A. (2020). Disseminating trauma-focused cognitive behavioral therapy with a systematic self-care approach to addressing secondary traumatic stress: PRACTICE what you preach. *Community Mental Health Journal*, 56(8), 1531 – 1543.

Eunju, L., Esaki, N., Kim, J., Greene, R., Kirkland, K., & Mitchell-Herzfeld, S. (2013). Organizational climate and burnout among home visitors: Testing mediating effects of empowerment. *Children and Youth Services Review*, 35(4), 594 – 602.

Fahy, A. (2007). The unbearable fatigue of compassion: Notes from a substance abuse counselor who dreams of working at Starbuck's. *Clinical Social Work Journal*, 35(3), 199 – 205.

Figley, C. R. (1995). Systemic traumatization: Secondary traumatic stress disorder in family therapists. In R. H. Mikesell, D. -D. Lusterman, & S. H. McDaniel (Eds.), *Integrating Family Therapy: Handbook of Family Psychology and Systems Theory* (pp. 571 – 581). American Psychological Association.

Figley, C. R. (1995). Compassion fatigue as secondary traumatic stress disorder: An overview. In C. R. Figley (Ed.), *Compassion Fatigue: Coping with Secondary Traumatic Stress Disorder in Those Who Treat the Traumatized* (pp. 1 – 20). New York: Brunner-Rutledge.

Figley, C. R. (Ed.) (1995). *Compassion Fatigue: Secondary Traumatic Stress*. New York: Brunner/Mazel.

Figley, C. R. (1995). *Compassion Fatigue: Coping with Secondary Traumatic Stress Disorder in Those Who Treat the Traumatized*. New York: Brunner/Mazel.

Figley, C. R. (2002). Compassion fatigue: Psychotherapists' chronic lack of self care. *Journal of Clinical Psychology*, 58(11), 1433 – 1441.

Figley, C. R. (Ed.). (2002). *Treating Compassion Fatigue*. New York: Brunner-Routledge.

Figley, C. R., & Gould, J. E. (2005). Compassion fatigue: An expert interview with Charles R. Figley, MS, PhD. *Medscape Psychiatry and Mental Health*. Retrieved from http://www.medscape.com/viewarticle/513615.

Figley, C. R., & Stamm, B. H. (1996). Psychometric review of the compassion fatigue self test. In B. H. Stamm (Ed.), *Measurement of Stress, Trauma, & Adaptation*. Lutherville, MD: Sidran Press.

Figley, C. R., Figley, K. R., & Norman, J. (2002). Tuesday morning September 11, 2001: The Green Cross project's role as a case study in community-based traumatology services. *Journal of Trauma Practice*, 1(4),13 – 36.

Foa, E. B., Ehlers, A., Clark, D. M., Tolin, D. F., & Orsillo, S. M. (1999). The posttraumatic cognitions inventory (PTCI): Development and validation. *Psychological Assessment*, 11(3),303.

Fontin, F. M., Pino, E. C., Hang, J., & Dugan, E. (2020). Compassion Satisfaction and Compassion Fatigue among Violence Intervention Caseworkers. *Journal of Social Service Research*, 47(4),486 – 495.

Fox, R., & Lief, H. (1963). Training for "detached concern". In Lief, H., (Ed.) *The Psychological Basis of Medical Practice* (pp. 12 – 35). New York, NY: Harper & Row.

Frankl, V. E. (1963). *Man's Search for Meaning*. New York: Washington Square Press, Simon and Schuster.

Fredrickson, B. L. (1998). What good are positive emotions? *Review of General Psychology*, 2(3),300 – 319.

Fredrickson, B. L., & Losada, M. F. (2005). Positive affect and the complex dynamics of human flourishing. *American Psychologist*, 60(7),678 – 686.

Freudenberger, H. J. (1974). Staff burn-out. *Journal of Social Issue*, 30(1): 59 – 65.

Frey, L. L., Beesley, D., Abbott, D., & Kendrick, E. (2017). Vicarious resilience in sexual assault and domestic violence advocates. *Psychological Trauma: Theory, Research, Practice, and Policy*, 9(1),44 – 51.

Friedman, R. (2002). The importance of helping the helper. *Trauma and Child Welfare*, 1 – 7.

George, J. M., Reed, T. F., Ballard, K. A., Colin, J., & Fielding, J. (1993). Contact with AIDS patients as a source of work-related distress: Effects of organizational and social support. *Academy of Management Journal*, 36(1),157 – 171.

Gentry, J. E. (2000). *Certified Compassion Fatigue Specialist Training: Training-as-treatment*. Unpublished doctoral dissertation. Florida State University.

Gentry, J. E. (2002). Compassion fatigue: A crucible of transformation. *Journal of Trauma Practice*, 1(3 – 4),37 – 61.

Gentry, J. E., Baggerly, J. & Baranowsky, A. (2004). Training-as-treatment: effectiveness of the Certified Compassion Fatigue Specialist Training. *International Journal of Emergency Mental Health*, 6(3),147 – 155.

Gentry, J. E. & Baranowsky, A. B. (1999, November). *Accelerated Recovery Program for Compassion Fatigue*. Pre-conference workshop presented at the 15th Annual meeting of the International Society for Traumatic Stress Studies, Miami, FL.

Gentry, J. E., Baranowsky, A. B., & Dunning, K. (1997). *Accelerated Recovery Program for Compassion Fatigue*: Treatment and training protocols. In Thirteenth Annual International Society for Traumatic Stress Conference, Montreal, Quebec, Canada.

Gentry, J. E., Baranowsky, A. B., & Dunning, K. (2002). The Accelerated Recovery Program (ARP) for compassion fatigue. In Figley, C. R. (Ed.), *Treating Compassion Fatigue* (pp. 123 – 138). New York: Brunner-Routledge.

Gilbert, P. & Procter, S. (2006). Compassionate mind training for people with high shame and self-criticism: Overview and pilot study of a group therapy approach. *Clinical Psychology & Psychotherapy*, 13(6),353 – 379.

Gladkova, A. (2010). Sympathy, compassion, and empathy in english and russian: A linguistic and cultural analysis. *Culture & Psychology*, 16(2),267 – 285.

Gladstein, G. A. (1983). Understanding empathy: Integrating counseling, developmental, and social psychology perspectives. *Journal of Counseling Psychology*, 30(4),467 – 482.

Gleichgerrcht, E., & Decety, J. (2013). Empathy in clinical practice: how individual dispositions, gender, and experience moderate empathic concern, burnout, and emotional distress in physicians. *PloS One*, 8(4),e61526.

Goddard, C. (2007). A culture-neutral metalanguage for mental state concepts. In A. Schalley & D. Khlentoz (Eds.), *Mental States. Vol. 2: Language and cognitive structure* (pp. 11 – 35). Amsterdam: John Benjamins.

Graber, D. R., & Mitcham, M. D. (2004). Compassionate clinicians: Take patient care beyond the ordinary. *Holistic Nursing Practice*, 18(2),87 – 94.

Green, B., Grace, M., & Glesser, G. (1985). Identifying survivors at risk: long term impairment following the Beverly Hills Supper Club Fire. *Journal of Consulting and Clinical Psychology*, 53(5),672 – 678.

Greenberg, L. S., Elliott, R., Watson, J. C., & Bohart, A. C. (2001). Empathy. *Psychotherapy: Theory, Research, Practice, Training*, 38(4),380.

Green Cross Academy of Traumatology. (2014). *History of Green Cross*. Retrieved (2021 – 8 – 15) from http://www.greencross.org/history.html.

Gross, P. R. (1994). A pilot study of the contribution to burnout in Salvation Army Officers. *Work & Stress*, 8(1),68 – 74.

Hakanen, J. J., Bakker, A. B., & Schaufeli, W. B. (2006). Burnout and work engagement among teachers. *Journal of School Psychology*, 43(6),495 – 513.

Hakanen, J. J., Schaufeli, W. B., & Ahola, K. (2008). The Job Demands-Resources model: A three-year cross-lagged study of burnout, depression, commitment, and work engagement. *Work & Stress*, 22(3),224 – 241.

Harr, C. (2013). Promoting workplace health by diminishing the negative impact of compassion fatigue and increasing compassion satisfaction. *Social Work and Christianity*, 40(1),71 – 88.

Hallam, G. P., Webb, T. L., Sheeran, P., Miles, E., Niven, K., Wilkinson, I. D., et al. (2014). The neural correlates of regulating another person's emotions: An exploratory fMRI study. *Frontiers in Human Neuroscience*, 8,376.

Hayter, M. R. and Dorstyn, D. S. (2014). Resilience, self-esteem and self-compassion in adults with spina bifida, *Spinal Cord*, 52(2),167 – 171.

Heffernan, M. , Quinn Griffin, M. T. , McNulty, S. R. , & Fitzpatrick, J. J. (2010). Self-compassion and emotional intelligence in nurses. *International Journal of Nursing Practice*, 16(4),366 – 373.

Hensel, J. M. , Ruiz, C. , Finney, C. , & Dewa, C. S. (2015). Meta-analysis of risk factors for secondary traumatic stress in therapeutic work with trauma victims. *Journal of Traumatic Stress*, 28(2),83 – 91.

Heritage, B. , Rees, C. S. , & Hegney, D. G. (2018). The ProQOL – 21: A revised version of the Professional Quality of Life (ProQOL) scale based on Rasch analysis. *PloS One*, 13(2),1 – 20.

Hobfoll, S. E. (1989). Conservation of resources: a new attempt at conceptualizing stress. *American Psychologist*, 44(3),513 – 524.

Hobfoll, S. E. (2002). Social and psychological resources and adaptation. *Review of General Psychology*, 6(4),307 – 324.

Hoffman, M. L. (1975). Developmental synthesis of affect and cognition and its implications for altruistic motivation. *Developmental Psychology*, 11(5),607.

Hoffman, M. L. (1981). Is altruism part of human nature? *Journal of Personality and Social Psychology*, 40(1),121 – 137.

Hogan, R. (1969). Development of an empathy scale. *Journal of Consulting and Clinical Psychology*, 33(3),307.

Hooper, C. , Craig, J. , Janvrin, D. R. , Wetsel, M. A. , & Reimels, E. (2010). Compassion satisfaction, burnout, and compassion fatigue among emergency nurses compared with nurses in other selected inpatient specialties. *Journal of Emergency Nursing*, 36(5),420 – 427.

Horowitz, M. J. , Wilner, N. , & Alvarez, W. (1979). Impact of Event Scale: A measure of subjective distress. *Psychomatic Medicine*, 41(3),209 – 218.

Howard, A. R. H. , Parris, S. , Hall, J. S. , Call, C. D. , Razuri, E. B. , Purvis, K. B. , & Cross, D. R. (2015). An examination of the relationships between professional quality of life, adverse childhood experiences, resilience, and work environment in a sample of human service providers. *Children and Youth Services Review*, 57, 141 – 148.

Howell, A. M. (2012). *Working in the Trenches: Compassion Fatigue and Job Satisfaction among Workers Who Serve Homeless Clients*. Retrieved from Sophia, the St. Catherine University repository website: https://sophia. stkate. edu/msw _ papers/116.

Huang, X. , Li, W. , Sun, B. , Chen, H. , & Davis, M. H. (2012). The Validation of the Interpersonal Reactivity Index for Chinese Teachers From Primary and Middle Schools. *Journal of Psychoeducational Assessment*, 30(2),194 – 204.

Hurrell Jr, J. J. , & Murphy, L. R. (1996). Occupational stress intervention. *American Journal of Industrial Medicine*, 29(4),338 – 341.

Hydon, S. , Wong, M. , Langley, A. K. , Stein, B. D. , & Kataoka, S. H. (2015). Preventing secondary traumatic stress in educators. *Child and Adolescent Psychiatric Clinics of North America*. 24(2),319 – 333.

Inbar, J. , & Ganor, M. (2003). Trauma and compassion fatigue: Helping the helpers. *Journal of Jewish Communal Service*, 79(2/3),109 – 111.

Injeyan, M. C. , Shuman, C. , Shugar, A. , Chitayat, D. , Atenafu, E. G. , & Kaiser, A. (2011) Personality traits associated with genetic counselor compassion fatigue: The roles of dispositional optimism and locus of control. *Journal of Genetic Counseling*, 20 (5),526 – 540.

Jackson, S. E. (2010). *Sleep, Compassion Fatigue, and Health Among Psychological Health Providers* (Doctoral dissertation), Alliant International University.

Jacobson, J. M. (2006). Compassion fatigue, compassion satisfaction, and burnout: Reactions among employee assistance professionals providing workplace crisis intervention and disaster management services. *Journal of Workplace Behavioral Health*, 21(3 – 4),133 – 152.

Janys M. Murphy. (2013). *A Yoga Intervention for Counselors with Compassion Fatigue: A Literature Review and Qualitative Case Study*. Oregon State University.

Janoff-Bulman, R. (1989). Assumptive worlds and the stress of traumatic events: Applications of the schema construct. *Social Cognition*, 7(2),113 – 139.

Janoff-Bulman, R. (1992). *Shattered Assumptions—Towards a New Psychology of Trauma*. New York: Free Press.

Jenkins, S. R. , & Baird, S. (2002). Secondary traumatic stress and vicarious trauma: A validational study. *Journal of Traumatic Stress*, 15(5),423 – 432.

Jex, S. M. , & Elacqua, T. C. (1999). Self-esteem as a moderator: A comparison of global and organization-based measures. *Journal of Occupational and Organizational Psychology*, 72(1),71 – 81.

Johne, M. (2006). Compassion fatigue: A hazard of caring too much. *Medical Post*, 42 (3),1 – 4.

Joinson, C. (1992). Coping with compassion fatigue. *Nursing*, 22(4),116 – 118.

Jorgensen, L. B. (2012). *The Experiences of Licensed Mental Health Professionals Who Have Encountered and Navigated Through Compassion Fatigue* (Unpublished doctoral dissertation). Oregon State University.

Jung, C. G. (2015). *Psychology of dementia praecox*. Princeton University Press.

Kanungo, R. N. (1982). Measurement of job and work involvement. *Journal of Applied Psychology*, 67(3),341 – 349.

Kanter, J. (2007). Compassion fatigue and secondary traumatization: A second look. *Clinical Social Work Journal*, 35(4),289 – 293.

Karasek, R. A. (1979). Job demands, job decision latitude, and mental strain: Implications for job design. *Administrative Science Quarterly*, 24(2),285 – 308.

Kelly, A. C. , & Stephen, E. (2016). A daily diary study of self-compassion, body image, and eating behavior in female college students. *Body Image*, 17,152 – 160.

Kelly, L. , Runge, J. , & Spencer, C. (2015). Predictors of compassion fatigue and compassion satisfaction in acute care nurses. *Journal of Nursing Scholarship*, 47(6),

522 – 528.

Keyes, C. L. , & Haidt, J. (Eds.) (2003). *Flourishing: Positive Psychology and the Life Well Lived*. Washington DC: American Psychological Association.

Klimecki, O. M. , Leiberg, S. , Ricard, M. , & Singer, T. (2014). Differential pattern of functional brain plasticity after compassion and empathy training. *Social Cognitive and Affective Neuroscience*, 9(6),873 – 879.

Kline, R. B. (1998). *Principles and Practices of Structural Equation Modeling*. New York: Guilford.

Koenig, A. , Rodger, S. , & Specht, J. (2018). Educator burnout and compassion fatigue: A pilot study. *Canadian Journal of School Psychology*, 33(4),259 – 278.

Koocher, G. P. , & Keith-Spiegel, P. (1998). *Ethics in Psychology: Professional Standards and Cases* (2nd ed.). New York: Oxford University Press.

Korkeila, J. A. , Toyry, S. , Kumpulainen, K. , Toivola, J. M. , Rasanen, K. , & Kalimo, R. (2003). Burnout and self-perceived health among Finnish psychiatrists and child psychiatrists: a national survey. *Scandinavian Journal of Public Health*. 31(2), 85 – 91.

Kotera, Y. , Green, P. , & Sheffield, D. (2020). Roles of positive psychology for mental health in UK social work students: self-compassion as a predictor of better mental health. *The British Journal of Social Work*, 50(7),2002 – 2021.

Kotera, Y. , Green, P. and Sheffifield, D. (2019) Mental health attitudes, self-criticism, compassion, and role identity among UK social work students, *The British Journal of Social Work*, 49(2),351 – 370.

Lamontagne, A. D. , Keegel, T. , Louie, A. M. , Ostry, A. , & Landsbergis, P. A. (2007). A systematic review of the job-stress intervention evaluation literature, 1990 – 2005. *International Journal of Occupational and Environmental Health*, 13(3),268 – 280.

Lang, A. , Edwards, N. , & Fleiszer, A. (2007). Empty systematic reviews: Hidden perils and lessons learned. *Journal of Clinical Epidemiology*, 60(6),595 – 597.

Lacson, D. A. G. , & Agnes, M. C. A. (2021). The Effects of Development of Compassion (DOC) Intervention Program on Compassion Fatigue and Compassion Satisfaction of Medical Interns. *North American Journal of Psychology*, 23(2),209 – 224.

Lawson, S. K. (2008). *Hospice Social Worker: The Incidence of Compassion Fatigue* (Doctoral dissertation). Capella University.

Leary, M. R. , Tate, E. B. , Adams, C. E. , Allen, A. B. , & Hancock, J. (2007). Self-compassion and reactions to unpleasant self-relevant events: The implications of treating oneself kindly. *Journal of Personality and Social Psychology*, 92 (5), 887 – 904.

LeDoux, J. (1998). *The Emotional Brain: The Mysterious Underpinnings of Emotional Life*. New York, NY: Simon and Schuster.

Lerias, D. , & Byrne, M. K. (2003). Vicarious traumatization: Symptoms and predictors. *Stress and Health: Journal of the International Society for the Investigation of Stress*, 19(3),129 – 138.

Lynch, S. H. (2018). Looking at Compassion Fatigue Differently: Application to Family Caregivers, *American Journal of Health Education*, 49(1), 9 - 11.

Lynch, S. H., & Lobo, M. L. (2012). Compassion fatigue in family caregivers: a Wilsonian concept analysis. *Journal of Advanced Nursing*, 68(9), 2125 - 2134.

MacRitchie, V., & Leibowitz, S. (2010). Secondary traumatic stress, level of exposure, empathy and social support in trauma workers. *South African Journal of Psychology*, 40(2), 149 - 158.

Mäkikangas, A., & Kinnunen, U. (2003). Psychosocial work stressors and well-being: Self-esteem and optimism as moderators in a one-year longitudinal sample. *Personality and Individual Differences*, 35(3), 537 - 557.

Maslach, C. (1982). *Burnout: The Cost of Caring*. Englewood Cliffs, NJ: Prentice-Hall.

Maslach, C. (1996). *The Maslach Burnout Inventory*. (3rd ed). Palo Alto, CA: Consulting Psychologists Press.

Mathad, M. D., Pradhan, B., & Rajesh, S. K. (2017). A journey from empathy to self-compassion: A prerequisite in nursing. *Indian Journal of Positive Psychology*, 8 (4), 670 - 672.

Mangoulia, P., Koukia, E., Alevizopoulos, G., Fildissis, G., & Katostaras, T. (2015). Prevalence of secondary traumatic stress among psychiatric nurses in Greece. *Archives of Psychiatric Nursing*, 29(5), 333 - 338.

McCann, I. L., & Pearlman, L. A. (1990). Vicarious traumatization: A framework for understanding the psychological effects of working with victims. *Journal of Traumatic Stress*, 3(1), 131 - 149.

McFadden, P., Campbell, A., & Taylor, B. (2015). Resilience and burnout in child protection social work: Individual and organizational themes from a systematic literature review. *British Journal of Social Work*. 24(5), 1546 - 1563.

Meldrum, L., King, R., & Spooner, D. (2002). *Compassion Fatigue in Community Mental Health Case Managers*. In C. R. Figley (Ed.) Treating Compassion Fatigue. NY: Brunner/Rutledge.

Meier, S., & Stutzer, A. (2008). Is volunteering rewarding in Itself? *Economica*, 75 (297), 39 - 59.

Meyers, T. W. & Cornille, T. A. (2002). The trauma of working with traumatized children. In C. R. Figley (Ed.), *Treating Compassion Fatigue* (Vol. 24, pp. 39 - 55). New York: Brunner-Routledge.

Miller, K., Birkholt, M., Scott, C., & Stage, C. (1995). Empathy and burnout in human service work: An extension of a communication model. *Communication Research*, 22(2), 123 - 147.

Miller, K. I., Stiff, J. B., & Ellis, B. H. (1988). Communication and empathy as precursors to burnout among human service workers. *Communications Monographs*, 55(3), 250 - 265.

Montano, D., Hoven, H., & Siegrist, J. (2014). Effects of organisational-level interventions at work on employees' health: A systematic review. *BMC Public Health*, 14(1), 1 - 20.

Modinos, G. , Ormel, J. , & Aleman, A. (2010). Individual differences in dispositional mindfulness and brain activity involved in reappraisal of emotion. *Social Cognitive and Affective Neuroscience*, 5(4),369 - 377.

Monroe, M. , Morse, E. , & Price, J. M. . (2020). The relationship between critical care work environment and professional quality of life. *American Journal of Critical Care*, 29(2),145 - 149.

Munson, C. (2002). *Handbook of Clinical Social Work Supervision*: Haworth Social Work Practice Press, Binghamton, N. Y.

Neff, K. D. (2003). Self-compassion: An alternative conceptualization of a healthy attitude toward oneself. *Self and Identity*, 2(2),85 - 102.

Neff, K. D. (2003). Development and validation of a scale to measure self-compassion. *Self and Identity*, 2(3),223 - 250.

Neff, K. D. , Hsieh, Y. P. , & Dejitterat, K. (2005). Self-compassion, achievement goals, and coping with academic failure. *Self and Identity*, 4(3),263 - 287.

Neff, K. D. , & Rude, S. S. , & Kirkpatrick, K. (2007). An examination of self-compassion in relation to positive psychological functioning and personality traits. *Journal of Research in Personality*, 41(4),908 - 916.

Nelson-Gardell, D. , & Harris, D. (2003). Childhood abuse history, secondary traumatic stress, and child welfare workers. *Child Welfare*, 82(1),5 - 26.

Newell, J. M. , & MacNeil, G. A. (2010). Professional burnout, vicarious trauma, secondary traumatic stress, and compassion fatigue: A review of theoretical terms, risk factors, and preventive methods for clinicians and researchers. *Best Practices in Mental Health*, 6(2),58 - 68.

Newsome, S. , Waldo, M. , & Gruszka, C. (2012). Mindfulness Group Work: Preventing Stress and Increasing Self-Compassion Among Helping Professionals in Training. *The Journal for Specialists in Group Work*, 37(4),297 - 311.

Ortlepp, K. , & Friedman, M. (2001). The relationship between sense of coherence and indicators of secondary traumatic stress in non-professional trauma counsellors. *South African Journal of Psychology*, 31(2),38 - 45.

Ortlepp, K. , & Friedman, M. (2002). Prevalence and correlates of secondary traumatic stress in workplace lay trauma counselors. *Journal of Traumatic Stress*, 15(3),213 - 222.

Ozer, E. J. , Best, S. R. , Lipsey, T. L. , & Weiss, D. S. (2003). Predictors of posttraumatic stress disorder and symptoms in adults: a meta-analysis. *Psychological Bulletin*, 129(1),52 - 73.

Pearlman, L. A. (1996). Psychometric review of TSI Belief Scale, revision L. In B. H. Stamm (Ed.), *Measurement of Stress. Trauma, and Adaptation* (pp. 415 - 417). Lutherville, MD: Sidran Press.

Pearlman, L. A. (2003). *Trauma and Attachment Belief Scale*. Los Angeles, CA: Western Psychological Services.

Pearlman, L. A. , & Saakvitne, K. (1995). *Trauma and the Therapist: Countertransference and Vicarious Traumatization in Psychotherapy with Incest Survivors*. New York: W. W. Norton.

Pearlman, L. A. , & MacIan, P. (1995). Vicarious traumatization: An empirical study of the effects of trauma work on trauma therapists. *Professional Psychology: Research and Practice.* 26(6),558 - 565.

Pearlman, L. A. , & Saakvitne, K. W. (1995). Addressing vicarious traumatization. In Pearlman, L. A. , Saakvitne, K. W (ed.). *Trauma and the Therapist: Countertransference and Vicarious Traumatization in Psychotherapy with Incest Survivors*, pp. 382 - 399. New York: New York: Norton.

Pérez-Chacón, M. , Chacón, A. , Borda-Mas, M. , & Avargues-Navarro, M. L. (2021). Sensory Processing Sensitivity and Compassion Satisfaction as Risk/Protective Factors from Burnout and Compassion Fatigue in Healthcare and Education Professionals. *International Journal of Environmental Research and Public Health*, 18(2), 611 - 630.

Perry B. , Dalton, J. E. & Edwards, M. (2010). Family caregivers' compassion fatigue in long term care facilities. *Nursing Older People*, 22(4),26 - 31.

Peterson, M. F. , Smith, P. B. , Akande, A. , Ayestaran, S. , Bochner, S. , Callan, V. , ... & Viedge, C. (1995). Role conflict, ambiguity, and overload: A 21-nation study. *Academy of Management Journal*, 38(2),429 - 452.

Petrou, P. , Demerouti, E. , Peeters, M. C. , Schaufeli, W. B. , & Hetland, J. (2012). Crafting a job on a daily basis: Contextual correlates and the link to work engagement. *Journal of Organizational Behavior*, 33(8),1120 - 1141.

Pina Lopez, J. A. (2015). A critical analysis of the concept of resilience in psychology. *Anales de Psicología*, 31(3),751 - 758.

Pope, K. S. , & Tabachnick, B. G. (1994). Therapists as patients: A national survey of psychologists' experiences, problems, and beliefs. *Professional Psychology: Research and Practice*, 25(3),247 - 258.

Radey, M. , & Figley, C. R. (2007). The social psychology of compassion. *Clinical Social Work Journal*, 35(3),207 - 214.

Rajeswari, H. , Sreelekha, B. K. , Nappinai, S. , Subrahmanyam, U. , & Rajeswari, V. (2020). Impact of accelerated recovery program on compassion fatigue among nurses in South India. *Iranian Journal of Nursing and Midwifery Research*, 25(3),249 - 253.

Ray, S. L. , Wong, C. , White, D. , & Heaslip, K. (2013). Compassion satisfaction, compassion fatigue, work life conditions, and burnout among frontline mental health care professionals. *Traumatology*, 19(4),255 - 267.

Regehr, C. , & Cadell, S. (1999). Secondary trauma in sexual assault crisis work: Implications for therapists and therapy. *Canadian Social Work*, 1(1),56 - 63.

Richards, K. C. , Campenni, C. E. , & Muse-Burke, J. L. (2010). Self-care and well-being in mental health professionals: The mediating effects of self-awareness and mindfulness. *Journal of Mental Health Counseling*, 32(3),247 - 264.

Roney, L. N. (2010). *Compassion Satisfaction and Compassion Fatigue among Emergency Department Registered Nurses*. New Haven: Southern Connecticut State University.

Rossi, A. , Cetrano, G. , Pertile, R. , Rabbi, L. , Donisi, V. , Grigoletti, L. , ... & Amaddeo, F. (2012). Burnout, compassion fatigue, and compassion satisfaction among staff in community-based mental health services. *Psychiatry Research*, 200(2 - 3),933 - 938.

Rothschild, B. (2006). *Help for the Helper: The Psychophysiology of Compassion Fatigue and Vicarious Trauma*. New York: Norton.

Rudolph, J. M., Stamm, B. H., & Stamm, H. E. (1997). *Compassion Fatigue: A Concern for Mental Health Policy, Providers, & Administration*. In Poster presentation at the 13th Annual Meeting of the International Society for Traumatic Stress Studies. Montreal: PQ, CA.

Sacco, T. L., Ciurzynski S. M., Harvey, M. E., & Ingersoll, G. L. (2015). Compassion satisfaction and compassion fatigue among critical care nurses. *Critical Care Nurse*, 35(4),32 - 44.

Sacco, T. L., & Copel L. C. (2018). Compassion satisfaction: A concept analysis in nursing. *Nursing Forum*. 53(1),76 - 83.

Schaafsma, J. L. (2018). *Compassion-Fatigue and Satisfaction: The Stress Buffering Effects of Mindfulness and Self-Compassion for Mental Health Professionals*. University of Missouri-Kansas City.

Schauben, L. J., & Frazier, P. A. (1995). Vicarious trauma: The effects on female counselors of working with sexual violence survivors. *Psychology of Women Quarterly*, 19(1),49 - 64.

Schaufeli, W. B., & Bakker, A. B. (2004). Job demands, job resources and their relationship with burnout and engagement: A multi-sample study. *Journal of Organizational Behavior*, 25(3),293 - 315.

Schwarz, S. (2018). Resilience in psychology: A critical analysis of the concept. *Theory & Psychology*, 28(4),528 - 541.

Shackelford, K. K. (2006). *Preparation of Undergraduate Social Work Students to Cope with the Effects of Indirect Trauma* (Doctoral dissertation), University of Mississippi.

Shalev, A. Y., Bonne, O. & Eth, S. (1996). Treatment of posttraumatic stress disorder: a Review. *Psychosomatic Medicine*. 58(2),165 - 182.

Shapiro, F. (1984). Eye movement desensitization: a new treatment for post-traumatic stress disorder. *Journal of Behavior Therapy and Experimental Psychiatry*. 20(3), 211 - 217.

Shepherd, M. A., & Newell, J. M. (2020). Stress and health in social workers: implications for self-care practice. *Best Practices in Mental Health*, 16(1),46 - 65.

Shipherd, J. C., & Salters-Pedneault, K. (2008). Attention, memory, intrusive thoughts, and acceptance in PTSD: an update on the empirical literature for clinicians. *Cognitive and Behavioral Practice*, 15(4),349 - 363.

Showalter, S. E. (2010). Compassion fatigue: what is it? Why does it matter? Recognizing the symptoms, acknowledging the impact, developing the tools to prevent compassion fatigue, and strengthen the professional already suffering from the effects. *American Journal of Hospice and Palliative Medicine*, 27(4),239 - 242.

Sidani, S., & Sechrest, L. (1999). Putting program theory into operation. *American Journal of Evaluation*, 20(2),227 - 238.

Siebert, D. C. (2004). Depression in North Carolina social workers: Implications for practice and research. *Social Work Research*, 28(1),30 – 40.

Sinclair, S. , Raffin-Bouchal, S. , Venturato, L. , Mijovic-Kondejewski, J. , & Smith-MacDonald, L. (2017). Compassion fatigue: A meta-narrative review of the healthcare literature. *International Journal of Nursing Studies*, 69(12),9 – 24.

Singh, J. , Karanikamurray, M. , Baguley, T. , & Hudson, J. (2020). A systematic review of job demands and resources associated with compassion fatigue in mental health professionals. *International Journal of Environmental Research and Public Health*, 17(19),6987.

Smith, B. D. (2007). Sifting through trauma: Compassion fatigue and HIV/AIDS. *Clinical Social Work Journal*, 35(3),193 – 198.

Snyder, Jason (2009). The role of coworker and supervisor social support in alleviating the experience of burnout for caregivers in the human-services industry. *Southern Communication Journal*, 74(4),373 – 389.

Sprang, G. , Clark, J. J. , & Whitt-Woosley, A. (2007). Compassion fatigue, compassion satisfaction, and burnout: Factors impacting a professional's quality of life. *Journal of Loss and Trauma*, 12(3),259 – 280.

Stamm, B. H. (1995). *Secondary Traumatic Stress: Self-care Issues for Clinicians, Re-Searchers, and Educators*. Maryland: Sidran Press: Lutherville.

Stamm, B. H. (2002). Measuring compassion satisfaction as well as fatigue: Developmental history of the compassion satisfaction and fatigue test. In Figley, C. R. (ed.). *Treating Compassion Fatigue*, pp. 107 – 119. New York: New York: Brunner-Routledge.

Stamm, B. H. (2005). The ProQOL Manual: *The Professional Quality of Life Scale: Compassion Satisfaction, Burnout & Compassion Fatigue/Secondary Trauma Scales*. Baltimore, MD: Sidran Press.

Stamm, B. H. (2010). *The Concise ProQOL Manual* (2nd ed.). Pocatello, ID: ProQOL. org. Retrieved from https://proqol. org/uploads/ProQOLManual. pdf.

Stamm, B. H. , & Figley, C. R. (1996). *Compassion Satisfaction and Fatigue Test*. Retrieved from http://www. i-su. edu/~bstamm/tests. htm(2001 – 9 – 23).

Storey, J. , & Billingham, J. (2001). Occupational stress and social work. *Social Work Education*, 20(6),659 – 670.

Sundin, E. C. , Horowitz, M. J. (2003). Horowitz's Impact of Event Scale Evaluation of 20 Years of Use. *Psychosomatic Medicine*, 65(5),870 – 876.

Tara L. Sacco & Linda Carman Copel. (2018). Compassion satisfaction: A concept analysis in nursing. *Nursing Forum*. 53(1),76 – 83.

Taren, A. A. , Gianaros, P. J. , Greco, C. M. , Lindsay, E. K. , Fairgrieve, A. , Brown, K. W. , ... & Creswell, J. D. (2015). Mindfulness meditation training alters stress-related amygdala resting state functional connectivity: a randomized controlled trial. *Social Cognitive and Affective Neuroscience*, 10(12),1758 – 1768.

Teasdale, J. D. , Moore, R. G. , Hayhurst, H. , Pope, M. , Williams, S. , & Segal, Z. (2002). Metacognitive awareness and prevention of relapse in depression: Empirical evidence. *Journal of Consulting and Clinical Psychology*. 70(2),275 – 287.

Thomas, J. T. (2011). *Intrapsychic Predictors of Professional Quality of Life: Mindfulness, Empathy, and Emotional Separation* (Doctoral dissertation), University of Kentucky.

Thomas, J. T., & Otis, M. D. (2010). Intrapsychic correlates of professional quality of life: Mindfulness, empathy, and emotional separation. *Journal of the Society for Social Work and Research*, 1(2), 83–98.

Ting, L., Jacobson, J., Sanders, S., Bride, B. E., & Harrington, D. (2005). The Secondary Traumatic Stress Scale: Confirmatory factor analyses in a national sample of mental health social workers. *Journal of Human Behavior in the Social Environment*, 11(3–4): 177–194.

Tosone, C., Bettmann, J. E., Minami, T., & Jasperson, R. A. (2010). New York City social workers after 9/11: Their attachment, resiliency, and compassion fatigue. *International Journal of Emergency Mental Health*, 12(2), 103–116.

Tremblay, M. A. (2009). *Unit Morale Profile: A Psychometric Analysis*. Technical Memoranda 2009–013. Director General Military Personnel Research and Analysis, National Defence Headquarters, Ottawa, Ontario, Canada.

Tremblay, M. A., & Messervey, D. (2011). The Job Demands-Resources model: Further evidence for the buffering effect of personal resources. *SA Journal of Industrial Psychology*, 37(2), 10–19.

Trevithick, P. (2003). Effective relationship-based practice: A theoretical exploration. *Journal of Social Work Practice*, 17(2), 163–176.

Trompetter, H., de Kleine, E. and Bohlmeijer, E. (2017). Why does positive mental health buffer against psychopathology? An exploratory study on self-compassion as a resilience mechanism and adaptive emotion regulation strategy, *Cognitive Therapy and Research*, 41(3), 459–468.

Turgoose, D., & Maddox, L. (2017). Predictors of compassion fatigue in mental health professionals: A narrative review. *Traumatology*, 23(2), 172–185.

Tyson, J. (2007). Compassion fatigue in the treatment of combat-related trauma during wartime. *Clinical Social Work Journal*, 35(3), 183–192.

Udipi, S., Veach, P. M., Kao, J., & LeRoy, B. S. (2008). The psychic costs of empathic engagement: Personal and demographic predictors of genetic counselor compassion fatigue. *Journal of Genetic Counseling*, 17(5), 459–471.

Upton, K. V. (2018). An investigation into compassion fatigue and self-compassion in acute medical care hospital nurses: A mixed methods study. *Journal of Compassionate Health Care*, 5(1), 1–27.

Vaccaro, C., Swauger, M., Morrison, S., & Heckert, A. (2021). Sociological conceptualizations of compassion fatigue: Expanding our understanding. *Sociology Compass*, 15(2), e12844.

Van Den Heuvel, M., Demerouti, E., & Peeters, M. C. (2015). The job crafting intervention: Effects on job resources, self-efficacy, and affective well-being. *Journal of Occupational and Organizational Psychology*, 88(3), 511–532.

Van der Kolk, B. A. (2006) Clinical implications of neuroscience research in PTSD. *Annals New York Academy of Sciences*, 1071(1), 277–293.

Van der Vennet, R. (2002). *A Study of Mental Health Workers in An Art Therapy Group to Reduce Secondary Trauma and Burnout* (Doctoral dissertation). Capella University.

Van Veldhoven, M., & Meijman, T. F. (1994). Het meten van psychosociale arbeidsbelasting met een vragenlijst: de Vragenlijst Beleving en Beoordeling van de Arbeid (VVBA). [*Measurement of Psychosocial Job Demands with a Questionnaire: The Questionnaire Experience and Evaluation of Work (VBBA)*]. Amsterdam: NIA

Van Yperen, N. W., & Snijders, T. A. (2000). A multilevel analysis of the demands-control model: Is stress at work determined by factors at the group level or the individual level? *Journal of Occupational Health Psychology*, 5(1), 182–190.

Varra, E. M., Pearlman, L. A., Brock, K. J. & Hodgson, S. T. (2008). Factor Analysis of the Trauma and Attachment Belief Scale: A Measure of Cognitive Schema Disruption Related to Traumatic Stress. *Journal of Psychological Trauma*, 7(3), 1–18.

Vaughan, K., Wiese, M. G., & Tarrier, N. (1994). Eye-movement desensitisation: Symptom change in post-traumatic stress disorder. *The British Journal of Psychiatry: the Journal of Mental Science*, 164(4), 533–541.

Vredenburgh, L. D., Carlozzi, A. F., & Stein, L. B. (1999). Burnout in counseling psychologists: Type of practice setting and pertinent demographics. *Counselling Psychology Quarterly*, 12(3), 293–302.

Weiss, D. S. (2004). The Impact of Event Scale-Revised. In J. P. Wilson & T. M. Keane (Eds.), *Assessing Psychological Trauma and PTSD* (2nd ed., pp. 168–189). New York: Guilford Press.

Wells, A. (2000). *Emotional Disorders and Metacognition: Innovative Cognitive Therapy*. Chichester, England: Wiley & Sons.

Wiklund Gustin, L., & Wagner, L. (2013). The butterfly effect of caring-clinical nursing teachers' understanding of self-compassion as a source to compassionate care. *Scandinavian Journal of Caring Sciences*, 27(1), 175–183.

Williams, C. (1989). Empathy and burnout in male and female helping professionals. *Research in Nursing and Health*, 12(3), 169–178.

Xanthopoulou, D., Bakker, A. B., Demerouti, E., & Schaufeli, W. B. (2007). The role of personal resources in the job demands-resources model. *International Journal of Stress Management*, 14(2), 121–141.

Xanthopoulou, D., Bakker, A. B., Demerouti, E., & Schaufeli, W. B. (2009). Reciprocal relationships between job resources, personal resources, and work engagement. *Journal of Vocational Behavior*, 74(3), 235–244.

Yehuda, R. (2002). Post-traumatic stress disorder. *New England Journal of Medicine*, 346, 108–114.

Yıldırım, N., Coşkun, H., & Polat, S. (2021). The Relationship Between Psychological Capital and the Occupational Psychologic Risks of Nurses: The Mediation Role of Compassion Satisfaction. *Journal of Nursing Scholarship*, 53(1), 115–125.

Ying, Y. W. (2008). The buffering effect of self-detachment against emotional exhaustion among social work students. *Journal of Religion & Spirituality in Social*

Work：Social Thought，27(1 - 2)，127 - 146.

Ying，Y. W. (2009). Contribution of self-compassion to competence and mental health in social work students. *Journal of Social Work Education*，45(2)，309 - 323.

Yoon，J.，& Lim，J. C. (1999). Organizational support in the workplace：The case of Korean hospital employees. *Human Relations*，52(7)，923 - 945.

Young，S. D. (2007). *Psychotherapists Working with Homeless Clients：The Experience of Stress，Burnout Symptoms，and Coping.* Unpublished doctoral dissertation. Antioch University，Seattle.

Zeidner，M.，Hadar，D.，Matthews，G.，& Roberts，R. D. (2013). Personal factors related to compassion fatigue in health professionals. *Anxiety，Stress & Coping*，26 (6)，595 - 609.

Zickar，M. J.，Balzer，W. K.，Aziz，S.，& Wryobeck，J. M. (2008). The moderating role of social support between role stressors and job attitudes among Roman Catholic priests. *Journal of Applied Social Psychology*，38(12)，2903 - 2923.

后　记

本书作为国家社会科学基金后期资助项目的结项成果终于要出版了，期间的波折甚多，还好坚持了下来。

书稿内容是在我的博士论文基础之上修改增补而成的，出版之际忍不住回想起那段求学的日子。当初，有些贸然而又唐突地投考于华中科技大学陈志霞老师门下，而陈老师依然用宽容和公正的态度接纳了我，给予了我一次宝贵的求学机会。陈老师对于学术的热情一直感染和激励着我不断前进，在未来的学术道路上，唯有加倍的不断努力，才能更好地表达自己对于陈老师的这份感激之情与敬仰之心。于华中科大社会学专业学习的四年中，也有幸遇到了很多优秀的老师，他们用精彩的学术观点为我打开了社会学的这扇大门，让一直学习心理学的我有机会感受到学科之间的激情碰撞，领略到学术之路上的别样风景。

助人者心理健康一直是我心心念念的研究主题。自从二十几年前选择了心理学作为自己的专业，便一直持续不断地通过各种机会和途径接触和从事着心理咨询的工作；工作后，又无意闯入社会工作专业之中从事科研、教学和实务工作，一直以来工作与学习的内容始终与助人行业息息相关。在这个过程中，感受过助人所带来的最为纯粹的快乐，也经历过无可奈何的放弃，甚至是慌乱疲惫的逃避，所以当我不断理解着求助者的内心世界时，有时也在想有没有人关心过助人者本身呢？很希望通过本研究能够提供一条通往助人者内心世界的路。研究开展过程中，很多的同行者给予了无私的帮助，有很多是自己的老同学、老朋友，还有各种工作途径认识的新伙伴，更有很多人曾是我的学生现在也已成为了同路人。难以忘怀他们对于工作具有一种来于骨子里、发自肺腑中的爱，那是一种能够温暖现实生活中只有几平的简租屋的职业理想，也是一种可以烫化实践工作中遭遇到的对于这份工作的几多冷眼与嘲笑的衷心热爱。我感到骄傲而又惭愧，骄傲的是他们是我的朋友、学生，惭愧的是我的研究太过于浅显与单薄，无法准确而又详细地展现其深邃的内心世界，我想我的研究之路还要继续往前走！

本书写作过程中，也得到了河南师范大学社会事业学院领导和同事的关心与帮助，河南省新时代文明实践中心、河南省社会工作与社会治理软科学研究基地、中国志愿服务研究中心河南（新乡）分中心、河南省青少年问题研究中心对本书出版也予以了一定的资助，在此一并表示感谢。

这本书得以成形并付梓，也离不开郑秀艳老师的耐心和细致工作，在此也想对她的辛勤付出表示由衷的感谢！由于时间仓促、水平有限，本书还存在一些错误与不足，还望各位学界同仁多多批评指正！

张敏

2022 年 11 月 28 日于河南新乡

图书在版编目（CIP）数据

关爱的代价：专业助人者的共情疲劳研究/张敏著.—上海：
上海三联书店，2023.5
ISBN 978－7－5426－7998－7

Ⅰ.①关…　Ⅱ.①张…　Ⅲ.①从业人员－心理健康－研究
Ⅳ.①R395.6

中国国家版本馆 CIP 数据核字（2023）第 004994 号

关爱的代价：专业助人者的共情疲劳研究

著　　者 / 张　敏

责任编辑 / 郑秀艳
装帧设计 / 一本好书
监　　制 / 姚　军
责任校对 / 王凌霄

出版发行 / 上海三联书店
　　　　　（200030）中国上海市漕溪北路 331 号 A 座 6 楼
邮　　箱 / sdxsanlian@sina.com
邮购电话 / 021－22895540
印　　刷 / 上海惠敦印务科技有限公司

版　　次 / 2023 年 5 月第 1 版
印　　次 / 2023 年 5 月第 1 次印刷
开　　本 / 710 mm×1000 mm　1/16
字　　数 / 280 千字
印　　张 / 16.75
书　　号 / ISBN 978－7－5426－7998－7/R·130
定　　价 / 78.00 元

敬启读者，如发现本书有印装质量问题，请与印刷厂联系 021－63779028